ペストは冬、どこに潜むのか

満洲で身を挺して解明に挑んだ医師

加藤紘捷
Hirokatsu Kato

ロギカ書房

満洲地図

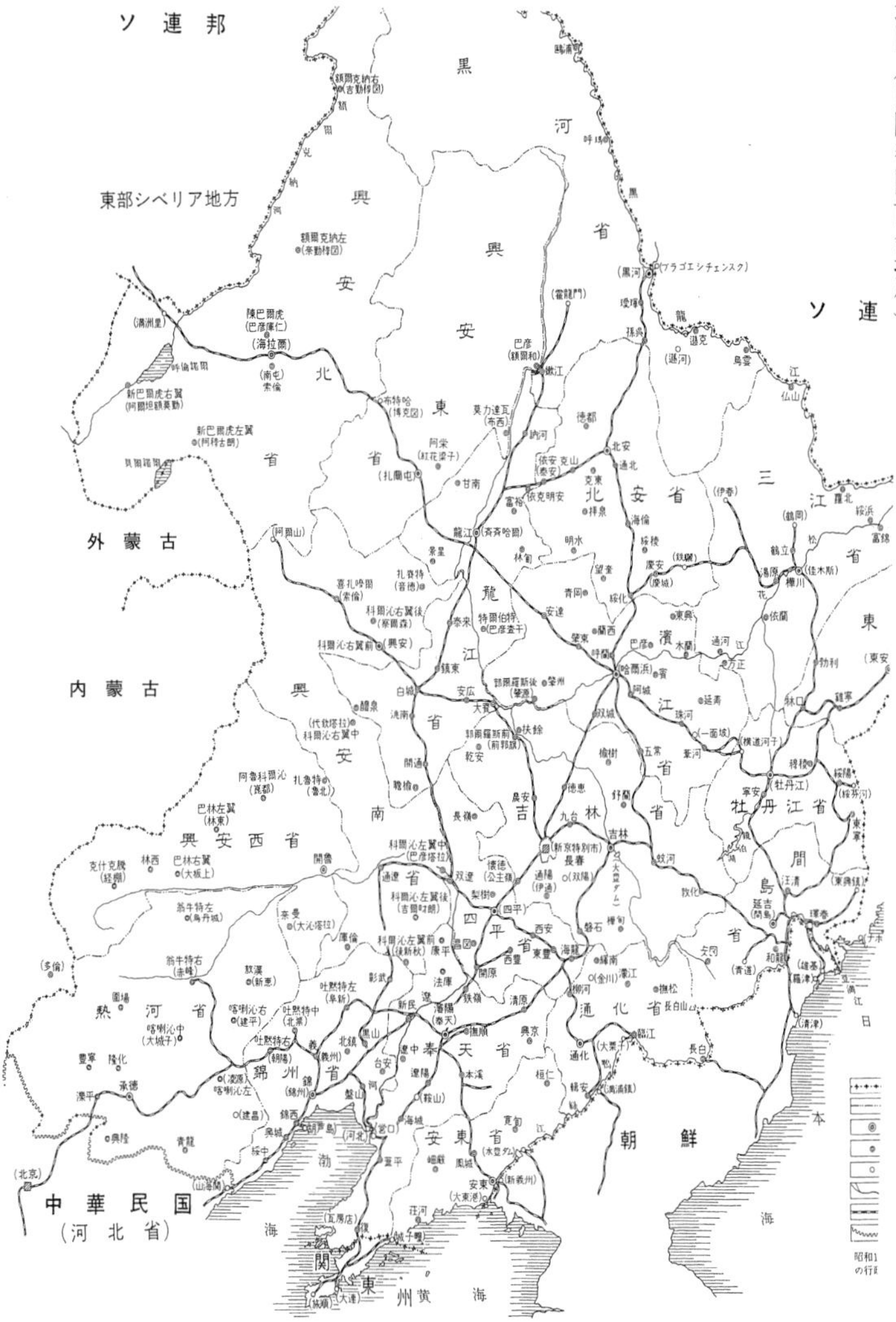

満洲地図（国際善隣協会提供）

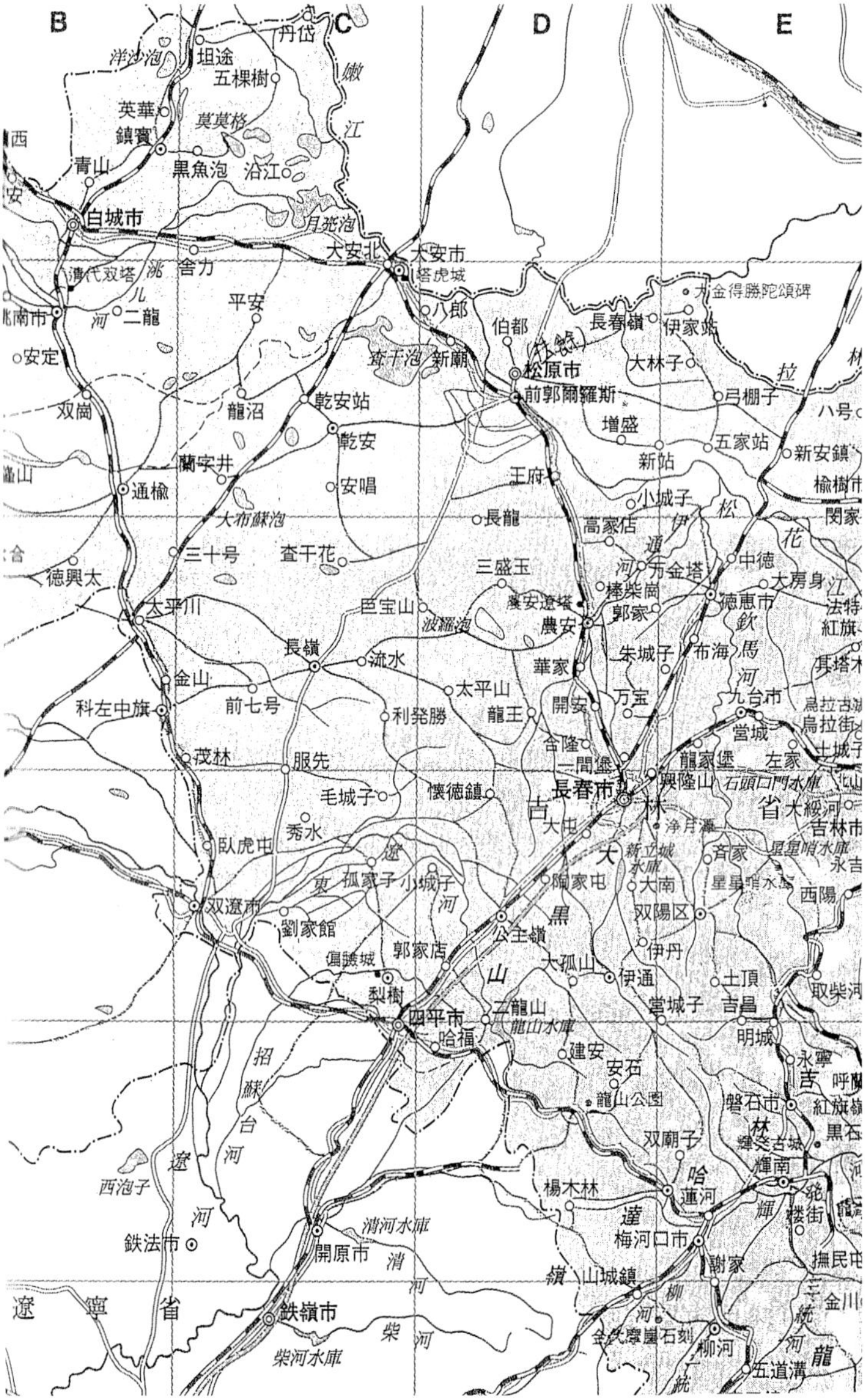
B
C
D
E
丹岱
坦途
洋沙泡
五棵樹
嫩
江
英華
莫莫格
鎮賚
西
青山
黒魚泡
沿江
安
白城市
月亮泡
大安北
大安市
塔虎城
清代双塔
洮
舎力
儿
河
洮南市
二龍
平安
八郎
伯都
長春嶺
伊家站
査干泡
新廟
松原市
大林子
安定
拉
前郭爾羅斯
弓棚子
双崗
龍沼
乾安站
乾安
増盛
八号
新站
五家站
新安鎮
蘭字井
王府
楡樹市
通楡
安唱
小城子
大布蘇泡
長龍
高家店
伊
松
閔家
通
花
三十号
査干花
河
万金塔
中徳
三盛玉
大房身
徳興太
棒柴崗
江
農安遼塔
徳恵市
太平川
巴宝山
郭家
法特
波羅泡
農安
飲
紅旗
長嶺
流水
朱城子
布海
馬
金山
華家
河
太平山
開安
万宝
九台市
科左中旗
前七号
利発勝
龍王
當城
烏拉街
合隆
龍家堡
左家
茂林
服先
一間堡
長春市
興隆山
石頭口門水庫
毛城子
懐徳鎮
吉
林
省
大綏河
大屯
浄月潭
吉林市
秀水
新立城水庫
星星哨水庫
隊虎屯
遼
大
斉家
永吉
孤家子
小城子
東
陶家屯
大南
星星哨水庫
双遼市
河
黒
西陽
双陽区
劉家館
公主嶺
郭家店
伊丹
偏臉城
山
大孤山
伊通
土頂
取柴河
梨樹
二龍山
営城子
吉昌
四平市
龍山水庫
明城
哈福
建安
永寧
招
安石
吉
呼蘭
磐石市
龍山公園
紅旗嶺
蘇
林
台
双廟子
黒石
河
遼
西泡子
哈
輝南
楊木林
蓮河
輝
樓街
達
河
清河水庫
梅河口市
鉄法市
開原市
清
撫民屯
謝家
嶺
山城鎮
河
柳
金川
遼
寧
省
鉄嶺市
柴
河
統
金代摩崖石刻
柳河
柴河水庫
河
龍
五道溝

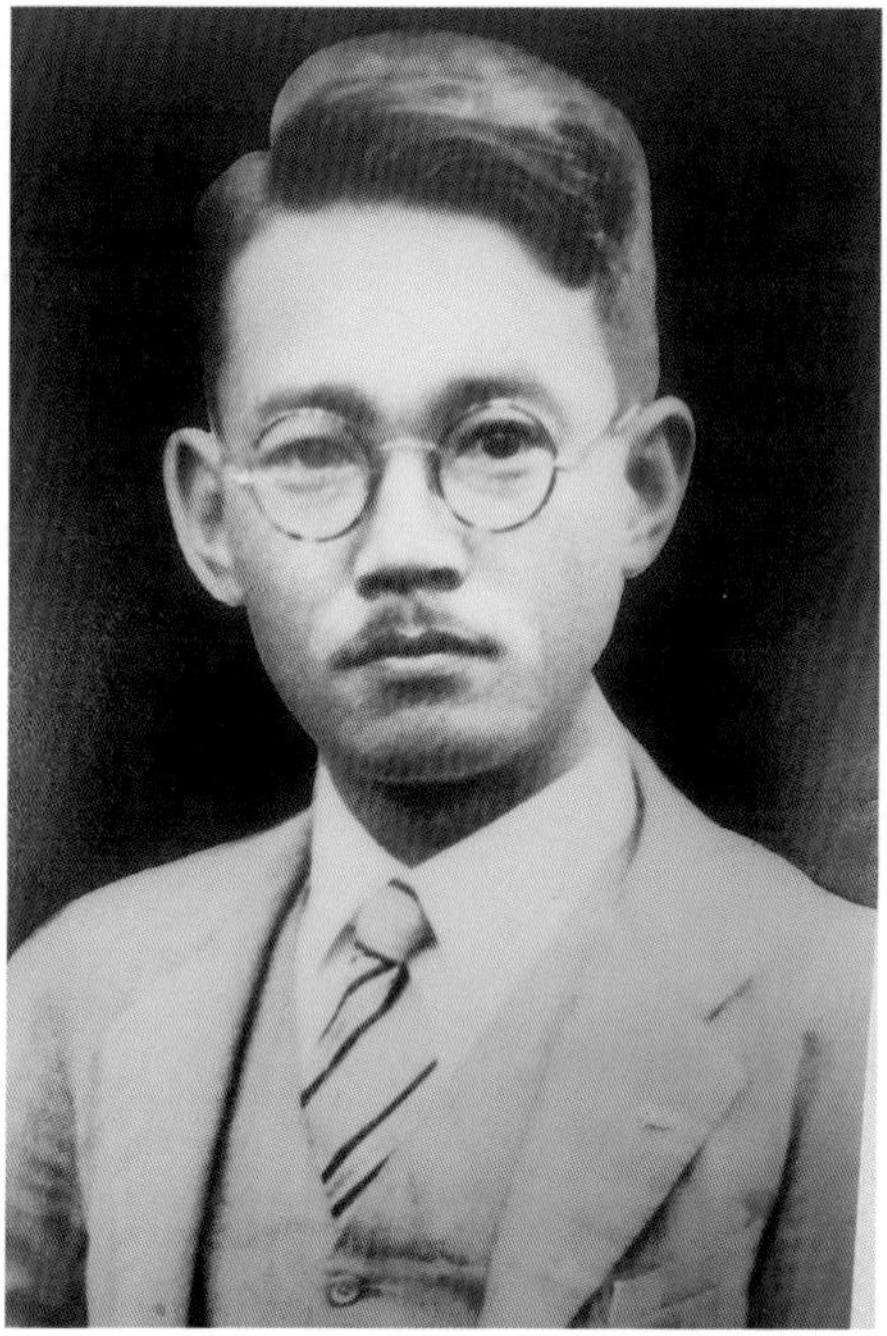

加藤正司

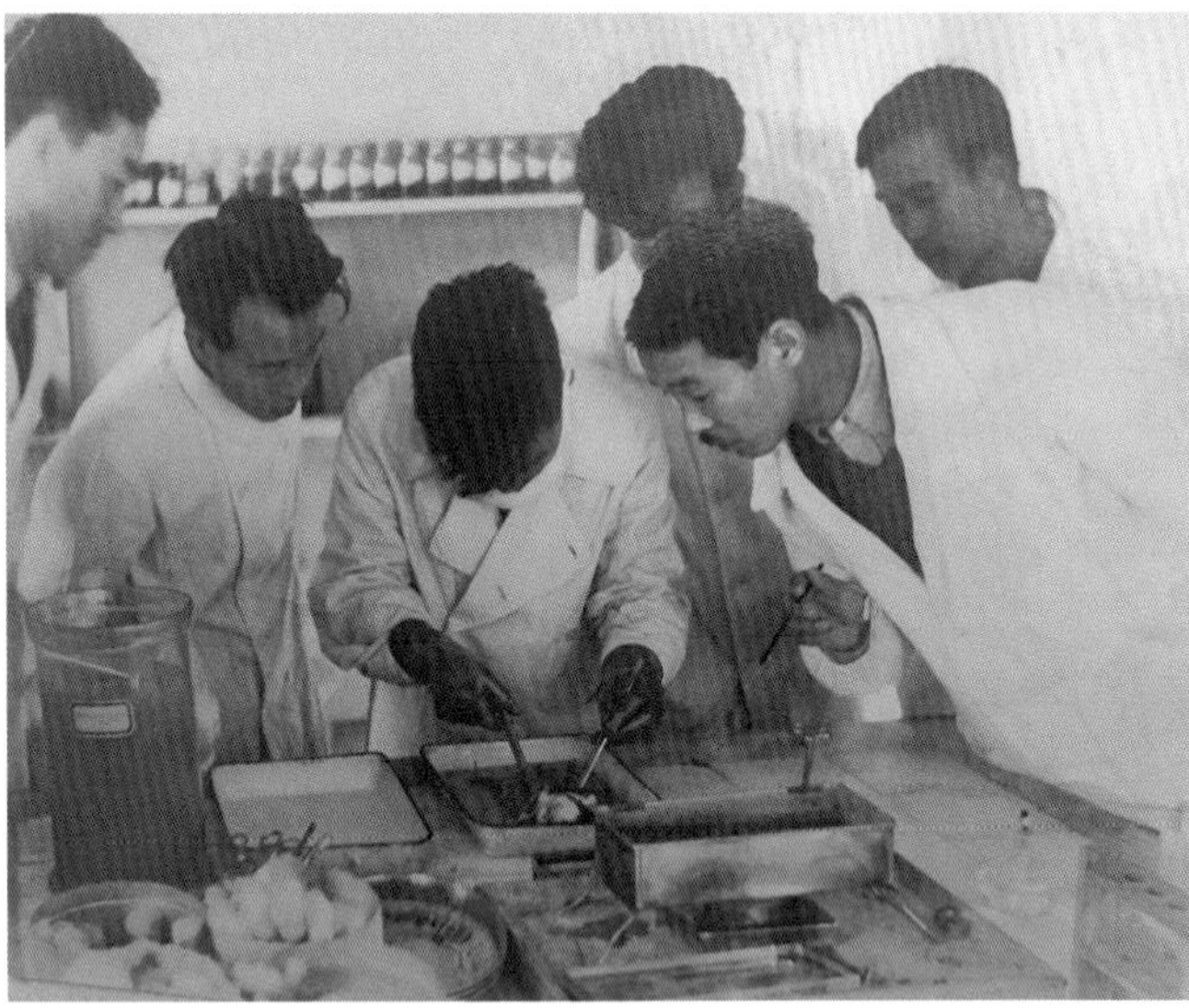

ネズミの解剖

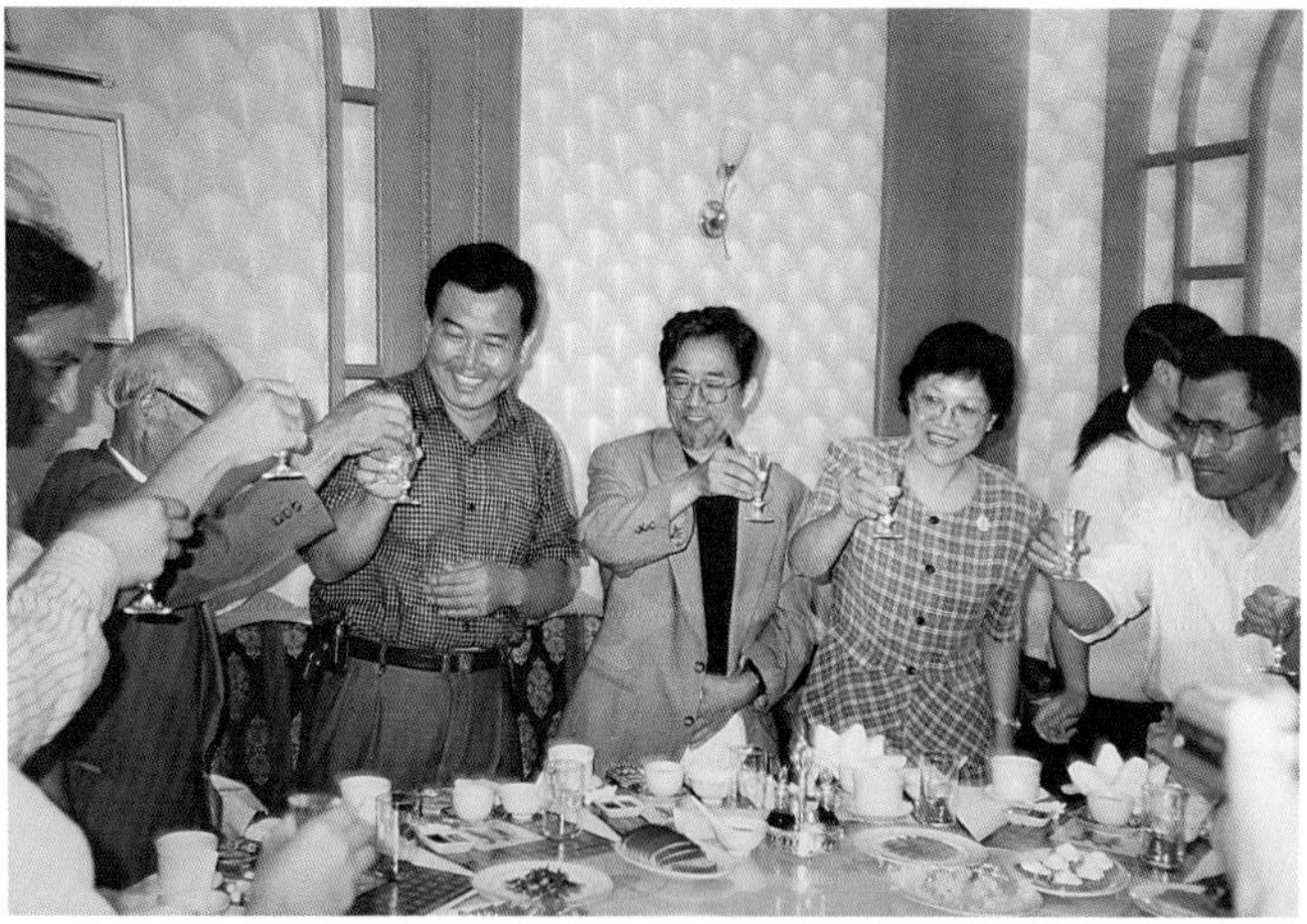

前郭旗人民政府要人との交流会

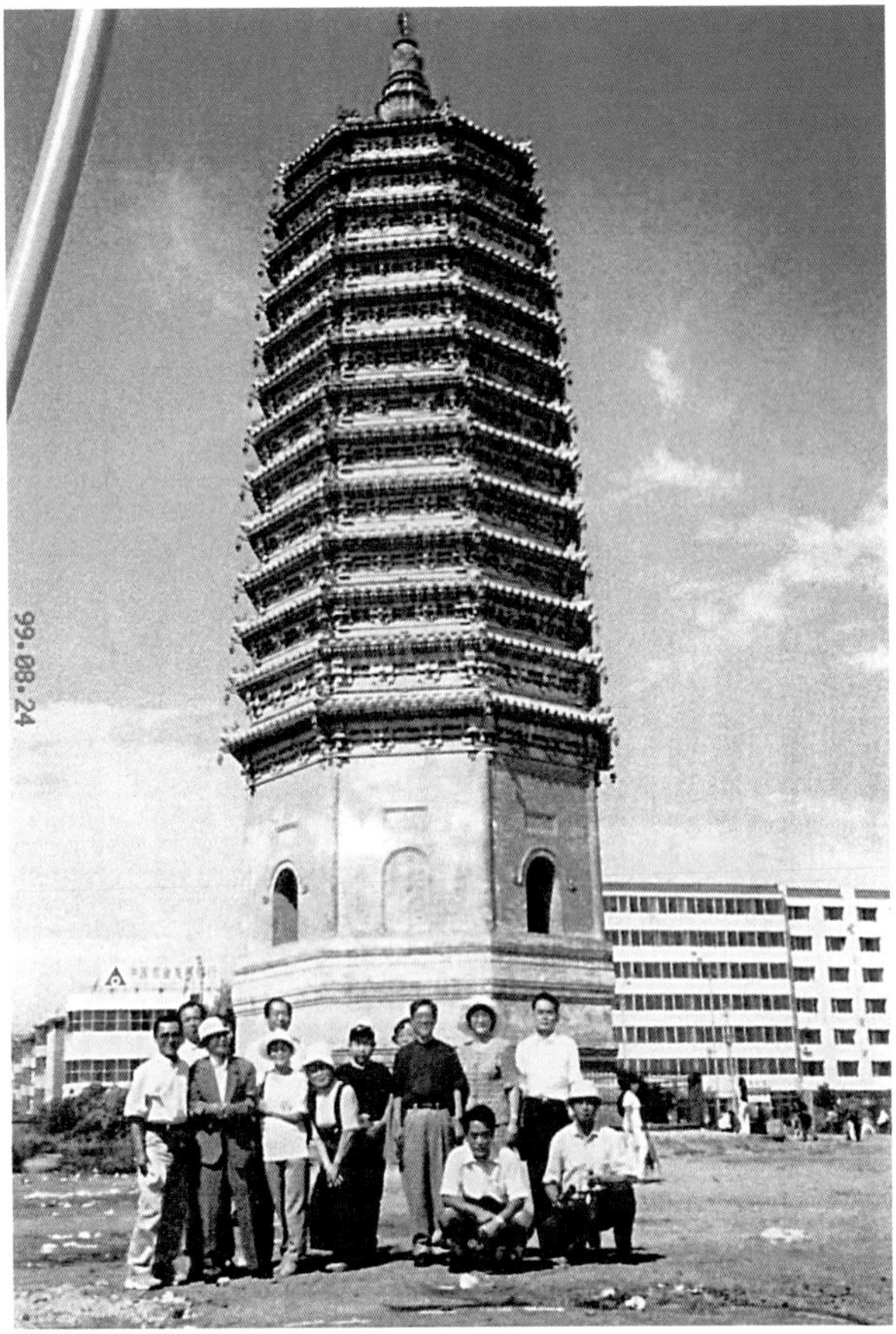

農安古塔

推薦文

感染症は太古から人類がもっとも恐れた疾患であり、病気の記述のうち間違いなく一番多くの記録を残しています。短期間のうちおおぜいの死亡者が出るからです。それによって大きな政治変動がおき、歴史を塗り替えることがあります。ペストはユーラシア大陸の流行病であり、中世ヨーロッパでは三分の一の人口が減少したほどの威力です。疫病は英語で Plague ですが、the Plague と定冠詞がつくとペストのことを指すほど伝染病の代表格です。中国雲南地方発のペストは一八九九年 初めて日本に上陸したが小規模の流行に終わり、一九二九年以降発生していません。満州（本書では一九三〇年代の事情を扱っているので満州として記述する）はユーラシア大陸におけるペスト流行地の一つであり、一九一一年から一九一二年にかけて六万人がペストで死亡しており、一九一二年は清朝政府の最後の年にあたるが、政府の呼びかけにより奉天で国際ペスト会議が開催されています。

自然の流行がその後も続き、一九三一年満州国の建国後、民生部医療課が担当したペスト対策に当たった一人が本書の主人公である加藤正司医師であります。加藤医師の業績について別稿でコメントさせて頂きますが、どのような点がもっとも優れていたか筆者なりの視点で記述しました。

本書によると加藤医師は当地で最初に疑問に思ったのはなぜペストが春先から発生し、冬期なると流行が終息するという季節サイクルです。当時満州の通説では畑リスに菌が寄生して越冬したのではないかとされていました。畑リスとした場合いくつかの説明のつかない事象があり、加藤医師はネズミ説に傾斜していったが、それを解明するには何をすればよいかをつぶさに検討し、一つ一つ実行に移し最終的に突き止めたのであります。その検討の手段は綿密なフィールド調査に加え、当時すでに応用可能となった細菌学の技術との組み合わせであります。

歴史的に感染症対策において綿密なフィールド調査が重要な手段であることを教えてくれたのは一八五三年ロンドンでコレラの流行があったときのジョン・スノーの業績であります。スノーはロンドン市内のコレラ患者の発生地域に人数単位で地図にスポットをつけ、その地域の特徴を考察した結果テームズ川から水を引いている水道会社の取水場所の違いを見出したのです。つまり上流から取水した会社の供給を受けている地域にはコレラ患者が発生しておらず、糞尿に汚染されている下流から供給を受けている地域に患者が発生していることを突き止めたのです。当時はまだ細菌の存在が知られておらず、しかし水の中にコレラを発生させる見えないなにかがあることが推定されておりました。汚染水を供給していた水道会社のサービスを止めた結果コレラが終息したのです。こうしたエピソードからスノーは疫学の父と呼ばれる栄誉を得たのです。この場合感染症の媒介は水でありますが、要するに病気を発症した人間を直接的に対象とするのではなく、媒介体に注目して環境整備に重点をおくことによって地域住民全体の罹患率を引き下げるアプローチをイギリスでは公衆衛生と呼んでおります。

スノーの発想には当時イギリスで産業革命後の都市集中によって劣悪な衛生環境から死亡率が増加し、貧困と疾病の悪しきサイクルを断ち切ることが時代の要請があったことと関連しております。こうした社会背景から「最大多数の最大幸福」をを唱えた功利主義で有名なベンサムの直弟子であるチャドウィックの努力により、すでにあったエリザベス救貧法の延長として一八四八年世界で初めての Public Health Act が誕生したのです。Public Health は日本語では「公衆衛生」と訳しているが、中国語圏では「公共衛生」として訳しております。この分野は環境整備が中心であるので政府の公共事業としての関与は欠くことができない。そういう意味ではいわば公共政策の一環としての「公共衛生」の訳語のほうが適切ではないかと思われます。

加藤医師は行政事業の担い手としてイギリス流の疫学の手法をもってペスト菌の越冬はネズミであることを見出したが、そのうえペスト菌はネズミの胆のうに潜んでいることを細菌培養の技術をもって同定したのです。そして畑リスとネズミのペスト菌感受性を比較し、ネズミはある程度耐性をもって越冬できるが、畑リスは感受性が高く感染した場合ほとんど死亡するという結果を得たのです。現在の日本では感染症対策の関係者の分業が進んでいることもあって、加藤医師のようなアプローチができる総合対策の専門家は少なく、われわれが今日新型コロナウィルスの流行にてこずる理由の一端でもあります。さらに言えば、加藤医師と同様ペストの撲滅に努力したもう一つの別の防疫所は畑リスの撲滅とワクチン開発に集中していたようです。現在国立感染症が製造しているホルマリン不活化全菌体ワクチンは腺ペストには有効であるが、肺ペストにはほとんど効果が認められない。免疫の持続期間も六ヶ月以内ですのでそれだけ有効な製品の開発は困難です。しかし、戦後開発された抗生物質は有効であり、ワクチン接種よりは治療が中心となっています。こうした事情を勘案すればペストワクチンの開発はふりかえってみれば満州防疫所の仕事であるというよりは国家規模の研究プロジェクトに委ねるべき性質のものでしょう。そういう意味でも加藤医師のアプローチは非常に現実的であり、実務家として優れた素質を持った方だと評価できます。

以上から考察すると加藤医師はまぎれもない理想的な疫学を専門とする公衆衛生学者であり、実践家であります。扱っているテーマであるペストのエピソードはすでに過去のものとして認識されている現在であっても、加藤氏医師の感染症総合対策の専門家としてのアプローチを記述した本書は一読に値する一冊であると言えよう。

二〇二二年一一月二〇日記

国立保健医療科学院　名誉院長　林　謙治

はじめに

筆者は医学あるいは疫学の専門家ではないが、本書で、日本帝国主義がうずまく旧満洲において、ペストに苦しむ患者（多くは旧満洲村落農民）と真摯に向き合い、救済そしてペストの解明に挑んだ医師加藤正司（東北帝大医学部卒、詳細後述）の事績を明かにさせていただいた。辛い作業だったが、加藤が書き残した論文、及び、当時、彼とかかわった医師らの論考・手記を集め、それらピースの一つ一つをジクソーパズルのようにはめこみ、加藤の事績の全貌を解き明かしたつもりである。さらに、本書を補う満洲ペストの治療と予防を書いた他の研究論文、著書はないかと探し求めたが、あっても数頁、本格的な著書、論文は見当たらなかった。今日、ペストといっても、日本ではなじみの薄い疫病であり、満洲ペストと聞けば、過去に忘れてしまいたいテーマに思え、忌避感があったのかも知れぬ。そう思いながらも、筆者は初校が仕上がった時、出版社を通じて、医師であり、公衆衛生の専門家である林謙治先生にゲラ刷りを送らせていただき、推薦文をお願いした。すると先生はまだ荒削りの原稿の各章を脚注も含めて、隈なく読んで下さり、出版社から引き受けてもよいとのことでしたと連絡をいただいた時は、望外に喜んだ。それだけでなく、巻末に「加藤正司医師がわれわれに残したもの」と題する添え書きまで書いて下さったのである。読めば、実に率直で虚心なき論評を加えて下さっているのを知り、感謝に堪えない。

筆者は本書で明らかにした加藤正司の事績を近代史の中の一事例、あるいはある意味、オーラルヒストリーとして読んでくだされればありがたいと思う。また、可能であれば、多くの研究者の目に留まることを願って書きとめた。その第一号に医学博士でもある林謙治先生によって実現されたことは真に光栄であり、また、これこそ、筆者が強く望んでいたことと、嬉しく思う次第である。もっとも、私が加藤正司の事績の全貌らしきことを書いたと豪語しても、それはほんの一側面に過ぎない。林先生の論評をお読み下されば、今後に取り組むべき課題も見えてくる。筆者は、今後の展開を何より期待するものである。

最後になるが、筆者が本書を書き上げた時、最初の草稿にすぐ目を通して下さり、編集者の立場から貴重なご助言を下さった友人、K書房の元編集部長、竹田康夫氏、また、学術的な観点から折りに触れて価値ある助言を寄せてくれ、援助を惜しむことのなかった加藤大鶴氏、並びに折々にお知恵を拝借した友人画家三輪光明氏に、この場を借りて深く感謝申し上げたい。

また、東北大学医学部・医学系研究科教務課前田和美様、並びに、宮城県佐沼高等学校の関係各位のご厚情により貴重な資料と情報を送って下さった、同様に、尚絅学院経営管理部企画課の伊丹信祐様から『尚絅女学院一〇〇年史』を含め、格別な資料を送って下さった、これらに対してもありがたく、各位に感謝申し上げる次第である。

令和五年二月九日

加藤　紘捷

目次

第四章 難民救済に散る 141
―殉難散華

序章

1．大陸と疫病そして満洲ペスト

中国の湖北省で発現し、あれよあれよと世界に拡がった新型コロナウイルスは、変異、増殖を繰り返す中で今なおデルタ株からオミクロン株へと姿を変え、おさまりがつかない。さらにそれ以前、二〇〇二年一一月、中国・広東省で発生した世界を震撼させたＳＡＲＳも含めて、ウイルスだけでなく、一四世紀にヨーロッパで大流行したペストも、もとを正せば、それに先立ち中国で大流行したとされる。やがて天山北路を経て西のヨーロッパに大流行を引き起こした。一九世紀末においても、中国の雲南省で発生したペストが香港へ飛び火し、世界、特に日本は恐怖に陥ったとされる。かように、ウイルスのみならず、ペストなど広大な中国では繰り返し疫病が発症するものだと、改めて思うと同時に、コロナ禍の今、旧満洲時代、今の中国東北部においてペスト防疫に命をかけた医師加藤正司《まさし》（東北帝国大学医学部卒、一九〇五－一九四六）の足跡を思い起こした。その思いの一端を、二〇二〇年、国際善隣協会の雑誌「善隣」九月号に「…思い起こされる満洲ペスト防疫に命をかけた父たちの足跡」と題して同雑誌の中に綴ってみた。

満洲ペストというと、センシティブというか、ペストを非人道的に扱った悪名高い軍部の仕業をつい連想されがちだが、満洲ペストはそれがすべてではない。そこにはペスト患者の治療及び予防という本来の仕事があって、加藤はペスト防疫所の所長として、他の防疫医らとともに、ペスト発生地帯、主として広大な満洲平原に散在するペスト村に飛び込み、身の危険も顧みず、ペストで苦しむ患者の治療と予防に献身した。

それだけではない。満洲[1]（現中国東北部）のペスト菌は、夏に激しく蔓延し、冬に終息するが、春になると再び頭をもたげ、翌夏にまた流行する。これを毎年繰り返している。加藤はペスト流行の根元は冬にありとし、従来からの畑リス説を覆し、有菌ネズミ説を唱え、半家住性ネズミが冬、この主役を演じていることを突き止めた。終戦直前のことである。

そのことは戦前、満洲保健衛生協会誌に加藤論文として掲載されたが[2]、戦後の混乱時、学会にて取り上げられ、注目されたとは言えないままだった。この事績は、さらに戦後、加藤の右腕

（1）本書における満洲なる語彙、地理的範囲など、その用法については『挑戦する満洲研究』の「まえがき」に基づく用法、すなわち、加藤聖文らは、多くの先行研究がある中から、中見立夫『満蒙問題の歴史的構図』（東京大学出版会、二〇一三年）を取り挙げ、これを優れた研究成果として自らの書もこれを前提にするという。本書もその評価に異論なく同意するものであるが、満洲建国という時期、中国は承知の通り清国の時代であったことは言うまでもない。満洲族出身による清国は一六一六年に建国され、一六三六年に首都を満洲から北京に移して大清となり、一六四四年から一九一二年まで中国本土とモンゴル高原を支配した最後の統一王朝である。ここで満洲とは満洲語の「マンジュ/Manju」の漢語音写であり、清朝皇帝によって命名された「民族名あるいは国家名」であったとされる（中見著四から五頁参照）。一九世紀から二〇世紀の間に、清朝体制下において満洲の地理的範囲は東三省（黒龍江省、吉林省、それに後に遼寧省となる奉天省）となったが、これら東三省をヨーロッパ人と日本人は「マンチュリア/Manchuria」、そして「満洲」とみなすようになったという。しかし中国にとり「満洲」とは侵略的に築かれたものとしてこの名称を使うのを避け、今も単に東三省または中国東北と呼ぶに過ぎない。なお満洲族は清朝を確立するとともに多くが関内に移動し、中国全土に広がった。逆に漢人が関内から大量に満洲に移動するに至って今になっているという。中見著一一―一三頁参照。

（2）加藤正司「ペスト菌の越年及感染經路に關する考察」（以下、しばしば「加藤正司第一論文」と言及）満洲衛生事情通報第六巻第一二号、康徳八（一九四一）年一二月二〇日発行、及び、加藤正司「感染經路より觀たる滿洲に於ける『ペスト』の種繼越年に關する考察」（以下、しばしば「加藤正司第二論文」と言及）滿洲衛生事情通報改題、滿洲公衆保健衛生協会雑誌第七巻第五号、康徳九（一九四二）年五月二〇日発行。

だった、若き疫学の専門家長澤武が書き残した論考(3)「吉林省ペスト防疫所は何をしていたか」（以後、しばしば昭和五二年長澤論考）で詳細な形で明らかにされたが、それとて、学会レベルで関心がもたれたとは言えず、私家版ゆえに、加藤と共に満洲ペストの防疫に立ち向かった足跡は報われないままに終わるかに見えた。

しかし、平成の代に入り、日本医学史学会の会長である酒井シヅ教授の著『病が語る日本史』のなかで初めて満洲ペストの加藤たちの功績が取り上げられ、ようやく日の目を見た感じを覚える。これから疫学関係の学会でどのように取り扱ってくれるか分からないが、満洲ペストの解明に身を挺して挑んだ加藤及びこれを支えて止まなかった防疫官職員の労苦が一歩、ようやく報われたと思うのは筆者だけであろうか。

もちろん、だからと言って、前提なしに満洲ペスト防疫の加藤の事績を美化して書くつもりはない。たまたま筆者は、大同学院一期生を父に持つ岸陽子先生（早稲田大学元教授）の書かれた論説「魯迅の知識人論」（柳絮五号二〇一三年六頁参照）を読ませて頂く機会を持った。そのなかで、岸先生は、満洲時代、最下層の統治機構である県公署の副県長だったお父上（岸要五郎氏）について書かれていて、文中、「語り継ぐべき大同学院の志」の個所で、副県長であった父は「（確かに）満洲国経営にかかわった」が「ある意味では牧民官の典型であったと思います。一人の牧民官として（中央とは別に）本当に中国の下層の民衆のためを思って一生懸命やった」「一生懸命やったことが、逆に日本帝国主義の本質を隠蔽する役割を果たしたということも、中国の側の人からは言えるのかもしれません」ですが、牧民官として誠心誠意を尽くした「父や父の同志たちの気持ちを（私は、忘れず）引き継いで」、「何をやるにしても、（日中間で）これからもお互いの理解を深める役割」を担って行きたい。だが、「それ以前の自分は引揚げの辛い思い出もあるし、父を奪われたこともあるし、私は中国が大嫌いだった。」しかし、いつしか、「父が青春の情熱を傾け、命まで捧げた中国に私もちゃんと向き合おうと思って」中国語を学び、正面から取り組まれたのが魯迅なのだという。

筆者自身も、岸先生と同じ大同学院四期出身の加藤である父を持つ二世だが、岸先生の志には遠く及ばず恥じ入るほかない。満洲ペスト防疫に命を賭した加藤たちを書いたところで、基本的には、吉林省ペスト防疫所の所長だった加藤たちの防疫業務も、ある意味、植民地における牧民官という大枠から逃れることはできないし、その前提で本書を書くつもりでいる。

したがって、旧満洲での足跡や事績と言っても、中国の人からすれば、如何なる立場に立つとしても、それは植民地統制の一翼を担わされたに過ぎないと思うかもしれない。もちろん、それを取り立てて否定するつもりはない。しかし、植民地とは言え、現場の一線に立ち、医師である加藤らがいざ医療と研究に従事してみると、そこには夥しい数の満洲農民がいて、ずっと昔からペストで苦しんでいる。

（3）長澤武「吉林省ペスト防疫所は何をしていたか」（私家版『百斯篤（ペスト）防疫を担当して』（上下）、昭和五二年一〇月二三日刊、七五—一〇七頁所収）。

「満洲の住民は、以前から伝染病や地方病に苦しみ、伝染病の蔓延というのはこの地域にとって極めて大きな脅威であった」（趙暁紅「『満州国』における医療統制について」北東アジア研究第一四―一五合併号）。

この惨状と困窮を見たとき、医者であるならば一日も早く救済してやらねばならないと思うのが当たり前。植民地経営とは別次元で、それはあたかも、国境なき医師団のように、日満関係なく、彼らを助けたい、加藤及びペスト防疫所の職員も一致してその治療と研究に立ち向かったと思われる。

それゆえ、岸先生が言われるように、当時の加藤も、ある意味、牧民官として、一番民衆に近い現場にいたし、部落住民の多くは農民であり、ペストが発生すれば、もっとも命の危機に瀕するのは彼らであった。医療器具も医療従事者も不足するなか、加藤及び所員達はできる限りを尽くそうと奮闘した点でいえば、岸先生のお父上に近い存在だったと言えるかもしれないと思う。

そのことに留意して、危険極まりないペストを前に、加藤及びペスト防疫所の他の職員達が満洲ペストの防疫にどのように従事したか、加藤の仕事ぶり、そして研究の末に彼が得た知見の中に何某か、後世に残しうる一条の光があったかもしれぬと読者諸氏に思っていただければ幸いである。

2. 本書の目的

満洲ペストは当時、もぐらたたきのように、各地のどこかで毎年流行する。このように満洲ペストはサイクル化して毎年流行を繰り返すようだ。夏に流行し、晩秋に終息するが、翌春また盛り返し流行を呼ぶ。こうして毎年繰り返すペスト菌の根元は冬にありとし、加藤はその解明に挑んだ。満洲平原は砂質の平原であって、そこにはタルバガンに似た畑リスが無数に棲息していて、満洲ペストはその根源が畑リスとされていた。というのも、ペストは秋に終息する。村落農民が春に耕作を始めて耕作が終わる秋に畑リスも消える。ペストの流行と農民の耕作がある意味一致する、それゆえ、畑リス説が通説になったのではないかと思われる。けれども、調べてみると、必ずしも、畑リス説が正しいと立証されているわけでもない。推測の域にとどまっていたのである。

しかし、加藤はペスト部落の調査研究を続けるうち、後述するように、冬、ペスト菌を種継ぎする主役が畑リスとするにはどうしても説明がつかず、無理がある。加藤は畑リス説を斥けた。それでは他の何の小動物であろうか。ペストと言えばネズミである。しかし、冬、ペスト菌を種継ぎ越年する主役がネズミであると証明した者もいない。後述するように、加藤は調査研究を重ねていくうちに、ペスト菌を冬保菌して翌春につなぐのは畑リスでなく半家住性ネズミに違いないと確信するに至った。

しかし、この有菌ネズミ説を証明するには困難な作業が待っている。冬、凍土となる直前の村落下の土のどこをどう掘って有菌ネズミを見つけ出すか、誠に困難を伴う作業となるに違いない。それでも、満洲からペスト流行を失くしたいという加藤の情熱と炯眼に他の防疫医と職員一同、誰一人反対なく、その解明に協力を惜しむ者はいなかった。加藤が目星を付けた部落を掘って次々に送られてくるネズミ。

前郭旗の西方に新廟（現、新庙）という部落がある。そこから送られてきた生きたネズミを解剖してみると、何と、胆嚢の中にペスト菌が冬眠しているのを発見した。それがすべて、時は満洲崩壊の前年だったという。

しかし、その志と成し遂げた結果は尊いものであったにせよ、加藤は誠に不運だった。時はあたかも終戦直前の混乱時だったからである。一九四五（昭和二〇）年八月九日、ソ連が満洲に侵攻してわずか二日後の八月一一日、半藤一利によれば、軍総司令部は、事実上、満洲の三分の二を放棄した形で、首都だった新京を離脱、朝鮮との国境沿いの南満洲「通化」に退却したという。これにより多くの開拓団同胞と新京近辺の居留民はソ連軍の侵攻の前に無防備のまま置き去りにされる格好になってしまった。

帝都新京には北満等から避難してくる邦人難民らで溢れ、瞬く間に発疹チフスが蔓延、加藤は日本人民会から防疫班長として治療に駆り出された。同胞難民のためであれば止むなしと加藤は旧職員仲間と共に治療に奮闘するも、自らも犠牲となって、齢四〇にして短い命に幕を閉じた。

昭和四六（一九七一）年二月、加藤は外務省から「一身の危険を顧みず同胞を救出救済してくれた」として表彰されたが、若い命がむざむざと犠牲になったことは真に悔やまれる。

満洲においてはペストの第一人者と目されていた加藤。折しも、敗戦の混乱の中で、彼の成し遂げたペスト流行の謎に対する答えは埋没するかに思われた。幸い、加藤の残した論文が戦後見つかり、また、側近の防疫医だった長澤武医師が内地帰還後、平和を取り戻す中、加藤正司の三十三回忌（昭和五二、一九九六年）に寄せて書かれた論考「吉林省ペスト防疫所は何をしていたか」の中で、かなり詳細な形で有菌ネズミを発見した経緯が証言された。

けれども、惜しむらくは、誰がどう有菌ネズミ説を唱え、誰が証明するに至ったか、これを読むだけでは必ずしも判然としない印象も残された。しかし、コロナ禍で自粛が迫られる中、二〇二〇年秋、長澤医師の三三頁に亘る新たな書簡（一九九六、平成八年一〇月二一日付）が見つかった。読んでみると、加藤の有菌ネズミ説が正しいかどうかの議論も「所長の感は的中した」「終着駅は新廟であった」と明確に綴られていて目を見張った。

筆者は、覇権主義的植民地統治が行われていた旧満洲において、人知れず、仁術を尽くし、ペストの防疫と研究に身を投じた加藤正司という一人の医師がいたこと、その中で、〝ペスト菌は冬、どこに潜むか〟の解明に挑み、成し遂げた事績を近代史の一コマに残しうる業績として本書で描ければ幸いに思う次第である。さらにまた、後述するように、戦後、五三年振りに前郭旗の人民政府との対話と交流を行い、加藤を中心とする当時のペスト防疫所の業績を伝えた。これにより少しでも加藤の業績が中国の近代ペスト史に組み込まれる日が来ることも願っている。

3. 本書の構成

本書は六つの章から成る。第一章は、世界のペスト流行史における満洲ペストの特徴、すなわち、満洲ペストはどこに由来し、常在するようになったかを探り、かつ、ペスト発生地帯の一つのペスト防疫所に所長として立たされた加藤正司が、所員と共に、ペスト患者の治療のみならず、生涯の研究テーマ、「ペストは冬、どこに潜むのか」の解明に挑み、成功を収めて行く経緯を述べた。

第二章は、建設された満洲の公衆衛生行政で優先すべき課題は何と言ってもペスト対策だったこと、それを遂行する上で医師の数が絶対的に不足していたこと。そのため、加藤を含めて多くの医学部生が、卒業後、満洲の公衆衛生に請われて渡満して行く実態を垣間見る。「請われて」、ということで付け加えるなら、加藤はもちろん、医学部を卒業した後、内地に留まって医業に就く道もあったが、当時は若者にとって誠に不幸な軍国時代。家業の病院を継ぐのでなければ、多くは軍医に駆り出されたり、それに準じた道を歩まされた。加藤もそのようにして満洲に行けば雄飛、飛翔と称えられたかと思う。

第三章は、ペスト防疫に果敢に挑んだ加藤の不屈の精神、それはどこで生まれ、育まれたのか、その土壌を探る。また加藤の有菌ネズミ説が曲がりなりにも解明に成功したのは、ペストで苦しむ多くの患者を救いたいという彼の信念によるが、同時にそれに応じて所員たちが人間力を見事に結実させ、成功の根元ともなったことを垣間見た。

第四章は、日本の敗戦による満洲崩壊の中でペスト防疫所の閉鎖を余儀なくされ、所員家族は避難民となった。その中でも彼らの強い絆はひと時でも崩れることはなかったが、旧都新京に溢れる邦人難民の間に発疹チフスが蔓延すると、加藤はペスト治療とは違うもう一つの救済に追われ、自らも犠牲となった。本章では、敗戦の中で見せた彼の究極の救済の経緯を辿る。

第五章は、旧ペスト防疫所の一世と二世らが、日中友好旅行団を形成し、戦後五三年ぶりに訪中し、前郭旗人民政府の要人と対話をするための交流会を実現した。その中で、当時、加藤を所長とする旧ペスト防疫所が民族を越えて果たしたペスト救済、並びに加藤が「ペスト菌は冬、どこに潜むか」の研究で成果をあげたことを伝え、人民政府の要人から一定の評価を得るに至ったことを綴る。

第六章は、「ペストを越えて語り継ぐ」と題して、旧ペスト防疫所の職員家族が引揚げと内地での生活に労苦する中から、未来に向けて日本が進むべき道は何かを問うものである。

なお、以上を綴る上で支えとなるべき文献は戦時中の混乱もあり、必ずしも充分とは言えなかったかもしれない。そのため、加藤の事績を検証するのに時間がかかったことは事実である。しかし、加藤が書いた数少ない論文（巻末に一覧表を掲げた）が戦後次第に見付かり、さらに加藤に関わった医師達の書いた論考、民生部の官僚、地方の副県長や大同学院の同窓生たちの証言や手記、あるいは妻であった満の談話などを駆使してどうにか加藤の事績及び生涯の全貌を書くことが出来た。また証言や手記の理解が主観の範囲に陥らぬよう、巻末に掲げる参考文献その他を参考に裏付けを図った。

第一章　満洲ペストは冬、どこに潜むのか——加藤正司の事績を捉え直す

第一節　ペストの怖さ、日本ではなじみの薄い疫病

日本では、ペストと言ってもあまりピンとこないかもしれない。[4]それもそのはず、明治二九（一八九六）年に香港から上陸したのが初めてとされるが、その後、「明治四〇（一九〇七）年に六四六人を出したのをピークに患者発生は徐々に減り、昭和五（一九三〇）年には二名の犠牲者を出たのを最後に国内のペスト発生は終わった」（後掲酒井シヅ著書二二六頁参照）からでもある。「このようにペスト防疫がうまくいったことは日本がきわめて早く西洋化したことを物語っているが、日本人はペストの恐怖を十分体験しなかった」。したがって我が国ではペストの怖さを知らず、今ではペストはなじみのない疫病として実感が沸かないかもしれない。[5]事実、「ペスト全体の犠牲者が外国に比較して二、四三〇人と少数で、社会に与えた影響が小さかったことも、人に与える印象を薄くしたと言えよう[6]」。それもあり、ペストの怖さはむしろ、ノーベル賞作家カミュの書いた『ペスト』を読み、ペストの目前に忍び寄る死の恐怖と不安を知った人の方が多いに違いない。だが、それとて小説の中、遠いアルジェリアの別世界のこととして感じている人の方が多いかもしれない。しかし、世界的にみれば、ひとたび感染すれば、十中八九、死に至る恐ろしい伝染病として知られてきたペスト。ヨーロッパの人々にとり、ペストの恐怖の歴史は今も目の前にある。筆者もかつて、ウイーンを訪れた折、市内中心部にあるグラーベン通り

に、圧倒的な造形のモニュメントを目にして、あれがかの有名なペスト記念柱か、と暫し見とれていたのを思い出す。それは一七世紀にウィーンを襲ったペストの流行が収まったのを記念して、皇帝レオポルト一世が建てたというペスト記念柱 *Vienna plague column* であった。彼らにさほど恐ろしいと思われているペストとはどのような疫病であるか。

1．ペストとペスト流行

ペストとは、ペスト菌（*Yersinia pestis*）による急性感染症であり、感染すれば高熱を発し、皮膚は乾燥して紫黒色となり死に至ることから黒死病と称されることはご承知の通りである。感染力は爆発的に強く、治療をしなければ発症後、一〇日を待たず死亡するという。ペストは菌の

(4)「ペストは、現代に生きるわれわれにとって患者発生を身近で聞いたことが無く、まるで〝化石のような病気〟である」と言う。加藤茂孝「第四回『ペスト』―中世ヨーロッパを揺るがせた大災禍」（モダンメディア五六巻二号二〇一〇「人類と感染症との闘い」所収）一二頁参照。

(5)このことについて、酒井シヅはこう指摘している、「このことが日本人の危機意識を中世に厳しいペストの洗礼を受け、いまもヨーロッパ各地に立つ記念塔からペストの恐ろしさを知らず知らず伝えられているヨーロッパ人と違ったものにしたのではないだろうか」という。きわめて示唆に富むコメントである。酒井は続けてこうも言う、「エイズに対する危機感が日本人と欧米人で違うのはペストの洗礼を受けなかったという歴史的背景も影響しているに違いない」と。今日、伝染病ではないが、新型コロナウイルスの感染に関して、日本は、韓国や台湾などに遅れて、初期段階で、検疫の厳しさの欠如、ＰＣＲ検査の不備などがあって感染拡大を招いたように感じられる。いざという時、日本には備えが十分に備わっていないと指摘を受けるが、これも、もしかすると、日本人がペストの洗礼を受けなかったことに起因しているのかもしれない。

(6)宮崎揚弘『ペストの歴史』（出川出版社、二〇一五年五月二〇日）三頁参照。

感染の仕方によって症状に違いがあり、通常二種類に考えられる。一つは、ペスト菌が皮膚や粘膜から入り、わきの下や股間のリンパ節に感染して腫れる「腺ペスト」。二つ目は、腺ペストの末期、肺炎を起こした患者から、痰、咳、談話などから飛沫として出されたペスト菌が直接呼吸器から吸入されて初めて肺炎を起こし、この患者から同様にヒトからヒトへ感染して起きる「肺ペスト」。大別してこのように二つに類別される。だが、細かに見れば、さらに「腺ペスト」、「肺ペスト」に加えて、「敗血症性ペスト」[7]もあり、三つに大別されることもある。ここでは二分法に従い、「腺ペスト」と「肺ペスト」の二分類に力点を置いて言及することにする。

まず一つ目の腺ペストであるが、ペスト患者全体の八〇―九〇％を占めるという。ペストに感染したネズミなどげっ歯類から吸血したノミ（人に対して感染力が高いノミは *Xenopsylla cheopis*）が人を刺して感染し、リンパ腺が腫れる。次いで全身の臓器、特に脾臓、肝臓、肺臓等を侵し、最後に血液中でペスト菌が盛んに増殖して、敗血症を起こして死に至らしめるのである。多くは一週間程度で五〇～七〇％死亡する。

それよりずっと怖いのが肺ペストである。上に述べたように咳や痰が発せられ、ペスト菌が口から出て相手がそれを吸って空気感染する。肺ペストは空気感染によりヒト―ヒト―ヒトと爆発的に広がり、肺からペスト菌を吸い込んだ場合の潜伏期間は一二時間～二日間程度と極めて短く、また肺ペスト発症から死に至るまでも一二時間～数日だとされている。致死率からすると、新型コロナウィルスどころではないのである。

歴史的に見ると、腺ペストは古くから見られたが、「一九、二〇世紀に入ってからの医学研究によって、一定の環境のもとでこの感染症（肺ペスト）は、患者の咳やくしゃみで空気中にばらまかれる粘液の飛沫を肺に吸い込むことで、ヒトの宿主からヒトの宿主への直接にも移動し得ることが判明した」(8)とマクニールはいう。「最新の抗生物質の力によらない限り、この空気感染で罹った肺ペストは例外なく死をもたらす」「そうした激烈な性格のため、空気伝染による肺ペストの流行は決して長く続かない」(9)ともされている。

それより古くから記録されている腺ペストの発生源はどこかであるが、中国を別にすれば、マクニールによれば(10)「この腺ペストの場合には、遠い国々との交渉の発展ということがとりわけ大きな意味を持っている。なぜなら、この病気はインド北東部あるいはアフリカ中央部のいずれかにあった発生源から出発して、漸次地中海地方に到来したに違いないからだ」という。「恐らく最初も、インド洋と紅海を航行する船舶が、この感染症に海路はるばる地中海世界に到着するのを許したのだ」ということである。船舶でペスト菌が遠くへ運ばれるという仕組みは簡単であ

(7) 敗血症型ペストの場合、ペスト患者の約一〇%がリンパ節の腫大などの局所症状を呈さず、血流感染から敗血症へ移行することがある。腺ペストの状態で、適切な治療が行われなかった場合、リンパ流、血流を介してペスト菌が全身に播種し、敗血症型ペストに移行する場合に発症するらしい。通例、発症後三～四日経過後に急激なショック症状、昏睡、手足の壊死、紫斑など敗血症を呈し二～三日以内に死亡するという。

(8) ウイリアム・H・マクニール、佐々木昭夫訳『希望と世界史』（上下）（中公文庫、二〇〇七年一二月二〇日）一〇三頁参照。

(9) 同上二〇三―四頁参照。

(10) 同上二〇四頁。

る。「ヨーロパにおいてペストを媒介するクマネズミは、もとインドに棲んでいた」らしく、「彼らが旅をするのに最も具合のよい手段は、人間と同様船だった」「クマネズミは登攀の能力にすぐれているから、舫い（もやい）綱を伝ってわけなく船に乗り込める[11]」からだそうだ。

ところでネズミがこの感染症にかかるのはお互いノミを介してであるが、それだけでなく「野生の齧歯類との接触が原因となる場合もあって[12]」彼らが地中に張り巡らせる穴は持続的にペスト菌を宿しているそうであり、これらがペストの宿る感染源となっていて「そのうち三つの中心地だけが昔から存在している」という。それら三つとは「ひとつはインドと中国の間のヒマラヤ山麓、第二にアフリカ中央部の大湖地方、そして第三には、中国東北部からウクライナに至るユーラシア大陸の大草原全域を横切って点在しているもの[13]」だという。

世界史上、ペストの世界的流行は三回あったとされているが、とくに有名なのは、六世紀の「ユスティニアヌスの疫病[14]」と一四世紀のヨーロッパに二つのペスト流行を呼んだことで名高い。とくに一四世紀、モンゴル帝国の支配下でユーラシアでの東西交易が盛んになるに及び、ペストが東西広域に伝播し、大流行を生み出す結果となった。まず、ヨーロッパに先立ち[15]、中国で大流行し、やがて天山北路を通過して西へ伝播していったと考えられた（加藤茂孝「ペスト―中世ヨーロッパを揺るがせた大災禍[16]」）、あるいは、モンゴル軍の東西移動が人の大量移動を招き、これにより当時のヨーロッパだけで二、〇〇〇万から三、〇〇〇万、ヨーロッパの人口の四分の一か三分の一が犠牲になったという。世界的には一億人も死亡したとも推定されている。さらに三回目のペストの世界的流行は一九世紀末にやはり中国で始まり世界に広がっていったとされている。それ以外にも一一世紀のヨーロッパ、さらに一六六五年にロンドンで発生したときは、ロンドンだけで七万人の人が死亡する[17]（前掲論文）という恐ろしい伝染病であった。

以上述べたように、三回の世界的ペスト流行のうち、二回とも中国に絡んでいることに留意されたい。一九世紀末の世界的流行の時、香港に飛び火したペストはさらに満洲にも伝播し、そこで三〇万人から一〇〇万人の死者が出た[18]と言われている。

2．検疫、隔離など

しかし、ここで、「一四世紀、公衆衛生学的に画期的な進歩がこの時期にあった」（加藤茂孝前掲論文）という。それこそ、近代から今日へ続く検疫の重要性だった。検疫を行って水際でペス

---

(11) 同上。
(12) 同上二〇五頁参照。
(13) 同上。
(14) 五四〇年ころエジプトに原発し、六〇年ものあいだ全ビザンティン帝国（東ローマ帝国、ユスティニアヌス皇帝の時代）を混乱に陥れた〈ユスティニアヌスの疫病〉と呼ばれる腺ペストの大流行である。コンスタンティノープルでは一日五、〇〇〇人あるいは一万人もの死者が出たという。例えば、石弘之『感染症の世界史』（角川文庫、二〇一八年一月二五日刊）九九頁参照。
(15) 「このペストがどこから来たのかは説が分かれる」とは同上村上陽一郎著六二―七〇頁参照。
(16) 一四―一五頁参照。
(17) 加藤前掲論文一九頁参照。
(18) 福田眞人『北里柴三郎―熱と誠があれば』（ミネルヴァ書房、二〇〇八年一〇月一〇日）一九九頁参照。

トを食い止め、隔離する、という方法[19]である（加藤前掲論文一六頁参照）。さらにペストが流行したとき、マスクがもっとも重要な伝染病対策の防護具として採用されて行くのは一九世紀半ばに細菌学が発展して以降のこととされる。細菌学が発達する以前、一七世紀のヨーロッパでは、ペストの治療にあたる医師たちは、独特な防護服を身にまとい、鳥のクチバシのようなものが付いたマスクを着用していた[20]。だが、

「細菌学の発達や病原性微生物があいついで発見されたことにより、それまで主流であった原因が瘴気（ミアズマ）によるとする説に代わって、病原性微生物が原因であるとする説（細菌学説）が確立され、病原性微生物を殺したり、中間宿主の繁殖を防ぐために環境を整備するなどの積極的な対策が取られるようになった[21]」

ペスト、コレラといった伝染病は細菌の生活サイクルとヒトの生活サイクルが、直接あるいは中間宿主が媒介となって伝染することも分かって来た。ペストについていえば、

「ペスト菌がノミを中間宿主として人の体内に取り込まれ（ノミによる吸血）腺ペストが発生するのがそれである[22]」

それはともかくも、ケリー・マクナマラ（*Kelly MacNamara*）によれば[23]（「伝染病とマスクの歴史、二〇世紀満洲でのペスト流行で注目」）、公共の場でマスクを着用すべきかどうかの真の議論は、科学者が微生物の存在を突き止め、ペストは直接ノミから人に感染するだけでなく、ヒトからヒトへと空気伝染する仕組みを科学的に説明する細菌論が一九世紀半ばに発展したことによる。

このように近代的な細菌学が確立し、伝染病についての理解が進むことでマスクが欠かせないものになっていく。このような歴史的な積み重ねがあって今般の新型コロナウィルスが発生しても、感染の拡大を遅らせるため、各国が〝水際対策、隔離政策〟、マスク着用などを呼び掛ける重要な手法の下地になっていることは周知のことであろう。

3．香港ペスト流行とペスト菌の発見

一九世紀末、中国（清国）の雲南省で地方病として発生、だが、難民の移動により、そこからもたらされたペストが人口密度の高い広東に伝播して、数週間で死者は六万人に上った[24]。それが

---

(19)「現代では『検疫』の意味の世界共通語になっている〝*Quarantine*〟とは、もともと中世のヴェネツィアの言葉で〝四〇日間〟を意味する〝*Quarantena*〟に由来する」とのこと。塩野七生「コロナヴィールスで考えたこと」文芸春秋二〇二〇年四月号九二頁以降参照。四〇日間とは疫病発生地から来た船や一ヶ月もの長い船旅の間に原因不明の病因で病人の出た船はヴェネツィアに帰りついても湾内にある数多くある島の一つ、「隔離のための島」、に強制的に下船させられる。そこで四〇日間閉じ込められ病因の解明が行われるのである。

(20) このマスクは、一六一九年、フランスの医師シャルル・ド・ロルム *Charles de Lorme* が考案したとされている。フランス国王ルイ一三世をはじめ、多くのヨーロッパの王族を治療した医師だ。彼は、香料入りのワックスを塗ったコート、ブーツとつながる丈が短めのズボン、シャツの裾をズボンの中に入れること、ヤギ革製の帽子や手袋を身に着けることなど、治療にあたる際の服装について書き記している。ウエッブリオ辞書参照。

(21) 飯島渉『ペストと近代中国』一一―一二頁参照。なお、瘴気（ミアズマ）とは古代から一九世紀まで、ある種の病気を引き起こすと考えられた「悪い空気」あるいは気体のようなエアゾル状物質のこと。

(22) 同上。

(23)「伝染病とマスクの歴史、二〇世紀満洲でのペスト流行で注目」AFP通信、二〇二〇年六月七日参照。

四月に入り、ペストはやがて香港に飛び火したのである。

この病気が日本に伝わったら大変である。明治二七（一八九四）年、香港在住の書記官から外務省に宛て、「広東省域で一種の悪疫が流行。この病気は前駆症状なしに高熱を発し、激しい頭痛を訴え、意識混濁となり、二四時間以内に頸の部、腋窩（わきの下）、股間（大腿の付け根）のリンパ腺が腫脹し、昏睡状態になって四八時間内に落命するという電報が入った」[25]。これをきっかけに「香港ペストの流行が始まったから中国からの入国船はすべて検疫する必要があると入電があった」[26]という。

「政府は直ちに各港で検疫を開始し、同時に伝染病研究所長の北里柴三郎と東京大学の内科学教授青山胤通（一八五九―一九一七）を香港に派遣して流行状況の調査と病原菌の探索、予防法の研究を命じた」[27]

調査隊の一行は六月五日横浜を発ち、同六月一二日の朝、香港に到着した。翌々一四日から北里柴三郎（一八五三―一九三一）らはケネディ・タウン病院の一室を供与され、本格的な調査を開始したが、同日幸運というべきか、早くも入院中のペスト患者が死亡したと知る。香港側の副医院長から解剖を承諾する知らせが届き、こうして青山と北里は遺体を病理解剖する機会を得たのである。内科医の青山が執刀し、彼が慎重に取り出したリンパ節、肺、脾臓、肝臓などの部位を北里が受け取り、それを顕微鏡で丹念に観察した。すると、検体から夥しい数のペスト菌らしきものを発見した。ペスト菌であれば世界初の発見となる。

しかし遺体は死後一一時間も経過しているので、慎重を要する。運にも恵まれ、彼は入院中の高熱の重症患者から血液を採取できた。顕微鏡でみると、その中の細菌も、遺体から採取した菌と形状（卵円形・短小桿菌）が全く同じであった。これにより彼は「顕微鏡下の微生物が、何世紀も謎であった見えざるペストの正体であることを確信[28]」した。同年六月二〇日、北里[29]から「今回黒死病の病原発見せり」と電報が届いた[30]。

もっともこのように病原を確定するには「コッホの三条件」、いわゆる「コッホの三原則」があり、これを満たした上でのことでなければならない。北里はペスト菌発見の第一報で、「今やペスト患者の血液中、新たに以下の性質を有する細菌の存するを得たり」と確信する。

「（一）該菌はひとり「ペスト」患者の血液、腺腫およびその内臓中にのみ存するものとす。（二）他の伝染病にして未だこの如く細菌を有するものにあらず。（三）この細菌を動物に接

(24) 上山前掲書下巻八一頁参照。
(25) 前掲酒井シヅ著、二二〇頁参照。
(26) 同上。
(27) 前掲酒井シヅ著、二二〇―二二一頁参照、上山明博『北里柴三郎―熱と誠があれば』（ミネルヴァ書房、二〇〇八年一〇月一〇日）一六一頁以下参照。竹田美文によれば、「明治二七年（一八九四年）、香港でのペスト流行に際して、日本政府東京帝国大学医科大学教授・青山胤道を団長とする調査団を派遣した。団員は、北里柴三郎以下、宮本淑（東京帝国大学医科大学助手）、木下正中（東京帝国大学医科大学学生）、石神亨（伝染病研究所助手、海軍軍医大尉）岡田義行（内務省属官）の五名であった」と述べている。
(28) 上山前掲著書、三〇―三一頁参照。その歴史的発見の第一報は明治二七年七月七日に香港で記したレポート『ペスト病の原因調査第一報告』によって行われた、とある。

種するにも人体に於けると同一の症候を呈す」[31]とした上で、「以上の理由、すなわち微菌学上の三原則に拠り、該菌は「ペスト」の原因なることを確証するに足る。かくして彼は「ペストは一種の微菌性伝染病なりとの断案を下すことを得べし」と結んだ[32]。

北里のペスト菌発見は帰国後、七月三一日付で「ペスト菌の原因調査第一報」として官報に掲載された。さらにその時の論文はイギリスの権威ある医学雑誌ランセット *Lancet* に発表された[33]。ところが、同じ時期にインドシナにパスツール研究所の支所があり、そこから香港でペストの調査を行っていたフランス人のアレクサンドル・エルザン（*Alexandre Yersin,* 一八六三—一九四三）がいた。彼もまたペスト菌を発見したことは注目に値する。エルザンはペスト菌を発見すると、北里より少し遅れてペスト菌株とともにペスト菌発見の論文をパリのパスツール研究所に送り、同年九月発行のパスツール研究所年報 *Annals Institute Pasteur* に「グラム陰性」として発表した。他方、ペスト菌株を香港から持ち帰った北里は第二報告書を書いたが、その中でペスト菌を「グラム陰性」でなく、「グラム陽性」と記した[34]ことが問題となり、ペスト菌の真の発見者は北里かエルザンかについて議論を招いたことは周知の通りである。大いに議論を呼んだが、やがて研究者の間で精査され、北里が香港で得たペスト菌株をベルリンのコッホ伝染病研究所に送っていて、そこでは柴三郎のペスト菌は〝グラム陰性である〟と確認されていた。そのこともあって、一九七六年のビベールとチェン（*Bibel-Chen*）論文の発表に至ってようやく北里のペスト菌発見は正しいものと国際的に評価されることとなった。このような経緯を経て、今ではペスト菌をエルザン・北里菌と呼ぶ[35]ようになっている[36]。

(29) 北里柴三郎（一八五三―一九三一）。長木大三及び添川正夫によれば、明治一八年（一八八五年）明治政府は衛生学術取り調べの為、ドイツに北里柴三郎（三二歳）と中浜東一郎（二八歳）の両名を派遣した。中浜はミュンヘン大学のペッテンコーフェル教授のところに、北里は迷うことなくベルリン大学のコッホ教授の許に留学した。同上トーマス・D・ブロック著、長木大三郎＝添川正夫訳、「訳者のことば」参照。同頁によれば、ローベルト・コッホは（パスツールとともに）「近代細菌学の父であり、病原細菌学の創始者である」とある。さらに「北里は、一八八六年一月からベルリン大学でコッホ教授の指導を受け、超人的ともいえる努力を続けてコッホの薫陶にこたえた」という。「一八八九年には、それまで先進諸国の多くの学者が成功しなかった破傷風菌の純粋培養に成功、引き続き破傷風菌毒素を発見し、破傷風毒素の研究から、ついに一八九〇年破傷風菌毒素を発見するに至った。そしてベーリングと共同で、前人未踏の血清療法の扉を開いた」とのこと。「北里柴三郎の業績は、先進諸国の間でも高い評価を受け、第一回ノーベル生理学・医学賞受賞候補者が多数選考されて最終的に一五名に絞られたとき、北里は恩師コッホをはじめとする多くの碩学に伍してその名を連ねた」とある。また「北里は明治二五年（一八九二年）ドイツから帰国すると、コッホをお手本として伝染病研究所を創設して所長となり、後には北里研究所長として後進国日本の伝染病の撲滅、公衆衛生の向上に挺身した」という。

(30) 同上。

(31) ローベルト・コッホ（一八四三―一九一〇）は、ある細菌が特定の伝染病の原因であることを証明するのに、三つの原則が必要であるとした。これをコッホの三原則という。（一）特定の伝染病になった病体から特定の細菌を必ず発見する、（二）その細菌を分離する、そして（三）分離された細菌を純粋に培養したもので原病が再現できること、とした。トーマス・D・ブロック著、長木大三郎＝添川正夫訳『ローベルト・コッホ―医学の原野を切り拓いた忍耐と信念の人』（シュプリンガー・フェアラーク東京、一九九一年七月三〇日刊）一五八―一六一頁を参照。「コッホの三条件は柴三郎にとって、金科玉条であった」「この世界的な三条件を確認しなければ学問的に発表はできないと考えていた」のである。山崎光夫前掲書（下）九九頁、及び、上山前掲書四八頁参照のこと。

(32) 上山前掲書、四八―九頁参照。

(33) ランセット誌八月一一号に「香港に於けるペスト *The Plague in Hong-Kong*」八月二五日号に「腺ペスト菌 *The Bacillus of bubonic plague*」と題する論文が掲載された。

4．ペストの感染経路

香港から帰国した北里は「ペストの撲滅と予防のためにペスト菌の感染経路の研究に取り組んだ[37]」という。「香港でペストの調査に当たった際、患者の家のあちらこちらにネズミの死骸が放置されていることに気づいた北里は、一四世紀にヨーロッパでペストが流行したとき、死骸にクマネズミ（人家に多く生息するネズミ）の群れが現れたといういう古事を思い出し、一匹の瀕死のネズミを捕獲して研究室へ持ち帰った。そしてそのネズミの体から、ペスト患者から採取したペスト菌と寸分違わぬペスト菌を確認する。さらに北里は人間より先にじつはネズミがペストに感染し、感染したネズミを媒介して人間に感染させることを突き止め[38]」た。しかしペストの感染経路として最も多いのは、ペストにかかっているげっ歯類、そして、ノミなどの昆虫類に刺されて感染するのであり、そのほとんどは家屋の内外に棲むネズミにペスト流行が起こり、死んだネズミから離れたペスト菌を付着したノミに刺されることによるであろう。藤沼清氏の満洲乾安県におけるペスト防疫時の経験にもこう記されている、

「ネズミが死ぬと、二〇〇匹ないし二五〇匹のノミが死体を離れて、他のネズミか、人間にとび移ると言われている。これがこわいのである。こういう場合、蚤など見えるわけがなく、況してや空気伝染の菌など見える筈がない。私はこの時、見えない敵との戦闘開始に大きい不安と恐怖を感じた[39]」

という。万が一にも、ペスト菌をもった中間宿主であるノミにとび移されないよう細心の注意が

必要である。彼ら（ペスト菌）は自分たちより何億万倍も大きな人間全体を殺戮しおおせるからである。「火を吐くリュウも、ヘビの頭をもった怪物も、その恐ろしさではこれらの生きものにはかなわない。彼らは、ほかほかした揺り籠の中にいる子どもでも、衛兵にとり囲まれた王さまでも容赦なくやっつけてしまう沈黙の刺客であった」[40]。

ここで加藤の「冬、満洲ペストはどこに潜むのか」に関連して付言するならば、満洲ペストの場合、感染経路で問題になるのは、晩秋にペストの流行が終息する冬である。凍土と化した満洲平原で、如何なる小動物がペスト菌を越年種継ぎするかであろう。従来の通説ではその役割を演じるのは畑リスであるとされていて、それが正しいのか誤りなのかも、必ずしも精査されずにい

(34) 藤野恒三郎は、「もしも、ベルリンの伝染病研究所に保存されていた北里の菌株がグラム陽性の球菌であったならば、当然のことながら、北里をペスト発見者とみなす人は一人もいなかったに違いない」と述べている。同上藤野著二四二頁参照。北里が香港から帰国する時、ペスト菌株を持ち帰って第二報告書を書いたが、そのとき持ち帰ったペスト菌株に他の雑菌が混入したのではないかとの可能性が指摘されている。藤野によれば、「幸いなことに、コッホの伝染病研究所に於て、北里が香港で分離したペスト菌株が継代培養を続けられていた。また、パスツール研究所に保存されていたエルザン菌株も、求むる人に分与されて、幾人かがそれらの比較研究成績を発表している。もしも、ベルリンの伝染病研究所に保存されていた北里の菌株がグラム陽性の球菌であったならば、当然のことながら、北里をペスト発見者とみなす人は一人もいなかったに違いない」と述べている。至言である。藤野恒三郎『藤野・日本細菌学史』（近代出版、一九八四年四月二〇日）二四二頁を参照されたい。

(35) 北里柴三郎はドイツのコッホ研究所に塗抹標本と培養菌を添えてドイツ語による論文を送っていた。コッホ研究所では、この菌で追認試験が行われ、柴三郎のペスト菌はグラム陰性であると確認された」という。ここでのペスト菌が「グラム陰性」である点が重要である。山崎光夫前掲著、一〇四頁参照。むろん、エルザンが発見したとするペスト菌もグラム陰性として発表されている。一八八四年にハンス・グラムによって考案されたグラム染色法により、細菌は大きく二種類に分かれ、紫色に染まるものをグラム陽性菌、染まらないものをグラム陰性菌とされる。ペスト菌はそのうち「グラム陰性」である。

た。仮に誤りであって、畑リスでなくネズミではないかとの推測もあり得るわけであるが、それさえも解明されずにいた。またその時、ノミとネズミとはどのような関係にあるのかも含めて、その解明に加藤は身を挺して挑むことになるわけであるが、加えて、加藤所長を中心とする吉林省ペスト防疫所職員の情熱溢れる共同作業にも目を見張るものがあるが、それについては後述する。

第二節　満洲ペストの歴史と特徴

満洲ペストが日本と無縁というわけでもない。香港ペストの場合と同じで「日本政府が満洲ペストを恐れたのは国内に飛び火することだった」[41]ともいえるからである。以下に満洲ペストを見て行くが、後に述べる明治四三年から四四年にかけて広がった旧満洲、中国東北部に広がったペスト大流行の際には「日本側は臨時防疫本部を奉天に設けて国内と同じような防疫体制を組んでペストの南下を抑えようとした」[42]らしい。必ずしも成功しなかったというが。また国内においても「そのために各地に防疫施設を設け、活動を支援した」[43]という。

『満洲国史―各論』によれば、満洲における建国前からのペスト流行を歴史的に振り返ってみると、およそ四期に分けられるという[44]。

①　一八八八―一八九九年の間に熱河省[45]に発生したペスト流行
②　一八九九―一九〇七年の間に営口[46]に発生した腺ペスト流行

(36) 同上『藤野・日本細菌学史』によれば、「一八九四年のホンコンのペスト流行に際して、北里柴三郎とエルザンが、ほぼ同時に独立的にペスト菌（学名は *Yersinia pestis*）を発見報告した」という。しかし、藤野は「ここに、筆者が、この三行の文章を、確信をもって断定的に書くまでにはかなりの年数がかかっている」という。以上は同書二一一頁を参照。かく藤野が確信を得るには相当の精査が必要であったのであるが、それが国際的にも評価を得て論争に決着をみたのは、一九七六年にアメリカの微生物学会の機関誌 *Bacteriological Revieus* に掲載されたビーベルとチェン（*Bibel-Chen*）による論文 *"Diagnosis of Plague: an Analysis of the Yersin-Kitasato Controversy"*（*Bacteriological Revieus*. 1976, vol. 40, No. 3）によってであった。藤野同著書二四九頁を参照。というのも、九九編の論文を引用しての一八頁に及ぶ同論文は「われわれの分析結果から、北里が一八九四年の六月終わりから七月初めの間に、香港でペスト菌の検査をしたと我々は確信するに到った。彼の論文のほとんどの部分は細菌の正確な記載であり、この記載だけをもってしても、西欧科学界が北里にエルザンと共に発見の栄誉を与えるに十分である」と言及。そのうえで、「ペストの診断に対する北里の貢献とその歴史は重要であり、北里の業績は永遠のものである」と称賛したことは大きい。同じく、竹田美文論考「北里柴三郎―その二」モダンメディア六〇巻四号二〇一四」（明治・大正・昭和の細菌学者達「3」所収一五八頁）一六三頁参照のこと。なお日本からのペスト調査隊一行の香港での活動について、とくに北里の活動について」中瀬安清の論考について触れ、北里がペスト菌を発見するに至る経緯、すなわち、香港上陸後、北里が悪条件の中、ラボの設定・病原検索の確固たる方針に基づく、死体臓器と患者血液の鏡検、培養、動物試験によって、着手四日目でペスト菌を発見した経過、その公表方法、また、実験室内感染した青山と石神亨のペストへの対応と適切な処置、帰国後の始末等に就いて語っている。詳しくは、中瀬論文「北里柴三郎によるペスト菌発見とその周辺―ペスト菌発見百年に因んで―」（日本細菌学会雑誌、五〇巻三号、一九九五）を参照されたい。
(37) 上山前掲書六二頁参照。
(38) 同上六三頁。
(39) 藤沼清「乾いた大地」一三頁参照。
(40) ポール・ド・クライフ、秋元 寿恵夫訳『微生物の狩人（上）』（岩波文庫、一九八〇年一一月一七日刊）一九頁参照。
(41) 前掲酒井シヅ著書、二二八頁。
(42) 同上。二二七頁。
(43) 同上。二二八頁。

③　一九一〇—一一九一、一九二〇—一九二一年間の二回にわたって満洲の広い地域に起こった肺ペストの大流行

④　一九二七—一九二八年に発見され、満洲建国後、毎年発生した腺ペスト流行

に類別されるそうだ。これらを『満洲国史—各論』により、満洲ペストの重要な記録として考察してみたい。以上のペスト流行のうち、③以外は詳しい情報はあまり知られていないようだが、これらと満洲建国後に毎年発生した腺ペストとの関係性は残っていたかを見てみると、①は満洲を俯瞰的に眺めた場合、位置的には、中心の首都新京、現在の長春の南西部に位置する熱河省地帯で見られたペストだが、一八八八年以来、このペストは毎年夏から秋にかけて流行を繰り返したという記録は残っている。それ以上の記録はないが、それでもこの情報は無視できず、満洲建国後に毎年繰り返すことになるペスト流行の一因になっていたかもしれないという。

②は一八九九年七月、船舶によって香港、厦門、福州方面のペストが人やネズミと共に搬入され、この地のネズミ属の間に根を下ろし一九〇七年まで毎年腺ペストの小流行を起したが、以後まったく根絶した。したがって、これは建国後の満洲に常在することになるペストとは関係がないものとみられるようだ。

③は特筆されていい。というのもこのペスト流行により、満洲全域にペストが拡がっていったからである。これはペストと言っても肺ペストの流行だった。この研究は結構進んでいる。後に飯島渉の『ペストと近代中国』でも詳しく言及されていて、本書でも言及するつもりである。ず

ばり言うと、これはシベリアペストが中国の東北部（満洲）の満洲里から侵入してきてそれが南下。やがてハルピンに入ってきて、明治四三年、四四年（一九一〇—一一年）にかけて満洲全域に大流行していった。③は二期にわたっている。一期は一九一〇年〜一一年、二期は一九二〇年〜二一年にかけて流行した。一期目の発端は、一九一〇年の夏、満洲里に隣接したシベリアのザ・バイカル地方にまず腺ペストが流行った。その流行が同年一〇月、同地方から満洲里に移動した中国人二人が喀血死したのをきっかけとして、東支鉄道によってあっという間に沿線の各地に伝播されていく。満洲里、斉斉哈爾（チチハル）、哈爾濱（ハルピン）を経て満鉄線沿いに南下し、満洲全域に広がって行ったらしい。それにとどまらず、陸路、さらには船舶により山東省にまで波及していった。その結果、「死者は満洲だけでも五万人以上に上った[47]」という。

さらに二期目の一九二〇年から二一年にかけて蔓延していく肺ペストの流行を見てみると、ここでのペストは前回と同じ様に、まずザ・バイカル地方で腺ペストが起こり、一九一〇年一一月下旬、肺ペストに変化し、東支鉄道の沿線各地に急速に蔓延、北満一帯にペスト流行をもたらした。これによって一九二一年五月下旬に終息するまで、死者八千五百七名を出した[48]という。

（44）『満洲国史—各論』満洲国史編集刊行会、昭和四六年一月三〇日）一二〇一—一二〇二頁参照。
（45）中国の旧省名。現在の河北省北東部、遼寧（りょうねい）省南西部、内モンゴル東部をあわせた地域。
（46）中国東北部、遼寧（りょうねい）省南部の地級市。遼河（りょうが）の河口に位置し、東北の重要な海港の一つである。
（47）前掲『満洲国史—各論』一二〇二頁参照。

そしていよいよ満洲建国に一番関係が深い一九二七―二八年に初めて発見され、満洲建国後、毎年発生した腺ペスト④の原因の一つになって行く流行であるが、「一九二七年の秋に通遼の北方に不明の病気による死亡者が多数あるとの報告があり、調査に赴いた満洲衛生研究所の所員が一名の遺体を解剖したところ、疑似ペストと診断、翌年九月、通遼東方の銭家屯で同様の流行があり、患者のリンパ腺からペスト菌を分離して腺ペストと決定した」(49)らしい。そうこうしてペストは周辺に拡がっていくが、ここは満洲南西の熱河省と違い、首都にも大都市奉天にも通じる場所であり、満洲建国後に毎年繰り返すペスト流行の一つとして重要となるであろう。また、ここで言及した満鉄衛生研究所は後に述べる国立鄭家屯ペスト研究所の前身ともなって行くことで知られていくが、それは後のことである。

さて、さらに満洲が建国されて、「治安工作の進展や京白線の敷設等に伴い、満洲国や満鉄の防疫所は、調査班の献身的な調査によって、国内のペスト常在地や発生状態の全貌が明らかにされた」が、その新京から西北に延びる京白線の敷設により、いよいよ加藤正司が赴任することになる前郭旗ペスト防疫所が登場していく。が、それも後の事として、満洲の建国後、衛生行政上の優先課題であるペストが明らかにされて行き、満洲ペストが常在的に発生する地域は以下の地域であると同定された。

吉林省―農安、扶餘、長嶺、乾安の各県、郭爾羅斯旗(50)

竜江省―大賚、安広、洮南、開通、瞻楡の各県

奉天省—双遼、梨樹、康平の各県
熱河省—敖漢、翁牛特石、阿魯喀、喇右の各旗
興安省—奈曼、東科中、東科後、東科前、西科中、西科後の各旗、開魯、通遼の各県

加藤は、首都新京を含む吉林省を中心にペスト防疫を担当するはずである。詳しくは次項に譲るとして、これらの地域になぜペストが常在するかだが、先にみたように満洲が建国する前の相当古くからペストが発生していたことは疑う余地がない[51]。それらは本来、外来的であることも事実で、上に述べたようにシベリアのザ・バイカル地方や外蒙古のケルン河流域地方には昔からペストが発生しており、それだけでなく、満洲は西南に接する内蒙古、その他ロシアのキリギス地方、のみならず中央アジアのペスト地帯に続いている。「したがって満洲のペスト地帯はこれ等の一大ペスト病巣地の東北端をなすもの[52]」と考えられてよいであろう。同時に古いペスト流行が交錯して外からだけでなく今や満洲の内でも各地で原発地域を抱えるようになった。すなわち、満洲では今やどこでもペストが発生し、毎年流行を繰り返す常在の地となっていたのである。

ではシベリア、中央アジアの東北端をなすという満洲の環境はどのようなものであろうか。

(48) 同上。
(49) 前掲『満洲国史—各論』一二〇二頁参照。
(50) これはモンゴル系の行政単位の一つの要だ。
(51) 前掲『満洲国史—各論』一二〇三頁参照。
(52) 同上。

『満洲国史―各論』によれば、満洲には半砂漠の草原が点在していて「そこにペスト菌の保有動物として正確的に重要視されているのはハタリスやスナ鼠が多数生息している」という特徴をもつようだ。それらが家内ネズミに波及してヒトペストを引き起し、また家ネズミに波及したペストはその時にその部落のクマネズミ、あるいはドブネズミの間に慢性ペストとして潜在するのではないかと考えられてきた[53]。

第三節　満洲ペストにかかわる二つの国立ペスト防疫所の設置

1．民生部[54]令に基づく二つのペスト防疫区

満洲ペストに話を移すと、満洲にかつて一九三二（昭和七）年から一九四五（昭和二〇）年ペストが発生すれば、国境はなく病魔は広がり、隣接する日本だけでなく[55]（加藤前掲論文）世界にパンデミックを引き起こしかねない。それを防ぐためにも、一九三七（昭和一二）年、満洲国の伝染病予防法が制定され、それに基づく民生部令[56]により、二つの防疫区が指定された。同時に、前郭旗（ぜんかくき）ペスト防疫所は第一区、鄭家屯（ていかとん）ペスト防疫所は第二区を担当することになり、二つの防疫所に法的根拠が付与された。かつて龍江省ペスト防疫所（旧満州国にかつて存在していた省、白城子）もあったが、前郭旗に統合された[57]。また、鄭家屯ペスト防

疫所はこれ以前、満鉄の防疫施設として通遼にあったが、これにより満洲国へ移管された。
新京（現、長春）は満洲の首都であり、政治の中心都市をなす。これに対して奉天（現、瀋陽）は満洲の商工業都市である。この両都市をペストから守らなければならない。その意味で、前郭旗ペスト防疫所は内蒙古地帯から白城子―前郭旗―農安―新京（現長春）へとペストが侵入するのを阻止しようとする。他方、鄭家屯ペスト防疫所は、チチハル―白城子―奉天（現、瀋陽）へとやはりペストが奉天に侵入するのを阻止しようと、いずれの防疫所も交通の要衝に設置された。

第一防疫地区―徳惠、農安、長嶺、乾安、扶餘、大賚、安広、及び白城子の各県及び前郭旗

第二防疫地区―康平、双山、遼源、洮南、開通、瞻楡、通遼、開魯、赤峰の各県、東科中、東科前、東科後、奈曼、敷漢の各旗

(53) 同上。
(54) 満洲の行政組織の頂点に国務院があって、その下に厚生省にあたる民生部がある。さらに民生部の下に、衛生司がある。日本であれば、司とは局。一九三七年七月民生部衛生司は民生部保健司と改められて、全国の一般衛生を一元的に司掌することとなり、その下に衛生技術廠が置かれている。前掲『満洲国史―各論』一一八〇頁以降参照。
(55) 加藤前掲論文一九頁参照。
(56) 同法三四条により、民生部大臣は民生部令を作ることを授権された。
(57) 前掲『満洲国史―各論』一二〇六頁参照。

2．二つのペスト防疫所の基本姿勢と特徴

加藤正司は二つの防疫所のうち、前郭旗ペスト防疫所（後に吉林省ペスト防疫所となる）の所長としてペスト防疫の第一線に立たされた。[58] 他方、鄭家屯ペスト防疫所は、主として冬、ペスト菌を保菌する小動物として従来の畑リス説（またはハタリス説）をとり、感染経路の調査には目もくれず、主としてワクチン開発に主眼を置いたことで知られている。理由は、広大な平原を前にして感染経路を調査する作業が如何に困難な作業を伴うか知っており、その作業はとてつもないがゆえに踏み切れず、実際には確たる証拠がないまま通説だけをうのみにするしかなかったであろう。したがってワクチン開発に力を入れ、成果をあげることに集中したようである。しかしワクチンが万人に行き渡るのは困難で、ペストはいつかどこかで流行する。

これに対して、前郭旗ペスト防疫所（後の吉林省ペスト防疫所）は、ワクチン開発もやる治療もやるけれども、加藤所長の指揮の下、ペスト流行の感染経路を徹底して調査することにより、毎年流行するペストの感染メカニズムの根元を探ろうと力を入れる。またネズミ等の動物実験もやる。その上でペスト流行のサイクルを切断し、満洲からペスト流行を根絶しようと志向する。したがって冬季にペスト菌を保菌する小動物が畑リスであるとする従来からの主張が正しいかどうかを検証する作業も厭わない。畑リスでなく、半家住性ネズミが主役であって、有菌ネズミこそ正しいとの確信を得、それが正しいかの証明の作業さえも厭わないのが加藤所長ならではの基本姿勢だった。

3．前郭旗とペスト防疫所の建設

加藤は満洲の官吏養成校である大同学院を卒業して、民生部保健司衛生技術廠に入廠したが、一年半の研修を終えて、昭和一二（一九三七）年、哈拉海（ハラハイ）ペスト調査所[59]の所長に任ずるよう派遣された。[60]もともと哈拉海ペスト調査所には五年の予定だったが、県防疫官望月理三郎氏の手記によれば、同じ年の「十二年の夏頃より、哈拉海の調査所が前郭旗に移転のための建築が始まった」[61]という。この建築は「十三年に完成した」ようで、加藤は、翌昭和一四年（一九三九）、その防疫所の所長に転身を命じられる運びとなった。前郭旗は新京から汽車で五時間位、哈拉海よりさらに西北に位置していたという。[62]

(58) それ以前、龍江省にも防疫所があったようだが、加藤正司は前郭旗の防疫所と龍江省の所長も兼ねて統合したように思われる。
(59) 哈拉海は新京から京白線（現、長白線）で西北へ、新京から電車に乗ると、三時間ほどのところにあったという。京白線の終点は白城子、新京からそれ行きの列車に乗ると、まず農安（現、濃安）が出てきて、さらに先に行くと哈拉海（ハラハイ）となる。なお『ペスト防疫を担当して』（下）の巻末にある加藤の経歴など見ると、哈拉海ペスト調査所がそのまま前郭旗の吉林省ペスト防疫所になったかのような記述がみられるが、それは間違いである。哈拉海と前郭旗は場所が違う。前郭旗は哈拉海のさらに先にあり、また、前郭旗は現在廃止されたらしく、旧駅に近い駅としては松原駅になっているようだ。名前が変わっただけなのか、場所が変わったのか、この時点で確認できてないので注意されたい。
(60) 平成一五（二〇〇三）年三月一〇日付の満から聞いた手記によると、哈拉海ペスト調査所の役所は駅からも満人の住む城内からもかなり離れた荒野の中にあり、それは土塀に囲まれた小ぶりの建物だったそうである。そこにはすでに子持ちの家族が一軒と独身の防疫員の人が何名かいる小ぶりの調査所で、ランプ生活で炊事場もなかったという。ボーイがいて食材は毎日満人の住む城内へ行って買ってきてくれたとのことだが、生まれて間もない子供を失なう不幸に見舞われた。
(61) これは昭和九（一九三四）年より満洲でペスト調査に携わっていたベテランの望月理三郎さんによる手記から明らかになった。望月理三郎「思い出の満洲」［『ペスト防疫を担当して』（上）所収］一二一頁以降参照。

前郭旗ペスト防疫所の管轄区域は、首都から西部方面、すなわち、コロラス前旗、乾安県、農安県、扶余県、長嶺県を含む広い平原地帯である。これに各県の行政があり、そこにはペスト防疫所と連携して防疫を行う県防疫官がいる。満洲ペストは、この三者、つまり、ペスト防疫所、県行政（及び警察）と県防疫官が三位一体となってペストを防疫するのである。

同時に、前郭旗の町は日本人が一万余、満系人も相当集まってきて、新興都市として脚光を浴びて来ていた。周りに広い耕地があり、米の補給のため二〇万町歩の水田の開発が始まったらしい。その水田開発のため、各方面から苦力（クーリー）も募集され開発事業を始めることになったが、その作業員の中からこの町のどこかにペストを発生させてはならない。そのためもあり「ペスト防疫所の管轄で（防疫所の）役所の前に八角形の大きな消毒所が作られた[63]」ようである。このように日満双方で何をするにしても消毒が大事となる。この八角形の消毒所により作業員は「水田耕作に当たる前に一度に千人ずつ脱衣することが出来る[64]」とのことだった。ペスト防疫の職員も仕事が終わるとここで消毒し、宿舎に戻るのである。それは「なんの消毒かと申しますとペストの媒介になる〝ノミ〟の撲滅のためでした。…なぜならばこの地帯にペストが一度発生すれば列車は運行休止となるわけです。それが一日二日で解除になる事はありません[65]」。前郭旗ペスト防疫所は正に京白線沿いの危険なペスト発生地帯の真ん中に置かれて、ペスト防疫の中心となったのである。

4．加藤正司、独立性の高いペスト防疫所へ赴任

加藤は、満洲に来て民生部保健司衛生技術廠に入廠したが、前述したように、一年半の研修を終えて、間もなく哈拉海のペスト調査所、そして今、前郭旗ペスト防疫所の所長に任じられた。そのことは、ある意味、加藤にとり幸いだったと言えるかもしれない。というのも、中央の民生部や軍部から時に予算や人事で横やりが入ることがあっても、ペスト防疫所の所長に任じられた今、仕事自体はほぼ独立していて自己の采配と判断でペスト防疫と研究ができたからである。加藤はここで自己の信念に基づき職員とともにペスト防疫に邁進し、また研究を進めることができる立場に就いた。そのことの意義は極めて大きい。

医師も職員も増え、その家族を入れると当初は三〇人ほどだったらしい[66]。だが、その後、更にスタッフと家族は増え続け、医師七名を含めて六〇名以上が同じ敷地内[67]に居住しつつ、敷地内の

(62) 新京から、農安、哈拉海、前郭旗のある満洲時代の京白線は現在長白線と名前が変わった。国都だった新京は現在長春となり、また終点の白城子は単に白城駅となった。以下に長春から終点の白城までの駅名を印す。長春駅から九個目に哈拉海がある。さらにそこから西北の前郭旗は現在「松原」駅となっている。以下を参照されたい：長春－長春北－小合隆－開安－朱三家－華家－濃安－柴崗－姚家坨子－哈拉海－程家堡－二営子－王府－哈瑪－七家子－松原－通途－新廟－長山屯－大安－大安北－両家－安広－来福－舎力－到保－白城。
(63) 厚生省に遺族年金を申請したとき、妻満が夫加藤の仕事の内容を伝えた時の手記である。日付は昭和三〇年一一月二六日となっている。
(64) 同上。
(65) 同上。
(66) 前掲望月手記、二五頁参照。

職場でペスト防疫と研究に邁進することとなった。役所での仕事は夏に向かう頃からペストという気の抜けない危険な防疫となる。だが、冬は夜遅くまで研究に明け暮れる日々だったという。前郭旗ペスト防疫所は駅に近く、役所の規模も大きく、加藤の人情深いリーダーシップに職員からも大きな信頼が寄せられた。

5．加藤の身分

加藤の身分について改めて付記して置く。加藤は、上述したように、はじめ、大同学院を卒業して民生部衛生技術廠に入廠した。民生部という官庁の中の「廠」という言葉はあまりなじみのない官庁名であろう。廠とは被服廠とか工廠とか、何かを製造して整備しておく場所のような意味になるが、衛生技術廠もワクチンや血清などを製造し、それを保管整備しておく仕事場或いは役所のような意味になる。民生部はそこをもともと研究所の性格を持たせたかったが、軍部から横やりが入って、そんなのんきに研究してもらう場所などけしからんと計画をつぶされたらしい。[68]やむなく衛生技術廠との名称に落ち着いたという。だが、名前は別、そこは事実上研究所的役割を持ち、その後そこから大陸科学院も生まれて行く。加藤はその前線に立った。

そういうわけで、加藤はペスト防疫所の所長となった一方で、衛生技術廠から離れても肩書はそこの防疫官のまま、また大陸科学院が誕生すると、そこでの肩書は副研究官とされた。[69]

だが、以上の肩書を保持しながらも、加藤は基本的に京白線沿いのペスト流行の最前線に立つペスト防疫所が本属で、予算と人事に関しては別としても、仕事も研究もある意味、中央から（あるいは軍部からも）横やりが入ることなく独立していた。そこでは所長として自分の采配でペスト防疫を行う幸運に恵まれたし、防疫所内では他の職員達も加藤を中心に一丸となって働く環境に置かれていたと言えるかもしれない。[70]

第四節　人知れず一肌脱ぐ――ペスト防疫の現場に赴く

1．乾安県におけるペスト防疫

前に述べたように、満洲ペストは、ペスト防疫所、県行政（及び警察）と県防疫官の三者が三位一体となってペストを防疫するのである。

二つのペスト防疫所のうち、（前郭旗）吉林省ペスト防疫所は首都も含め管轄権は一番広い。

---

(67) 間取りはペスト防疫を担当しての中から写し取り、解析した。
(68) 加地信「大陸科学院衛生技術廠」（公衆衛生第二六巻第八号、昭和三七年八月一五日）四三二頁。
(69) 外務省大臣官房人事課職員名簿（昭和一六年度）参照。
(70) エピソードの一つとしてペスト防疫所の加藤正司の側近医師だった一人K医師が軍部に引き抜かれそうになったことがある。K医師は職員からも慕われ、仕事も熱心な医師であった。加藤は引き抜きの話を聞いて所長として繰り返し直談判し、軍部の横やりを取り下げさせたという。このことは筆者自身もK医師のご夫人から生前、「お父様へのこの時のご恩を忘れたことはありません」というのを聞いている。

管轄区域の一つである乾安県だけ取ってみても果てしなく広がる平原にある。その乾安県に副県長として赴任した若き藤沼清の手記[71]「乾いた大地」が大同学院会誌に掲載されている。氏は当時、行政の事実上のトップとして乾安県に赴任し、ペスト防疫所長の医師加藤と連携して当地に発生するペスト防疫に命懸けで携わった方である。手記はすでに多くの人に読まれていると思うが、そこに綴られているペスト防疫に携わった経験談は実に圧巻である。

とくに藤沼氏は中国語も堪能だったため、満系の県長とも通訳なしで話すことができた。ゆえに、乾安県の地勢及び部落（屯子）の成り立ちが容易につかめ、特徴も把握できた。また現場に同行しても、満系職員とも、また場合によって満系住民とも容易に会話ができた。そのことで乾安県におけるペストの状況をつぶさに書き留めることができたであろう。どの日系副県長にもできることではなかった。

その論考の一部のみ参照させて頂くと、乾安の副県長として県城に赴任しようと、鉄道を降り、マーチョ（馬車）に乗った時の体験なのだが、乾安県一つの県だけでも満洲平原はどれほど広いのか推測できる。氏曰く、「それは広い平原にあり、海のような広がりの中、地平線へ続く一本道を行くと、まるで『大海の中の木の葉』にすぎない。行けども行けども「どこに人の住むところがあるのだ、どこに農地があるのだ、一本の樹木さえ見あたらない」「沼地が見えてきたかに見えてそれは蜃気楼に揺らめく幻の湖だったりした」「僻地どころじゃない。これじゃ地の果てじゃないか」「そんなことを思う頃、行く手に一本の樹木がやっと見えてきて小さい部落が視界に入って来る」。

このように乾安県だけ一つとっても、とてつもなく広い満洲の平原、そこにぽつぽつ、砂漠のオアシスのように部落が散在していて、そこへひとたびペストという悪疫が流行すると、農民（中国）の苦労はどれほど大変なものだったか、しかも一つの部落にペストが感染すると、やがて感染者が別の部落に逃げ込み、そこでさらに感染を拡大させていくらしい。

原発をいち早く発見してこれを阻止せねばならない。乾安県だけでこうであるが、それが他のすべての県の部落のどこかで同じことが起きる。それはともかくも、カミュの『ペスト』と同じで、ペスト防疫の始まりは鼠（ネズミ）情報に始まる。ペスト防疫所とともに広い管轄区域の現場を預かる防疫官が広大な平原に散在する部落にペスト感染者を発見するには何と言ってもネズミ情報からである。

藤沼副県長が県城に着任して三日目、やはり加藤防疫所長の下、連携して県のペスト防疫に携わっていた県防疫官の望月理三郎氏（当時県課長）から県城内でのネズミの死骸が発見されたという情報が入る。すると、それがペストの前触れとなる。このネズミ情報によって県はペスト防疫所の指示を受けて直ちに一連の防疫体制を整え、ペスト患者の情報に奔走する。三日後に城内に感染者の発見となって防疫体制は動き出す。

（71）藤沼清「乾いた大地」（大同学院創立四〇周年記念会報特集号『東天紅に告ぐ』、一九七三年）一〇頁参照。

2．「真実を明らさまに見る」

患者の発見という情報を受け取ると、ペスト防疫所の目まぐるしい仕事が開始される。その視点で見てみよう。加藤所長の号令が飛び、所内の長澤武[72]と十川淳（旧姓古谷淳[73]）両医師及び他の防疫官たちが一丸となって動き出す。昭和五二（一九七七）年十月、加藤三十三年忌に寄せられた長澤医師の手記「吉林省ペスト防疫は何をしていたか[74]」から以下のことを引用させて頂く。

「乾安県の防疫課長望月理三郎さんから〝ペストらしい急性死亡者が出た〟との急報が入ると、所長は課長に検査材料の採取を命ずる。と同時に夜中でも雨でも受取りの車を出す。現場では解剖して肝脾の小片を瓶に入れて待っている。前郭旗では持ち込まれた材料について夜を徹して検査する。検査鏡・培養・熱沈降反応・動物実験を経て真性か否かを決定する。各方面に連絡する。防疫・治療班を出動させる。」「その間、乾安の防疫課の者は防疫・治療班を受け入れる宿舎・食事・車馬・電話・消毒設備をととのえる。住民の検診・死鼠の点検・交通規制の為の警察との打ち合わせ・商工会との生活物資調達の話・まるで戦争である」

同時に、

「所長は職員がペストに罹るのを最も恐れ、試験室で一寸でも気を抜いた行動をすると、それこそこっぴどく叱られた。〝防疫所に隔離の網が張られたら誰が防疫の担当をするのか〟と声も言葉も荒かった」しかし、「研究室での態度は〝真実を明らさまに見る〟の一語に尽きた」そして防疫所の仕事は終わらない。晩秋が訪れる十月末まで終わらない。「防疫の実務にも参加して患者の収容・清掃・蚤取粉散布・鼠穴のふさぎ・壁塗り・捕鼠器の配布、息を付くひまもなく働く」「五日程してやっと一段落すると部落外周の鼠や畑リスの徹底駆除をする…」

こんな仕事を夜昼となくこなしたら、今日であればたちどころに批判を浴びるに相違ない。防疫の仕事は一分一秒、気が抜けないし、そうしないとペスト菌は隙を見て蔓延する。そんな苛烈な仕事が所員を待っている。ところがである。長澤はペスト防疫所に赴任して所長の仕事ぶりをみて驚いた。

「赴任してすぐ判ったことは、所長はもの凄い働き手である事だ。経理を見る。来年度の予算を立てる。人事の打ち合わせがある。吉林省立であるから吉林は度々出張がある。民生部の保健衛生の会議には常に引き出されるので新京には毎週行かねばならぬ。配下の地方の防

(72) 長澤武医師大正三（一九一四）年八月二三日―平成一七（二〇〇五）年三月一九日。朝鮮釜山生まれ。昭和一四（一九三九）年三月京城帝国大学医学部卒業。昭和一五年、農安ペスト防疫に志願、翌昭和一六（一九三九）年、吉林省ペスト防疫所に防疫官として赴任。戦後、一時中国に留用されたが、昭和二二年引揚げ。戦後、医学博士を取得。内科医として名古屋市大森区に大森医院開業。金城学院大学にて育児学を講じる。

(73) 古谷（十川）淳医師［大正四（一九一五）年五月二一日―昭和五〇（一九七五）年六月八日］。昭和一五年三月、岡山医科大学卒、ハルピン医科大学勤務。昭和一六年、吉林省ペスト防疫所に防疫官として赴任。昭和二一年一〇月引揚げ。翌二一年一一月岡山大学医学部第二内科勤務。児島市民病院院長を歴任。医学博士。

(74) 前掲『百斯篤（ペスト）防疫を担当して』（上）所収。

疫課にも行かねばならぬ。上からと下からと書類が集まる。人が来る。講演依頼がある。試験室の研究がある。それにペストが発生すると現地に出かけて防疫指導をする。交通遮断は警察と、民衆の生活物資は商工会と、それぞれの連絡打ち合わせはすべて所長の役である。その他、在郷軍人会長としての公務もある。体がいつくあっても足りやしない」

それを知っているから、こんな環境でも当時満洲ペスト防疫に情熱を集中し、職員達は惜しみなく働いたという。

3．人手不足の中で

乾安県一つとってもこうであるが、京白線沿いはペスト発生地帯ゆえ、あちこちでペストが発生して所員は息つく暇も無い。それが大流行となるとそれどころではない。加藤が前郭旗に所長として赴任した翌年、昭和一五年に農安県にペストが大流行し、加藤所長以下、防疫職員は不眠不休の防疫活動に追われ、目まぐるしい日々を過ごした。この農安ペスト流行は五〇〇名という多くの犠牲者を出して終結したという[75]。その時の撲滅応援に携わった望月さんにつくづく「望月君よ、僕は昨年の農安県の防疫ですっかり髪の毛が白くなったよ[76]」と笑いながら所長がいう言葉を耳にしたらしい。ところがそれから間もなく、同じ乾安県で、今度は昭和一六（一九四一）年、ペストが大流行するに至った。望月さんは今や乾安県の防疫科長である。所長に自分の受け持ちで「又もや本県（乾安県）のためにご苦労させるかと思うと気の毒に耐えなかった[77]」と望月さんらしい気遣いを見せてくれているが、その流行も死者二八〇名、患者七〇名を残してようやく終結したという。

一同安堵する。だが、このようにペストが大流行すれば、いくらペスト防疫所に医者が七名いると言っても、この数ではとても足りない。一人の医師が二人か三人分の仕事をしてもまだ足りない。そのためにもペストの流行だけは日ごろから発生しないように民衆の衛生教育、予防注射、治療のほか、最終的には、なぜペストが毎年繰り返すかのサイクルを知らねばならない。加藤は次のようにもっと大きな視点でこの毎年繰り返すペスト菌のサイクルの謎の解明に挑戦しようと考えていた。晩秋になるとどこのペスト流行も下火となりやがて終息する。だが春になるとまた同じ様にペストが芽を出し、夏に大流行を迎える。この繰り返し。流行はどこか一つのサイクルでつながっているに違いない。それを探り出し、その一連の流行のサイクルをどこかで断ち切らねば、満洲ペストはなくならない。

冬にいったん終息するペスト菌をいずれかの小動物が保菌したまま冬を過ごし翌年にペスト菌を種継するはずだ、と想像はできてもどの小動物が何処でどのように種継するか。満洲にはネズミもいるが、畑リス（ハタリス）が穴を掘って部落の周辺で生きている。日常あちこちで出現す

(75) 望月理三郎「思い出の満州」ペスト防疫を担当して（上）所収、二五頁
(76) 同上二六頁。
(77) 同上。

る畑リスは農民の耕作が終わる晩秋に穴に消えて出てこない。そこで満洲では、この畑リスこそ冬にペスト菌を保菌して地下にもぐり、翌春また出てきてペストを地上に運ぶという役割を演じ、夏にまたペストが爆発する原因となるのだ、という畑リス説が通説であった。

これは真実か、理論では想像できても、これを立証した者も文献も見当たらない。しかし、上述した加藤の言う流行のペストサイクルを遮断するにはどの小動物かを特定せねばならないが、畑リス説もよく調べると学問上確たる証明する論文もないようだ、ワクチン開発も大事だが、根本的にどの小動物かも特定しないでワクチンだけに頼るのもおかしい、ここは誰もやろうとしない小動物の特定こそ基本であり、それと並行してワクチン開発も怠らない。いつしかこのような信念が現場でのペスト防疫に携わる中で確たるものになっていく。

第五節　加藤の生涯の研究テーマ「ペストは冬、どこに潜むのか」

1.「ペスト菌の種継ぎ越年と対決する研究」に没頭

いきなり加藤の落命を述べるのも如何かと思うが、彼は上記のテーマを生涯の研究に据え置いた。後に述べるように、ペスト流行のサイクルの解明を成し遂げながら、日本の敗戦、満洲の崩壊となり、昭和二一年一月三日、四〇歳で落命した。彼のため、大同学院の同期（四期）だった吉井武繁氏が〝殉難散華〟の中[78]（『碧空緑野三千里』）（後述、大同学院同窓会一九七三年刊）で追悼のことばを述べてくれた。「（加藤正司君）は終始一貫ペスト防疫に挺身し、自らは終戦後新京で難民救済の犠牲になった」「夏季はゴム長靴の防疫服に身を固め、屯子（部落）から屯子へ、ペスト患者を求めて、防疫と治療に東奔西走し、冬季はペスト菌と対決する研究に没頭した」という。

ここで引用した吉井氏の「冬季はペスト菌と対決する研究に没頭した」という〝研究〟とは一体どのようなものだったか。満洲時代、加藤のすべてを見ていた疫学の若き専門医だった長澤武医師は、「満洲の肺ペストは初夏に発生し、盛夏に激しく流行します。部落を壊滅するほどの被害を残して、晩秋には終息します。毎年これを繰り返しています」

「冬、ペストは何処に潜んでいるのか」これを突き止め、毎年繰り返すペスト流行のサイクルを断ち切ること。「この根本問題を疫学的に解明したのが加藤所長でした。これによって満洲大地にペスト病一掃の曙光が射し染めたのです[79]」という。それには次に述べる地道な感染経路の調査が土台になっている。それを見てみよう。

(78)『碧空緑野三千里』（大同学院同窓会一九七三年刊）、八五〇頁参照。
(79) 長澤武著「曙光」『ペスト防疫を担当して（上）』の冒頭。

2. 感染経路の調査の重要性―加藤論考「乾安縣玉字井ペスト感染經路に就て[80]」を読む

ペストは冬、何処に潜んでいるのか、これを突き止め、毎年繰り返すペスト流行のサイクルを断ち切るには、何と言っても、広大な満洲の平原で各地の部落のどこかでペストが発生し、同じ様に毎年繰り返す住民の正しい情報を探り、ペスト流行の感染経路を追い辿る事例研究を重ねるしかない。住民の誰からペストが発生し、あるいは旅人の誰がペストを持ち込み、あるいは患者ののどの持ち物がどう人の手に渡り他に感染し、どうして流行に及んだのか。しかし、それが分かるとお上から隔離を余儀なくされ、長いことその地に縛られるのを住民は知っているからなかなか言わない。隠蔽する。また隔離拘束される前に他の部落へ逃亡し、あちこちに菌を運ぶことになるから、ペストはその順序で次第に拡大するのみである。正確なペスト情報が満洲にはないのである。これでは正しい感染経路を辿れず、ペストは収まらない。満洲ペスト防疫でやるべきことは、まず住民を啓蒙して正しい感染経路を調べることである。その重要性は分っているが満洲は広大すぎ、また住民からの正しい情報もなく初発も感染ルートも正確に辿れないでいた。だが、加藤所長以下は、その地道な感染経路の調査をペスト防疫の不可欠の要素とし、事例研究として積み重ねて行くほかないと確信した。

今ここに、たった一枚の毛布を巡って患者が他の人間にペスト菌をどのように移し、伝播していくかのメカニズムを示唆する事例研究として加藤は論考「乾安縣玉字井ペスト感染經路に就て」を書き残している。この論文を読んでみると、これは小動物がペスト菌を伝播する事例ではないが、ペスト流行のメカニズム解明に感染経路の調査が如何に大切かが分ろうというものである。長い論考ではないので、次に全文掲載させていただく：

「余は康徳九（一九四二）年五月『感染經路より觀たる滿洲に於けるペストの種繼越年に關する考察』と題する一文を滿洲公衆保健協会雜誌上に投稿し、滿洲國京白沿線地域のペスト流行狀況を感染經路調査を基として論ぜり。」

そう前置きし、

「日本内地に於けるペスト流行史を見るに如何なる流行に於いてもその感染經路の不明なる流行は絶無なり。」

とした上で、

「然るに滿洲國に於いては今なお、一般民衆の衛生思想の低級と民族性に基づく特殊なる因習に依りてペスト感染經路の究明は、極めて困難なる現狀なり。ペスト防疫實施上最も緊要なる鍵とも稱すべき感染經路が發生當時殆んど把握されずして、數年後に於いて僅かに少數例に於いてのみ究明され得るに過ぎざる事はつとに遺憾とする所なり。」

(80) 吉林省ペスト防疫所、加藤正司「乾安縣玉字井ペスト感染經路に就て」（以下、本書では「加藤正司第三論文」と言及）日本伝染病学会雑誌第二〇巻第四―六号一三頁（昭和二二年三月二〇日発行）。本論文は加藤正司の最後の論文であるが、戦後に発行された。全文掲載したが、読みやすいように切りのいい段落ごとに区切って引用した。なお「玉字井」の〝井〟とは、県の行政区域を碁盤の目のように切り取った一つで、村落のような意味に捉えてよいと考える。

と述べ、事例研究の重要性を説いていく。

「ここに康徳七（一九四〇）年、乾安縣、玉字井に於けるペスト流行の興味ある感染經路の一例を報告し、諸賢の御参考に供するなり。」

と述べ、

「康徳七（一九四〇）年は八月下旬、乾安縣城外西南方四十滿里に位置する玉字井部落にペスト發生し、四十一名の犠牲者を出せり。この感染經路は不明なりしも昨年に至りその真相を把握し得たる次第なり。」

「玉字井は戸數二九、人口二二六名の農民部落にして初發患者は魏禿子（六歳男）なり。この父親（魏鳳鳴）及び叔父（魏鳳山）の陳述によれば、兩名は八月一九日に乾安縣城の城壁を乗り越え、玉字井の自宅に向かいしに（乾安城には八月九日よりペスト發生し、防疫實施中なりき）途中他人の瓜畑に入り瓜を食い、終わりて瓜番小屋を覗くに毛布を被れる一名の男の死亡者を發見せりと云ふ。」

「二人は相談の上、該毛布を盗み、家に持ち歸りて子供の寢具に供したるに、子供（初發患者）は八月二六日發病し、二日後死亡せり。同様にその毛布に寢たる魏三禿子（三歳男）も相次いで發病死亡せり。病人の治療の為とて患者に針を刺し、血を吸ひし、荊袁氏（六一歳女）も九月四日發病し、同六日死亡せりと云ふ。」

また、

「荊袁氏は玉字井に於ける有力なる老婆たりし為、彼女の葬式に際しては全部落民の會葬を見たるに葬式終了後數日にしてペストは部落内に一齊に發生し、遂に合計四一名の死亡者を出すに至れるものなりと。」

四一名死亡の原因は何に由来するのか、

「以上の陳述より當然問題となることは瓜番小屋の死亡者並びに一枚の毛布なり。たまたま八月一九日（魏鳳鳴・魏鳳山の乾安縣城より脱出せる日）、玉字井方面より乾安縣城に來る警尉は縣城外一滿里の瓜番小屋に一名の毛布を所有せる死亡者あることを報告せり。報告に接したる縣當局では直ちに手配をなすとともに、防疫所に於いても係官をして現場に急行せしめたり。」

だが、

「該死亡者は、かねてより手配中の縣城東南方に二滿里のペスト發生煉瓦小屋よりの逃亡者にして、檢索の結果は、無論真性ペストなることを證明されたり。然るに現場にはその時既に毛布は認められざりきと。」

かくして、

「魏鳳鳴・魏鳳山の陳述及び警尉の報告並びに防疫所係官の言を總合判斷するに、玉字井のペストの媒介となれるは、まさに一枚の毛布と斷定せざるを得ず。」

このように一枚の毛布がペスト流行の元であると断定するが、なお、「参考の為、玉字井のペスト發見の經緯に就きて付言す」と言い、こう述べた。

「陽字井國民學校寄宿生中、玉字井より來たりし生徒三名は仲秋節に歸宅せるまま九月一〇日に及ぶも歸校せざりしを陽字井警察署員の怪しむところなり。調査するに該屯にはペスト發生し、既に死者一四名に達し、目下なお流行中なる事を探知し發見となれるものなり。」

このように、ペスト流行の怖さというか、一枚の毛布に付着したペスト菌がどのように広がっていくか、発生源からのルートを探って突き止めて行くという感染経路の調査が如何に重要であるか知り得るわけだが、これというのもペスト菌の特性ゆえのこと。どういうことか。

「ペストを発症させるペスト菌は置かれた環境によって長時間生き続ける」[81]からであるという。「たとえば、アメリカのチャールズ・T・グレッグによると、患者が咳をしてつばきや痰が飛び散り、それらが衣類や寝具に付着したとする。やがて時間が経過すると、水分は蒸発するが、ペスト菌は残留して五ヶ月以上生き続けるのである」[82]「患者の使用した衣類や寝具が若しそのまま片付けられ、部屋のすみや箱の中に入れられれば、保温性のある場所であるから、東ヨーロッパの酷寒でも楽に過ごすことができる」[83]らしい。さらに、

「翌春、家族がそれらを使用し始めたとする。結果は想像の通りである。知らずに、衣類にほほずりして鼻腔にペスト菌を付着させたり、寝具に付着したそれを吸い込んだりすれば、発症することになろう」[84]という。ペスト菌とペスト菌の特性が人間の行動及びしぐさによりどのように広がるかの怖さがわかるような気がする。

3．楡の木の下の訓示―感染経路の調査

こうして加藤はいよいよペストが毎年繰り返すメカニズムをより本格的に調査しようと満系調査員を各地に送ることとしたが、その時調査員に行われた所長の訓示があり、それを長澤医師が手記に残されていることが分かった。満洲慰霊の旅に行く前に、長澤医師より筆者宛てに一九九七年三月二三日付でNo.1からNo.5として比較的短い手記がファックスで送られて来た。その内のNo.2に、所長の行なったという「感染経路の調査」のための訓示が手書きで残されていて目を見張った。それを読むと、何とも貴重な手記として長澤医師に敬意を捧げるほかない。これから防疫所の調査員が満人村落に聞き取り調査に行くに当たって、所長が彼らを楡の木の下に座らせ語った訓示である。それを長澤医師がそばで聞いておられ、そのメモから筆者宛にファックスを送ってきたようだった。

「(ペストを発生させた) 遠い部落に二人一組 (数組) で出かけようとする彼らに、所長は穏やかながら『庭の楡の木の下で活き活きと話された』」

という訓示である。所長が語り始めた。

---

(81) 前掲宮崎揚弘『ペストの歴史』(山川出版社) 二〇一五年五月刊。六頁参照。
(82) 同上。
(83) 同上。
(84) 同上。

「この楡の木は楡の木として柿は柿の木として真実を示している。楡の木と柿の木を間違える者はいない」「それは、楡はありのままの本質を正直に示しているから、又柿も柿に本質を示しているからです」

「君達はどこか部落に入ってありのままの真実をそこに住んでいる人から聞いてくれ給え」「決して部落の人を調べるのではない。罰するのでもない」

「誰が何月何日ごろ発病して死んだ。どこに埋めた。どんな症状だったか。その次はだれが病気になったか」「最初の人はどの家に住んでいたか。次の人はどの家だったのか。どんな薬を飲ましてあげたかなど」

「そんな小さなことを正確に聞いてもらいたい」「又、その部落の前年度の様子がどうだったか」も。

そう訓示を与え、

「それを集めるとその部落のペストの姿になるはず。正しい楡の木の絵が書けてくるはず」。でも「部落の人に〝嘘だけは云わんでくれ〟と最初に頼むんだよ。嘘が混じると楡の木に柿の葉がついて楡のお化けになってしまうから駄目なのだよ」「と諭されていた」

とのこと。このように長澤医師はまるで録音機を巻き戻すように所長の隣に立って耳に残っている訓示を書き残してくれた。驚異的な記憶力であるが、恐らく手帳かメモに綴っていたとしか思えない。所長は、その上でこう締めくくったという。

「君達の書いてくれる報告書を自分は…仏の声として読みます。」「部落の様子を正しく見、住民から正しく聞いた事象は真実のペストの存在の姿であり事象です」「それを土台にしてペスト防疫の論理を組み立てるのです。」「これが部落民の幸福の道です」と「噛んで含めるように話された[85]」。

という。

4．長澤医師の新たな書簡の発見と加藤の有菌ネズミ説

このように足で稼いで感染経路の聞き取り調査をすることはとても重要で、そうして集めた膨大なデータを基に統計を取り、また所長自身も現場検証に出掛けて、村落に発生したペスト流行の拡がりを探る。こうした地道な感染経路の調査を経て加藤は真実のペストの姿を知り、やがて冬、ペスト菌を種継ぎ越年する主役の小動物は畑リスだとする従来の畑リス説では説明がつかない、有菌ネズミ説が正しいのではないかとの確信を得るに至ったのであろう。そんな加藤のペスト防疫時代の足跡を二〇二〇年、筆者は、国際善隣協会の雑誌に「…思い起こさせる満洲ペスト防疫に命をかけた父たちの足跡」と題して寄稿文を書いた。ところが近時、コロナ禍で自粛する中、自宅の書斎を整理していたところ、引き出しの奥から、長澤医師が満宛てに書き残してくれ

(85)　この感染経路の調査に赴く調査員に〝噛んで含めるように話す〟のは調査に困難が伴うのを所長が知っているからである。それについては加藤正司第二論文の冒頭に「調査の困難性」を挙げているので参照されたい。

た新たな書簡が見つかって驚いた。満が筆者に託していたのだ。今頃気がついて申し訳ないと思うばかり。

日付は平成八（一九九六）年一〇月二一日とあり、それは三三頁から成る分厚い書簡（「平成八年一〇月二一日付長澤武書簡」）であり、これを読むと、同医師が古谷淳（現在、十川淳）とともに新人防疫官としてペスト防疫所に赴任した時、所長としての加藤が彼らに伝えたペスト防疫のレクチャーが生々しく書かれており、目を奪われた。(86)

そこには、所長が突き止めた〝冬季、ペスト菌は何処に潜んでいるか〟の答え、即ち「有菌ネズミ説」が三十三年忌に寄せて書かれた昭和五二年長澤手記（「吉林省ペスト防疫所は何をしていたか」昭和五二（一九七七）年一〇月二三日付長澤武手記）以上に、加藤がどのような根拠で有菌ネズミ説を主張し、その立証に力を注いだかが明瞭に示され、三十三年忌に書かれた手記だけでは、これまで誰がいつどのように証明したか、筆者は若干判然し難い印象を持っていたが、その疑念が完全に払拭できたのである。

ただし、名宛が母満になっていて、なぜこの時期に長澤医師がこのような書簡を書き送ったのかであるが、背景を推測してみた。そこで思うのは、この時点で、すでに加藤の残した論文はすべて揃い、満の残る思いは、夫正司がペスト防疫所時代に成し遂げた事績を歴史の一ページでいいから残せないものかと思い患っていた時期が一九九〇年代である。そんなわけで満は旧ペスト防疫所職員の動静を知らせるついでに、手紙の中で長澤医師にそれとなく相談したに違いない。

長澤医師はそれに応えて返事する気になったのであろう、それがゆえに新たに見つかった長澤医師の平成八（一九九六）年書簡の書き出しは「お手紙ありがとうございました。奥様のお志、よく理解致しました[87]」から始まっている。

その書簡の内容であるが、長澤医師が新人防疫官としてペスト防疫所に赴任した時、所長から受けた満洲ペスト防疫に関するレクチャーがまるで昨日の事のように生き生きと綴られていた。即ち、長澤医師が昭和一五（一九四〇）年の農安ペスト発生の時、京城帝国大学医学部から、そしてまたハルピン医科大学から十川淳（旧姓古谷淳）医師の二人が農安ペストの防疫に従事していた加藤の下へそれぞれ派遣され、ペスト患者の治療応援に当たった。それを契機として二人の医師は翌年昭和一六年、正式に吉林省ペスト防疫所に入所することが決まり、赴任してきたのである。

加藤は所長として、前年、農安で真摯にペスト防疫に犠牲的精神で立ち向かってくれた二人を、明日を担う有望な医師と見抜いていたので、彼らが翌年、ペスト防疫所に入所してくれたことを何より喜び、入所後、〝満を持して〟彼らにペスト防疫に賭けるレクチャーを行ったのであ

(86) 昭和一五年、新京近くでペストが発生した時、農安に本部が置かれ、長澤医師は京城帝大から、古谷医師はハルピン医科大学からそれぞれ派遣されてきた。翌、昭和一六年に正式にペスト防疫所に勤務することとなったようだ。「将来を嘱望された若いお二人が派遣され、本当に主人にとりまして、神のご加護としか言いようがありませんでした。そして満洲ペスト撲滅への成果となったわけでございます」と満の弁、『花の色は咲くほどに淡く―十川淳遺稿集』（昭和六〇年一二月七日刊）所収、参照。

(87) 長澤武平成八年書簡１頁参照。

ろう。長澤はそれを昨日の如く覚えていて、三三頁に亘る平成八年書簡のなかで克明に書き残してくれた。内容を読むと以下の通り、目を見張る思いである。

「加藤先生は、自分は今までにペスト発生現地部落を沢山巡って来て実情を正しく素直に見た」[88]と述べられたうえで、「結論として、自分は、ペスト流行の根元を探り、冬にペスト菌を種継ぎするのはネズミであり、これを証明すれば、何時の日か、きっと満洲からペスト流行が消えるのではないか」と熱っぽく語り、自分がこれまで感染経路の調査から得たペストの現状はこうである、と若き二人の防疫医に語って聞かせたようである。以下に肝の部分を引用して取り上げてみる。

（一）ペスト初発には原発と他部落から逃亡してきて発現死亡する二様ある。

（二）原発の場合は、そのペスト患者第一号者にすぐ続いて第二号、第三号が同一家族や近隣者から出る。逃亡者が第一号者であれば第二号、第三号者は一週間の感覚をおいて看護した人から出る。

（三）初発者は農耕の為に部落外に出て作業をした者とは限らない。故に初発者は部落外で畑リスと接触する機会があったと考えられぬ場合が多い。

（四）ペスト発生初期（五月、六月）の部落にはそのペスト発生の前年に九月、十月頃にペストと推測される症状で死亡した人が二、三人居ることが多い。これは隠匿されて報告されない！　即ち今年度の流行の初期部落には前年度秋季にペストの小発生があった。部落内でペストは越年した。

以上、短く残されている加藤の肝となるレクチャーであるが、「冬、満洲ペストはどこに潜むのか」の答えとして四番目の最後に記した側線部分、すなわちペスト菌が「部落内で越年した」という部分であるが、これは、冬にペスト菌を翌年の春に向けて種継ぎする役割を演じる「主役は半家住性鼠（ネズミ）であり」、「この最も大切な事実を加藤先生は素直な現場の調査で正確に握っておられた[89]」、「私はこれが満蒙ペストの根元だと思った[90]」。しかも長澤医師はこの「私はこれが満蒙のペストの根元だと思った」という部分にわざわざ赤で下線を引き、さらに赤丸印迄つけて、「それは加藤先生の〝大発見であり〟そうであれば自分はペスト防疫所に入所したら、これを（後付けで学問的に）証明すればよい[91]」、「（加藤）先生は感染経路を調査して（すでに）この結論に達せられていた[92]」と断言しておられるではないか。これを読んで筆者は思わず感銘を受け胸が熱くなった。これはなによりの生きた「証言」だったからである。

(88) 同上一七―一八頁参照。
(89) 同上一八―一九頁。
(90) 同上一九頁。
(91) 同上。
(92) 同上。

ただし、加藤の有菌ネズミ説を真実とするには二つの証明が必要になるであろう。一つは満洲において冬場にペスト菌を保菌する小動物は従来から畑リス説でまとまっていたが、畑リス説は誤りであるとして覆さなければならない。もう一つは有菌ネズミ説自体も正しいならば、冬場に保菌ネズミを捕獲して証明しなければならない。しかもこれら二つのどれをとっても証明するにはとてつもなく困難な作業が伴うので誰も立証した者がいないし、思いもよらなかったであろう。

5．通説「畑リス説」を覆す

加藤の有菌ネズミ説は加藤の二つの論文で明らかにしたことだが、しかし当時、満洲において、冬に保菌したまま越す小動物としては、畑リス[93]（またはハタリス）が通説だった（鄭家屯ペスト防疫所は特に畑リス説を主張[94]）。しかし、加藤は①「感染経路の現地調査」、②「野外における鼠類の実態調査」、③「危険な実験室内での鼠とリス類とペスト菌の感受性の調査」という三つのプロセスを経て畑リスでなく、ネズミであるとの結論に至っていく。とりわけ①の感染経路の解明のため広い満洲荒野を隈なく巡回し、ペスト流行の正しい事実を掴まねば疫学の前提が崩れる。満洲の民情は、長い歴史の中で培ったと思われる処世術として隠蔽体質となっており、そのため常にペスト防疫上困難を極める仕事を伴うものだったが[95]、加藤は「ペスト菌の越年及感染經路に關する考察[96]」（以下、加藤第一論文と称する）の冒頭で、

「滿洲に於けるペストの越年に關する見解は未だ究明の域に達せず主としてハタリスに之を求めたる論多し。

されど之をハタリスに求めんとせば種々の觀點より必ずしも妥當ならざる點あり、余等も亦當初に於いて之を盲信せるところなりしも年々の流行を具に檢討するとき幾多不審の點あり爾来感染源の究明に意を用ひたる結果略左の如き結論に到達するを得たり。

即ち滿洲に於けるペストの種繼越年は半家住性鼠（*R. norregicus u/Musimol*）に求むるを至當なりと認む。」

と判斷し、併せて、

「康徳三年（昭和一一年、一九三六年、筆者注）迄は流行前期に於いて或いはペスト發生時

(93) *Spermophilus citellus or European souslik.*［学］*Citellus citellus*、タルバガンより少し小さい。大日本百科全書によれば、畑リスとは哺乳綱齧歯（げっし）目リス科の動物。同科ジリス属の一種で、小アジアとヨーロッパ南東部に分布する。体長一九～二三センチメートル、尾長六～八センチメートル。姿はマーモットに似ており、体が太く頑丈で、地下生活に適する。耳介と尾は短い。乾燥地帯、草原、牧草地、耕作地などの開けた平地のほか、高地にも生息し、地中に巣穴を掘る。一一月（満洲は少し早く一〇月末）から冬眠に入り、まだ食物の乏しい早春に冬眠から覚め、貯蔵食物を食べて過ごす。雌は二八～三〇日の妊娠期間ののち、三月末から五月末にかけて、一産六～八子を産む。

(94) 長澤武平成八年書簡一二頁によれば前郭旗の加藤正司所長率いる吉林省ペスト防疫所と通遼の春日忠善所長率いる鄭家屯ペスト防疫所の二つを比較して、「春日所長は世界の学界の定説になっている畑リス主役説を信奉していた」とある。

(95) そのことは異例なことかもしれないが、加藤論文「感染經路より觀たる滿洲に於けるペストの種繼越年に關する考察」（以下、加藤第二論文と称する）の冒頭に、感染経路の調査を最も困難にさせている満洲の実情に触れている。

(96) 加藤第一論文、満洲衛生事情通報第六巻第一二号（新京・民生部保健司内満洲衛生事情通報会、康徳八年一二月二〇日発行）六頁以下参照。因みに康徳八年は昭和一六（一九四一）年に当たる。

部落に於て斃死又は保菌鼠の發見せられたることなかりしも康徳四年大賚県寶来泡子屯ペスト發生に際し偶然發生家屋壁内に穿孔せる鼠穴内に始めて屍鼠發見（*R. norvegicus*）せり、依て屍鼠の爾來發見し得ざりし理由の存するところを究め翌康徳五年郭爾羅斯前旗劉家園子屯ペスト發生に際し壁内鼠穴を捜査し明に屍鼠並に保菌鼠捕獲に成功したり、同年郭家屯調査所にても雙山縣内ペスト發生に際し保菌鼠の捕獲に成功を見、明に滿洲に於ける原發性人ペスト流行前には必ず部落内ペストの存在することを確認せり。」[97]

と述べ、

「爾来人ペスト發生に際し部落民を究明し或いは自ら斃鼠の捜査を實施し略人ペスト發生前に鼠ペストの必在するを認めたり。」（原典においてはゴチック）

このことは、更に加藤の第二論文ともいうべき「感染經路より観たる滿洲に於ける『ペスト』の種繼越年に關する考察」[98]にても、

「『ペスト』終息期は畑『リス』冬眠期に略一致するため、畑『リス』説に有力ある説明を與えつつありしも、此の點特に再検討を要すべし、今日原發性人『ペスト』は半家住性鼠『ペスト』より蚤を介して惹起せらるること明なり。故に人『ペスト』流行の時期或は終息の時期は常に半家住性鼠『ペスト』の流行或は終息或いは蚤の活動狀態等により論ぜられるべきものにして、畑『リス』の冬眠乃至活動期と直接的關連の下に論ずべきものにあらず」[99]

とも述べている。

長澤医師の三三頁から成る新たに発見した書簡（平成八（一九九六）年一〇月二一日付け長澤書簡）の八頁以降を読むと、畑リス説を退けた上述の加藤論文を次の様に解説して補足してくれているのが分かる。それを見てみよう。満洲において、冬に保菌したまま越す小動物としては、畑リス（またはハタリス）が通説だった。この小動物とは、ヨーロッパでは、満洲のハタリスに似た「野住性のタルバガンと欧州の研究者が定めている」(100)という。タルバガン(101)とは草原または砂質原野に住み、体長五〇センチほど、リス科のマーモットの仲間で、モンゴル辺りでは毛皮にされたらしい(102)。満蒙に於けるペストについてはタルバガンに似ている畑リスが原野に無数に生息する事実が知られた。それで満蒙ペストはその根源が畑リスとなったとも言われている(103)。

長澤医師は言う。「畑リスはタルバガン同様冬眠する。四月に醒めて、畑や原野を走り回り部

(97) 郭爾羅斯前旗とはコロラス前旗。旗は行政区。コロラス前旗とコロラス後旗がある。
(98) 一九四二（昭和一七）年「感染經路より觀たる滿洲に於ける「ペスト」の種繼越年に關する考察」：民生部主催「ペスト防疫研究会」において発表、『滿洲公衆保健協会誌』第七巻第五号、康徳九（一九四二）年五月二〇日発行「百斯篤（ペスト）特輯号」。
(99) 加藤第二論文一七頁参照のこと。
(100) 長澤平成八年書簡八頁。
(101) *Targhaban* タルガバン。学名 *marmota bobak.* リス科の哺乳類。マーモットの仲間。体長五〇センチ。ヨーロッパのそれは体色が赤褐色。アジアのそれは麦茶色。モンゴルでは草原の地中に穴を掘り棲む。
(102) 毛皮としては優良らしいが、本物のタルバガンに寄生するノミがいてペスト菌を保有することがあると言われた。畑リスもタルバガンもどちらも冬眠するし、ペスト菌に対する感受性は高いという。実際に屍体からペスト菌が検出された例はまれであるらしい。阿部俊男（衛生技術廠長）「満洲ペスト」大陸科学院彙報第六巻三号参照。
(103) 前掲平成八年一〇月二一日付け長澤書簡九頁。

落のごく近辺まで出没する。又その屍体も部落近くで発見される。一〇月末畑リスが冬眠に入ると共に腺ペストの発生はなくなる。人が春耕作に原に出て耕作の終わる一〇月末には出なくなる[104]。人の行動と畑リスの行動は全く同じパターンである。それで畑リス主役説が学界及び民衆の常識であった。誰もこれを疑わない[105]」

だが、タルバガン説にしても畑リス説にしても冬場に広大な平地を前にして作業が著しく困難なことは目に見えており、作業ができない、ゆえに実際には確たる証拠がないまま通説だけが拡がっていたようである。

ところが「（加藤）先生が最も感得したのは、先生は眼前の事象を素直にありのままに見て私見を混ぜない潔癖さです。その人格に魅せられて、大学からペスト患者治療の応援に派遣されていた私がペスト病の根元の解明に精魂を傾ける先生の意気に感じ、その協力を誓ったのです[106]」と述べ、長澤武医師は次の様に続ける‥

「満洲でペストドブ鼠[107]を最初に発見したのは加藤所長である。アンガラー地方に三方湿地に囲まれたウージャヨウ（筆者注、加藤の第二論文一八頁によれば呉家窰）という部落がある。其処にペストが発生したというので現場に行くと、住民は屍体を残して全員逃亡していた。民家の壁を杖でつつくと一部の壁が落ちて中からヨロヨロとドブ鼠が出てきた。それを捕まえて新京の衛生技術廠で調べた。これが満洲で最初の有菌ドブ鼠の発見です[108]」

満洲で当時通説だった「ペスト菌を冬に保菌するのは畑リスであるという説」に所長が疑問を

抱いたのもこの時だったようである。畑リスは穴を掘って暮らす。こんな湿地帯では畑リスは地下に穴を掘って棲むのは難しい。湿地帯の部落にペストが原発するのは畑リス説では解釈しにくいというのである。所長が「畑リス不要、ドブ鼠が主役を演じているのではなかろうか」と閃いたのもこの時であろうと長澤は推測している。

これが確かであるかどうか。冬に住民の居住地に住む畑リスの行動範囲を徹底的に掘り、調べ始めねばならない。十所屯という部落があり、八月中旬、ペストが発生し、二〇名近くの患者が発生した。下旬、防疫解除になった。それから冬にかけて有菌ネズミ、有菌ハタリスはいるかどうか部落の内外を調査することになった。加藤の指揮の下、夏に発生した地域をリーダーである

(104)平成八年長澤武書簡六頁によれば、「五月・六月から腺ペストが原発して腺ペストの流行を起こす。七月八月が最盛期、十月秋冷と共に真発生がなくなり自然終息をみる」という。「毎年この現象が大小の差はあれ繰り返される。晩秋の腺ペスト患者が肺炎を発し、咳と共に排出する所謂泡沫（空気）感染となり人から人に直接伝染して行く肺ペスト流行となる。これが最も被害甚大である。それで腺ペストのうちに腺ペスト患者の発生を終息せねばならぬ」（同七頁参照）という。

(105)同上九―一〇頁。

(106)同上一五頁。

(107)第一章で述べたように、加藤正司は論文の中で半家住性ネズミと言っていてドブネズミと言っているわけでない。半家住性ネズミにはクマネズミも含まれる。どちらも冬眠しない点では共通するが、クマネズミの方が一般的に人間に触れる機会が多いかもしれない。だが、満洲における居住区の家々は普通、土壁で作られ、中は土間である。外と内の下水が明確に区別されているかは難しい。したがって満洲村落の人家周辺にはクマネズミよりドブネズミが多く、人に接する機会もしばしばだったかもしれない。加藤茂孝論考「第四回『ペスト』―中世ヨーロッパを揺るがせた大災禍」（モダンメディア五六巻二号二〇一〇「人類と感染症との闘い」所収）一六頁参照。

(108)前掲長澤論考（『ペスト防疫を担当して上巻所収』）一〇一頁。

医師を中心にA班、B班、そしてC班と分け、班ごと職員一同で満洲の平原を掘り進めるのだ。果たして保菌する畑リスはいるかどうか。

すると、部落外五〇メートルほどの畑リスの穴から職員の一人が二匹の壊死畑リスを掘りだした。腐敗していたので熱沈降反応をすると強陽性ペスト死であった。一一月晩秋の寒さにこれ以上、畑リスは地上に全く姿を見せない。

翌春、所長は、十所屯と最汚染部落二ヶ所、合計三部落に赤丸を打ってその近郊の原野を陣頭指揮で徹底的に調べた。特に畑リスの穴という穴をすべて掘り起こした。交代要員が五日毎に出され、「我々は馬鹿のように三月間、片っ端から穴を掘ったが、遂に一匹の保菌畑リスも出てこなかった。」出てきたのは保菌畑リスでなく、死んだ畑リス二匹だけだった。

「吉林省内の住民は畑リスを捕獲して肉を食べるという習慣はなく」「われわれが心身を消耗し疲労困憊するまで続けた調査で得たことは満洲ペストの種継ぎ越年に畑リスが主役を演じるとは考えにくい」と加藤は通説を覆すことに確信を得た。従来からの畑リス説が覆された瞬間であった。これは途轍もない労力を伴う徹底した調査の結果であった。(109) ペスト防疫所に動物実験室があり、後に上の実地調査の結果に従い所長の指図を受けて、動物実験をしてみると、やはり所長の言う通り、畑リスは半家住性ネズミと違って、ペスト菌に対する感受性は強く、微量のペスト菌でも直ちに死ぬことが分かった。

ペスト防疫所のモットー、「研究室での態度は〝真実を明らさまに見る〟の一語」という実証研究の賜物である。主張が理論だけにとどまっている段階ではまだ終わらない。畑リス説を覆した時の作業より有菌鼠説を証明するにはさらに厳しい作業が待っている。夏にペスト流行した部落を片っ端から狙いをつけて冬場に有菌ネズミを生きたまま捕捉し、体内にペスト菌が潜むか突き止めねばならないが、畑リス説を覆した時よりさらに作業はとてつもなく厳しいはず。けれども、凍土と化す直前の村落を掘り起こして何としても加藤の有菌ネズミ説を証明せねばならない。加藤は第二論文の中でこう綴っている：

「鼠（ネズミ）族『ペスト』より人間『ペスト』を誘發するは、康徳五（一九三八）年以來既に確認せられたるも、冬季間即ち『ペスト』終息期間における『ペスト』菌の所在は現今尚想像の域を脱せず、甚だ遺憾に堪へざる點なり」

と述べ、冬季に於ける保菌ネズミを捕らえてペスト菌の種継越年のサイクルを解明せんと執念を見せている。目途はついている。実際に、康徳八（一九四一）年、ペスト流行を見た前窰屯という部落、また農安縣城付近を実地調査した。だが、住民の隠蔽その他の阻害要因が重なってまだ

---

(109) 長澤医師はこれを後に動物実験により確かめることを求められた。その上で「先に感染経路の調査から〝満洲ペストの種継越年の主役はドブ鼠である〟と指摘した加藤所長の学説に堅固なる実験的論拠となったものである」と述べた。前掲長澤手記九一―九二参照。なお、加藤はドブネズミでなく、単に半家住性ネズミと言っている。後述するように、通例の家屋と家屋周辺ではドブネズミより「クマネズミ」が住んでいるのが普通であろう。しかし長澤医師の証言によれば、当時調査した満洲の家屋と家屋周辺で捕らえたネズミは、ほとんどがドブネズミで、クマネズミは僅かだったという。満洲家屋は泥壁で下水がそのまま家屋内に繋がっており、あるいはドブネズミがクマネズミを追いやっていたのかもしれぬ。

成功を見ていない。

「以上の如く、毎年『ペスト』終熄期を狙ひ集鼠検菌を實施し、有菌ネズミ捕獲に努力中なるも、不幸今日まで成功に至らざりき。然れども康徳八年度前窰屯並に農安縣城付近調査に見る如く、今後の努力によりては必ずしも悲觀すべきものにあらず。當所に於ても今後共一層の努力を傾注し續行の予定なり[110]」

と有菌ネズミ説の実証に自信のほどを示している。

6．冬、原発部落の土を掘り起こす覚悟

重機がない時代、冬に入る直前の満洲の苛酷な季節にペスト流行を見た部落の敷地及び周辺にスコップを入れ、有菌ネズミを探そうなどと言うのはとてつもない作業となる。だが、所長の加藤は何としても冬直前の地下深くスコップを入れるしかないと決意した。一メートル、二メートル、いや三メートルとスコップで掘り下げ、何としても生きた保菌ネズミを探し出し、捕獲するしかない。

普通の医師であれば広い満洲平野にスコップをいれる作業を実施するなど、しり込みする前に、思いもよらないはずである。だが、加藤は、毎年繰り返す満洲ペスト流行のサイクルをどこかで断ち切って満洲からペスト流行を起こさせぬためにはこれ以外に方法はないと決意している。動物実験では、畑リスを含めて他の小動物ならペスト菌を保菌し越年するだけの体力を持た

ぬことは分かっている。何としても地下深くに逃げ込んでいる半家住性の有菌ネズミを生きたまま掘り出さねばならない。他の医師には思いもよらない加藤の信念は一体どこから来るのであろうか。それは、後に妻満が述べるように、夫加藤のしらみつぶしに調べる気性のせいにもよるが、彼の実家はもともと帰農した（現、宮城県登米市）登米伊達家の家臣の家柄で、明治以降、刀を捨て鍬に持ち換えた先祖であることにもよることと推察したい。一三代目を継いだ加藤良右衛門は加藤の長兄であり、地元では村長ではあったが、兄弟はみな若いころから鍬を手にし、畑仕事をさせられていた経験を持つ。そんな鍬やつるはしを持ったことのある加藤たればこそ、冬の満洲平原にスコップを入れる覚悟ができたのかもしれないと思う。(111)

7．保菌ネズミの捕獲に成功―歴史に残る部落「新廟」

前郭旗駅の北に向かう二つ目の駅に新廟（現、新庙）という駅がある。そこに夏、ペストが発生した。原発部落である。冬直前、防疫解除になると、加藤所長より、その付近を掘り起こして生きた鼠（ネズミ）を捕獲して防疫所に送れとの指示が下された。そこから、そして他の原発発

(110) 加藤第二論文一六頁参照。

(111) 八代目の加藤良右衛門憲清の代で登米伊達家に仕えたとされている。彼は明治維新となる一八六八年に没しており、その後、加藤本家は刀を捨て、帰農した。だが、本家の初代は、第三章で後述するが、さらに一七世紀に遡るほど古い記録が過去帳に残っており、また現在の山形県鶴岡市から加藤忠廣公の子孫であるとする姉と弟が（宮城県登米の）赤生津（現、豊里町）へ来たという口伝が代々残されており、その弟が実家の初代となったという古い口伝を持つ家柄である。

生地域からのネズミがわんさかペスト防疫所に届けられた。いよいよ、冬場、保菌ネズミを掘り起こす調査が開始された。ネズミは人家や倉庫の土壁に坑道を作る。秋に収穫が済み、部落の外周に積まれると、ネズミも部落の外周に出て行く。またペストが発生して、部落内で清掃が済むと、ネズミは外周に逃げる。その行動範囲は部落から三〇〇メートルを超えることはない。その範囲で何組かチームを組んで掘り起こしの作業を始めるのである。

ここから先は本書の序文で述べた通りであるが、生きたネズミが届けられると六人の防疫職員により朝早くからネズミの解剖が始まる。全員で次から次と解剖してもペスト菌は出てこない。家に帰るとネズミの死臭が体に沁み込んでいるように感じる。ところが解剖の終盤に新廟から届いた生きているネズミ、番号に〝部落外二〇メートルの燃料用高粱積の下の生鼠〟と伝票に書いてあった。解剖してみると、なんと保菌ネズミであった。その胆囊にペスト菌を発見したのである(112)。

さらに二週間後、同じ地域から生きているもう一匹〝倉庫内補鼠器〟と伝票が書いてあった。これを解剖するとやはりこのネズミも保菌ネズミであった。所長の加藤と長澤医師もそれを見届けたことはいうまでもない。「小雪がちらついている一一月中旬、ドブ鼠がペスト菌を持って部落内に潜んでいた(113)」「我々は越冬する保菌ドブ鼠の実物を握った」。加藤の有菌ネズミ説が証明された瞬間であった。それは満洲ペスト撲滅の道が大きく開かれた瞬間でもあった。

8．ネズミの体内にペスト菌発見―所長の感が的中

長澤医師は「所長の感は見事に的中した」と評価した上で、「"感"は冴えは何処から来たのだろう」と投げかける。そして思ったらしい。「満洲でペストドブ鼠を最初に発見したのは加藤所長である」「アンガーラ地方に三方湿地帯に囲まれたウージャヨウ（再度筆者注、呉家窰）という部落がある。其処にペストが発生したと云うので現場に行くと、住民は屍体を残して全員逃亡していた。民家の壁を杖でつつくと一部の壁が落ちて中からヨロヨロとドブネズミが出て来た。それを捕まえて新京の衛生技術廠で調べた」「これが最初の有菌ドブ鼠の発見です」「その時、所長は思った。こんな湿地帯の部落にペストが原発するのは畑リス説では解釈しにくい」「畑リス不要。ドブ鼠が主役を演じているのではなかろうか」と。「そう（所長の）頭の中で閃いた」「それから何年もの間、畑リス調査、鼠調査が繰り返し繰り返し展開された」

9．加藤の「炯眼と情熱」が論争に結末の門を閉めた―"部落内のドブネズミを徹底的にとれ"

長澤医師は証言する。

---

(112) この困難な菌検索を、松岡、岡本、永沢、西奈美、中山、及び、薜の六名が朝から解剖した。そして遂にそのうちの岡本が運よく最初に発見したという。加藤は帰宅して妻満を見るなり、"今日は、岡本君、よくやってくれたよ"、と言い、一晩中酔いしれていたというから、とくに印象に残っているという（満の後日談）。

(113) 長澤三十三回忌手記一〇〇頁参照。

「保菌鼠についた蚤は寒さに弱い。(摂氏)五度では跳ぶことは出来ず鼠にしがみついている[114]」

「鼠ペストは沢山の保菌鼠を残す。ドブ鼠が部落の壁の中や穀物倉庫の中に越年する。外気が寒いから、蚤は冬季期は人間に近寄れない。それで人間のペスト患者が発生しない」

「即ち、原発部落で感染した人がまだ発病しないか元気な時に逃亡し他の部落に入り込んで発病する。死亡する前に蚤を残す。それが鼠に入る。鼠の間で小流行起こすが寒いため、蚤を介する人間ペストの発生には至らず蚤の間の流行に止まって冬を越す。春になると蚤の間でペスト流行を起こし、人に蚤が移って人ペストの発生を見る(筆者注、ノミの研究担当は松岡厳医師及び杉浦由男医師)」

ノミが元気になるとさすがにペスト菌を体内に宿していたネズミも春に外によろよろして出てくるが多くは死んでしまう。その時、ノミはネズミを離れて人に飛び移る。

「これが満蒙ペストの夏型現象の解明です。その(所長の)炯眼たるや驚くべし。これは現場を数多く正しく見て正しい理論を組み立て、正しい検討を重ねて来たためです[115]」

かくして「加藤所長は感染経路の調査・鼠族畑リスの現地調査・実験室での動物実験の成績から、『半家住性ドブ鼠が満洲ペストの種継ぎ越年主役である』ことを疫学的に証明した[116]」とし、同所長は「満洲ペストの種継ぎ越年に関する論争に結末の門を閉めた[117]」のである。「終着駅は新廟であった」「時は終戦一年前のことである[118]」と長澤医師は証言してくれた。

あれだけ加藤が生涯のテーマとしてこだわっていた有菌ネズミの検索である。だが、もう終戦の一年前、加藤は論文を書いたとも聞くがその行方は杳として知れない。あるいは、いつも投稿している満洲公衆衛生協会誌の編集が満洲崩壊間際の混乱の中で頓挫していたのであろうか。加藤以下職員の事績は闇に埋もれようとしていた。けれども敗戦の混乱の中で終戦となり、戦後、日本が平和になったとき、本書の序文で述べたように、長澤医師らが、加藤所長の指示の下、冬の生きたドブネズミの体内からペスト菌を発見した事実を明確に証言してくれたのだ。「結論は誠に簡明〝部落内のドブネズミを徹底的にとれ〟[119]これはお金がかからない。行政力でペストが無くなる。この結論が満蒙で承認され実行されたのは終戦の前年でした[120]」

その書簡の最後に長澤は「日本人の手で、加藤正司先生が烱眼と情熱で世界最后（ママ）のペ

(114) 長澤武の三三頁の書簡の中の三一頁参照。
(115) 同上三二頁。
(116) 前掲長澤三三年忌手記一〇六頁参照。これを動物実験室で各動物の感受性・抵抗性を調べてみる。一定量のペスト菌液を一〇の段階に分けて作る。一番濃いものを一号、一番薄いものを一〇号とする。これをドブネズミ注射すると、四号以下の液では死なない。だが、畑リスは八号までで皆死ぬ。ゆえに畑リス説では無理がある。他方、ペスト菌を接取したドブネズミの血液を調べて行くと、四日目で死ぬものと生きるものが残る。三〇日以上生き残ったものを解剖すると、胆嚢と脾臓にペスト菌がいた。長澤論考の九一―九二頁参照。
(117) 前掲長澤三三頁新書簡三三頁参照。
(118) 同上。
(119) 同上三二頁参照。
(120) 同上三三頁参照。

ストの大流行地帯の浄化は完了されたのです[121]」と結んでくれた。

第六節　満洲ペスト防疫の苦労が報われる
―酒井シヅ『病が語る日本史』に掲載

長澤によれば「ペストは天然痘と並んで地上から撲滅し得た『過去の伝染病』の部類になっていますので、一般の医学者や論文編集者から顧みられなくなっている事です」とのこと。それゆえ、加藤の功績を歴史の一頁に残してもらいたいという妻満の願いは日本医学史学会の理事長酒井シヅ教授に託されることとなった。酒井先生は同医学史学会理事長を長くつとめられ、NHK大河ドラマなどの時代考証でしばしばキャスティングされていることで知られよう。一九九九年、長澤医師と筆者は酒井シヅ教授に面会を申し出、順天堂大学を訪れた。教授は当大学で学会開催の為ご多忙にもかかわらず快く会って下さった。その時のことは『病が語る日本史』の中で、酒井先生ご自身がペンを執られ、次の様に書いて下さった。

「幸いなことに筆者は、ある日、防疫所関係者から連絡をいただき、吉林省防疫所について貴重な文集をいただいた。それには文字どおり、命をかけてペスト撲滅につとめ、戦後、報いられないまま、帰国したり、現地で亡くなった人々の声が記録されていた」

教授は真摯に読んで、調べて下さったのだ。それだけでなく、同教授はそれより以前から、雑誌『大法輪』に長く「病が語る日本史」を連載で書かれておられたが、その連載も間もなく最終回を迎えようとしていた。先生は『大法輪』平成一一（一九九九）年一二月号、「病が語る日本史」の最終の二三回目に間に合わせて急ぎ書いて下さった。同号で同教授はテーマを〝ペスト〟と題され、

「吉林省前郭旗ペスト研究所では加藤正司所長以下の所員が一丸となって、ペスト菌は冬の間どこに潜んでいるのかを突き止める研究をしていた」

と書いて下さった。それから三年後、先生はこれまでの連載を一冊の著書にまとめて講談社より上梓された。その日がやってきたと言ってよい。報われないかと思われた満洲ペストの加藤と彼の有菌ネズミ説を信じて疑わない男たちの闘いは、平成一四（二〇〇二）年、酒井シヅ著『病が語る日本史』に掲載される運びとなった。その中に満洲ペストの防疫に命を懸けた加藤の偉業と一致団結して証明に向かう職員達の努力が活字に納められたのだ。[122]

「所長は・・ペストの媒介は畑リスではない、どぶネズミであると確信するようになり」「これを

(121) 同上。

立証した」、その上で、次のように結論づけた。

「この研究からペスト菌は冬季にネズミの胆嚢の中で冬眠して、夏季になると活発になって血中に出てきて、ネズミについたノミに入り、ノミから人間に感染するというサイクルを世界ではじめて明らかにした[123]」

報われないかに思われた満洲ペスト防疫の偉業が『大法輪』及び講談社刊に掲載されたのだった。加藤の妻満の執念とそれに答え続けた長澤医師の証言が実った瞬間でもある。これまでの通説畑リス説を覆し、冬直前の満洲の土を掘り起こし、生きたネズミを片っ端から捕らえては解剖する、その中から遂に有菌ネズミを見つけ出した男たち。長澤は綴る[124]。「所長の感は的中したのである」。かくして「満洲ペストの種継ぎ越年に関する論争に結末の門を閉めた」「終着駅は新廟であった」「時は終戦一年まえである」。危険きわまりなく、途轍もない困難がともなう証明に立ち向かった加藤と男たちの苦労が報われた日となり、誠に感慨無量である。

それにしても戦後の動乱で加藤の論文がどこに所蔵されているかが分からなくなり、加藤の妻満の執念で一九七七年に加藤の論文が発見されるまで三三年、さらに長澤医師が加藤の三十三年忌に寄せて書いた論考が発表されるまで三五年、酒井先生が雑誌大法輪の最後のシリーズに加藤らの功績を発表されるまで五五年。同先生が二〇〇二年に講談社の『病がかたる日本史』に掲載して下さるまで五八年という歳月が経過していた。加えて、筆者が本書を書こうと決意したのは二〇二一年。前年、国際善隣協会の月刊誌九月号に加藤と所員の足跡を書いたばかり。一仕事を終えたと一安心していた。ところが、翌年秋、偶然、三三三頁に亘る長澤医師の新たな書簡を書斎で発見した。読んでみて、それは加藤の事績を著書にするに値すると筆者が確信した瞬間でもあった。ペンは走った。加藤が大陸に青春を捧げた生涯の研究テーマ「ペストは冬、どこに潜むのか」の全貌も頭にしっかり構築された。しかし、ここに至るまで時は滔々と七九年も流れていた。

(122) 第一章においても触れたように、加藤正司はとくにドブネズミと言わずに「半家住性鼠（ネズミ）」と言っている。その中にはドブネズミのほか、クマネズミも含むようだ。どちらも半家住性で冬眠しない特徴を有する。家住性ネズミと言えばクマネズミ *Rattus rattus* の方が人間に触れる機会が多いであろう。だが、当時の満洲の部落の居住区ではドブネズミもよく人前に現れたかもしれない。吉林省ペスト防疫所での動物実験は主として長澤医師が担当。満洲時代、実験用に捉えられるネズミはクマネズミの割合は少なく、満洲の居住区における土壁に囲まれた周辺で見つかる鼠は主としてドブネズミ *Rattus norvegicus* だったようだ。だが、一般的に言えば居住区においてはクマネズミが人に触れることが多く、ドブネズミと言えば下水などにいる方が多いであろう。前掲加藤茂孝「第４回『ペスト』―中世ヨーロッパを揺るがせた大災禍」（モダンメディア五六巻二号二〇一〇「人類と感染症との闘い」所収）一六頁参照。

(123) 酒井シヅ前掲著書二二九頁参照。

(124) 前掲長澤「吉林省ペスト防疫所は何をしていたか」一〇一頁参照。

第二章　ペスト防疫の基本理念——国家や民族を超えた仁術

第一節　満洲ペストと保健衛生行政の最優先課題

　ところで世界史的にみれば、ペスト流行による世界的パンデミックはこれまで三度あったと言われている。一回目は六世紀から八世紀まで、二回目は一四世紀から一七世紀にかけて、そして三回目は一九世紀から二一世紀半ばまで続いたとされる。そのうち、二回目と三回目はいずれも中国大陸から発生したとされる。中国大陸発と言っても中国は広い。その中でも、北東に位置する満洲はとくにペスト発生地帯を抱える危険な地域とされていたようだ。

　満洲が建国される前の一九一〇年から一一年にかけて流行したときの肺ペストもまた多くの書物の中で語られている。飯島渉著の『ペストと近代中国』もその一つであり、その中の第五章によれば、それはシベリア経由で満洲にペストが拡がったという。一九一〇年九月一六日にロシア領で最初の患者が発見され、そこから大工や漁師に拡がり、一〇月には満洲里へ到達した。それを中国の漁師や商人が満洲北部にまで運び、やがて一一月にハルピンへ、翌一九一一年一月までにそれは南満洲を含む大規模な流行になったという[125]。

　満洲が建国された後も、「当時世界でペストというこの悪疫の流行地は、印度と満洲の二か所だと言われるほど、満洲ペストは虞れられ、それは北部満洲、南満洲だけでなく、いわゆる洮遼地区と言われた地帯とその東に位置する農安、扶余、安広、大賚など、満洲中部一帯がその流行地帯[126]」までも含めてペスト流行のルート、あるいはペスト発生地になっていたらしい。

そのこともあり、満洲の建国に際しては、成立当初からペストを含む疫病に関する衛生事業は衛生行政における最優先の政策として位置づけられていた。

1．医師の絶対的不足と民生部の方針

問題は、医師の資格を持つ人材の確保、そのための人的養成所である大同学院に医師の資格を持った学生が入学してくることは当初、殆んどなく、満洲のペスト防疫に携わる医師は絶対的に不足していたことである。

満洲における衛生事業のエキスパートで、民生部衛生司長（衛生局長にあたる）だった川上六馬[127]はこれを何より憂え、満洲に適した理想の医療行政に関する国策を決めねばならないと考えた。内地とは「別形態の理想的医療体制を作り上げねばならない[128]」とし、「鋭意諸制度の改革、

(125) 飯島渉『ペストと近代中国』（研文出版、二〇一〇年六月二五日発行）一三七頁以降参照。
(126)『大いなる哉満洲』二五頁参照。
(127) 前掲『緑野三千里』四〇三頁参照。川上六馬は当時、満洲国民生部衛生司長。慶應義塾大学医学部卒。医学博士。同義塾大学の信濃町キャンパスにペスト菌を発見した北里記念医学図書館がある。北里は福沢諭吉を師と仰ぎ、深い親交を重ねていたこともあり、医学部が創設されると初代学部長には彼が就任。以来、同医学部には公衆衛生学の伝統が築かれた。とくに衛生学公衆衛生学教室から多くの識者及び厚生官僚のリーダーが輩出された。川上六馬もその一人であり、後に満洲国の公衆衛生行政のトップになったと思われる。そこでの優先課題はペスト防疫であった。同教室の歴史より。
(128) 同上『碧空緑野三千里』四〇三頁参照。

確立に乗り出していた」[129]。「その第一陣医官として、日本全国から百余名の医師が採用され、全員大同学院入学ということになったのである」[130]

もっとも実際に学院に入学した者は十数名になってしまったらしい。他はすべて徴兵で「現役入隊してしまった」[131]のだという。これを見ても、医学部のある内地の大学には満洲民生部から、そして、徴兵への道、さらには軍医の道へ人事採用の手がしっかりと伸びていた。というより、熾烈な争奪戦を繰り広げていたのである。

2．大同学院を通じて医師の資格をもつ人材の掘り起こし

（一）運命づけられていた医学部卒業生の歩む道

とりわけ、加藤が生きた時代は、満洲建国に沸く時代、それは軍国時代であり、医学部を出れば、家業を継ぐのでなければ、軍医やそれに準じる仕事に就くことが強く期待されていた時代である。加藤は比較的裕福な米農家に生まれながら七男である。したがって、というより有無を言わせぬ程度かも知れぬが、加藤のような次男坊以下の者は、満洲へ雄飛あるいは飛翔と言われながら、その実、医学部を卒業すれば、多くが満洲国民生部か軍医あるいは入隊の道へと強く誘導されて行ったと想像するのはさほど難くないであろう。

そう考えると、そのような背景下で満洲に渡り、満洲医療の行政に貢献することを余儀なくされた加藤のような医師など専門家も、ある意味、国策の犠牲になった面も否めず、かなり組織的

に送られた農業開拓団とは同列に論じられないかもしれないが、[132]こうした医学生や特殊技術者などの渡満にも今後研究の目が行き届くことを期待したい。[133]とくに加藤は後述するように、避難民の発疹チフス救済でも駆り出され、犠牲者の一人になったが、他の多くの医師も満洲崩壊後、さらに中国で現地留用され、帰国するのは一般人よりずっと遅れ、八年、一〇年、場合によってはそれ以上も遅れて帰国していることに留意されたい。

（二）妻満の心情にのしかかる

しかし、こうして加藤が医学部を卒業する間際になり、次第に満洲行きが表に出て来ると、結婚を決めていた満[134]とその実家の事情は当時どうであったか、本書を書き進めて行くにあたって、

(129) 同上。
(130) 同上。
(131) 同上。川上はがっかりして「俺の理想を実現するにはかなり時間がかかりそうだ」としみじみと長嘆息された、とのことである。同書同頁参照。
(132) 「以上のように、戦後の日本では、満洲移民の歴史をめぐって、旧政策担当者と歴史研究者の立場が対立してきた。しかしその一方で、もう一つの立場からの語りが存在した点に着目する必要がある。それは体験者による回想・記録であり、主に手記・開拓団史の刊行という形で行われた」と細谷亨は述べる。同細谷「地域から送り出された満洲移民」（『挑戦する満洲研究—地域・民族・時間—』所収）一〇七頁参照。
(133) 「全体的な傾向として、移民政策の評価そのものよりも、それぞれの体験が当事者の立場から生々しく記述されている点に最大の特徴があった。満洲移民の記憶は地域の中で様々な形で存在し、体験者自身によって歴史を記録する行為が営まれてきたと言えよう」との言葉も父達医師の場合にも当てはまるように思われる。同上著書同頁参照のこと。

妻となる満の実家の事情、あるいは彼女の経歴を調べてみた。すると、加藤が卒業して満洲へ行くことになるかもしれぬと聞いて、もろ手を挙げて喜んだとはとても思えない。満の個人的事情もあったのである。

彼女の父西堀喜三郎は元々近江日野商人である小谷仙台店に若くして仕えたが、後、同仙台支店の支配人取締りに昇り詰めた人である。従業員が六〇名ほどいたらしい。満はその三女として仙台に生を受けた。上に姉二人、兄三人、それに弟三人がいた。お手伝いさんなど使用人などを含めると、かなり大所帯の比較的裕福な商家の家だった。だが、大正七（一九一八）年一一月に世界を席巻したスペイン風邪で父喜三郎は急死。それからというもの、西堀家は一家に結核で倒れる者も出たり、昭和五年に弟の俊次[135]が薬剤師となって仙台に帰ってくるまで、一家は斜陽に傾く苦難の中にいた。その中でさらに一家は二人の兄と姉を亡くし、満は今や事実上、大家族の中で年長の姉となっていて、実家西堀家の未来に責任を感じる立場になっていた。下にも二人の弟と兄の残した遺児がおり、母タヨはこれから老いて行く身である。満は自己の立場を痛い程知り、できれば内地に留まって母と遺児を近くで見届け、世話する立場にあったし、それが自分の歩む道だとも自覚していたであろう。

加えて日本の取り巻く国際情勢も時々刻々変化していた。とりわけ一九三一（昭和六）年に満洲事変が起って、満は新聞でそれを知っており、また仙台の母校、ミッションスクール（尚絅女学校）を出てしばらく、宣教師館（西洋館）に勤める身分となっていた[136]。特に学恩あるメリー・

ジェッシー先生(137)（尚絅女学校二代目院長）の秘書役となっていたので、満洲事変をきっかけにアメリカ世論が次第に日本に対して厳しくなってきているのを直接知る立場にいた。かつ、満はそのことで「（ジェッシー先生が）あちらへ（アメリカに）いらして満洲問題で非常に不利な解釈を与へられている日本の為、幾度も遥々シカゴの方へ演説してお歩きになりました(138)」と書いている。満は、満洲の危うさに少なからず気づいて心を痛めていたのである。

(134) 旧姓西堀満、仙台生まれ。父は近江商人小谷薬店の仙台店の支配人西堀喜三郎（安政五年―大正七年）である。喜三郎の人物伝については、直系の孫、西堀節三刊『素誠堂かねきいち―西堀喜三郎の生涯』（私家版）が残されている。満は、尚絅女学校高等科英文科に入学、当時としては開明的な欧米文化を学んだ。

(135) 後の宮城県薬剤師の会長となる鈴木俊次である。姓が鈴木なのは父喜三郎の妻、俊次の母タヨの実家が鈴木家で、弟が実家を継いだが子供がいなく、俊次は鈴木家の養子となった。姓が鈴木になっても俊次は西堀家の存亡を片時も忘れない。

(136) 昭和四年三月に尚絅女学校高等科英文科卒業後、同年四月より、尚絅女学校の宣教師館に雇われ、メリー・ジェッシー先生付の助手のような秘書となる。ジェッシーは昭和六年に帰国するが、帰国した後も昭和七年までジェッシーの秘書を続けたが、その後、満洲に加藤が行く前年の九年までビックスビーの秘書だったらしい。三島かほる寄稿文「メリー、ダニエル、ジェッシー略歴」によれば、「明治二十五年ミード、ブゼル両先生によって創立された尚絅女学校は、その頃、創立に十周年目を迎え、時代の要請と将来の発展のため、優秀な後任校長を求めていた。北米バプテスト―婦人伝統協会は、あまねく北米に人材を探し求めたが適材を得られず、南部に手をのばして、そこにメリー、D，ジェッシーを見出し、白羽の矢を立てた。」尚絅女学院同窓会報「みつみのくさり」復刊第四号、一九六八年）四頁参照。

(137) *Mary D. Jesse*,1881―1968。ロバータ・L・スティブンス『根づいた花―メリー・D・ジェッシーと尚絅女学院』（キリスト新聞社出版事業部、二〇〇三年三月三一日出版）参照。むつみのくさり復刊第四号（ジェッシー先生記念号、尚絅女学院同窓会報、一九六八年）参照。

(138) 「むつみのくさり」二四号（尚絅女学校同窓会報一九三三年九月号）五三頁参照。同上三島かほる寄稿文によれば、「（ジェッシー先生は）一九二四年九月の休暇の為、帰米、…当時日米間には険悪な空気がみなぎり、排日移民法が制定されて彼女の運動は非常に困難に思われたが、彼女は日本人を弁護し排日の移民法の誤りを指摘して、日本におけるキリスト教教育の必要性を熱心に説いたので、多くのクリスチャンが感動して募金に応じた」とある（同上同窓会報復刊第四号）九頁参照。

これらを勘案すると、遠く手の届かない満洲に行くより、満としては夫となる加藤が大学病院など内地で医療の道に進む道はないのか心の奥で強く願っていたに相違ない。したがって加藤から満洲に行く話を聞いて、とても唐突に思えたし、もちろん正面から言えないまでもそれとなく加藤に糺してみたい気持ちでいっぱいだったに相違ない(139)と想像する。

(三) 加藤の満洲へ渡る決意

加藤がどのように答えたかは正確に分からないが、確かに満には老いて行く母親のこと、兄さんの残した遺児の事は心配に違いない。ましてや自分は兄亮記に田舎の佐沼中学校から、静高その後はお金のかかる医学部にも行かせてもらったから、本当は内地で医者になって亮記さんのそばにいて恩返しをしたい気持ちもある。また亮記さんもそれを楽しみにしていた。しかし、今、そんなことを言っていられる時代ではない。医学部を出れば、上述したように、時代の趨勢で、医学生は軍医になるかそれに準じる道が奨励されている時代だから、今はお国のために働かなければならない。だが、自分は少なくとも軍医になって命の危険な戦場に行くのではない、医師不足の満洲へ請われて行くのだ(140)。上に述べたように民生部からの誘いはすでに医学部の時に自分の耳に入っており、官吏養成所の大同学院に入って、そこで人助けに資する道を選ぶつもりだと満に語ったのではないか。民生部に入れば、そこに衛生技術廠(後の大陸科学院へ)があり、後に加地信医師が言うように、その実態は研究所らしい(141)。満はそれを聞いて、加藤も苦渋の決断を迫られていることを悟ったに違いない、もしそうであればもうこれ以上加藤を困らせる様なことは言えない、家の事情があってもここは加藤の立場を受け入れてやるしかないと思わざるを得なかったであろう。

（四）母タヨ、満の背中を押す

昭和一〇（一九三五）年晩秋、満は加藤が大同学院での研修を終え、満洲国の民生部に入廠が決まったという知らせを受けた。母タヨに喜び勇んで伝えたいと思う反面、どう伝えようか複雑でもあった。満は今や事実上一家の兄弟の長姉である。二人の弟がいて、まだこの先の就職もある、また、兄の遺児もいる。母タヨにみんな押し付けて自分だけ海を隔てた満洲に行くなど、申し訳ないと思うばかり。加藤からの連絡を受け取っても、喜びと申し訳なさでいっぱいである。しかし、母タヨは、満洲にいる加藤からの知らせが来たと知って、満の表情を見ると、すぐ察知

(139) ミッションスクールの尚絅女学校の校風は何と言っても自立して物を考える女性を育てることであったし、加藤は満のように慎ましやかではあるが、自分を語れる開明的な女性をこよなく敬愛していたので正司は満の気持ちを察知したであろう。

(140) 例えば、満洲で加藤正司と交流を深めた東北帝大医学部の先輩である伊吹皎三医師は、卒業後、大学院まで進み、博士の学位を取得。その後、指導教授に推薦されて、満洲に渡り、チチハル市立病院副院長、北安省立病院長、民生部健民科長、吉林省保健科長を歴任、内地へ帰還後は宮城県保健衛生部長に任じられた。「大同会」名簿（昭和四六年第三号）（大同会発行）等参照。

(141) これは後のことになるが、そこから大陸科学院も生まれて行く。だが「当時、関東軍により研究機関の設立など認められず、ワクチン、血清、痘苗等の製造機関ということで、その名も衛生技術廠と呼ばれました」と言っている。加地信「加藤所長の想い出、三十三年忌に寄せて」四頁参照。

した。大丈夫よ、加藤さんのところへ行きなさい、と固く彼女を抱きしめた。翌日、タヨはためらう娘を写真館に連れれて行き、文金高島田の花嫁姿を撮らせた。満はうれしさと申し訳なさで涙が出るばかり。その時の写真はずっと家の中にあったが、今は探してもない。満が九九歳になって施設に入る前、持ち物を相当処分した。その時に残っていた唯一の花嫁姿の写真を捨てたのかもしれない。この母の気持ちを受けて満は、加藤の言う通り、満洲の厳冬を避けて翌年の春、故郷の仙台を離れることとした。昭和一一（一九三六）年四月一〇日、満は満洲にいる加藤と合流するため、故郷仙台を一人旅立った。[142]

第二節　ペスト防疫の基本姿勢

1．最初の赴任地へ派遣されて

元満洲国民生部保健司長だった川上六馬[143]は、戦後、満洲から内地に帰還後、大同学院同窓会報に次のように書き残している。[144]

「御承知のように満洲には大きなペスト地帯があって毎年六月頃から多数の犠牲者が出るばかりでなく、その地方の交通産業経済等に大きな被害を与え、又時に都市に侵入して大流行を起こす虞があったのでペストの撲滅は誠に緊急の課題であった。大同二年に日満共同して防疫に当たることになり、民生部でその防疫を直轄することになった」

大同二年とは建国した一九三二年の二年目、昭和八年に当たる。さらに、

「その直属機関としては哈拉海（ハラハイ）と鄭家屯（テイカトン）に各々ペスト調査所を設けてその管轄下に隔離所と監視所を配置して、受け持ち区域の防疫を担当させた。所長には省、県、旗、(145)鉄道当局を指揮する権限を与え、迅速適切に防疫権限が行えるような仕組みにした。当時の実情からしてこの機構は中々卓見であった」

と述べた上で、川上は、

「鄭家屯調査所は満鉄で設置して貰い、哈拉海調査所は国が建て、その所長には加藤正司君が任命された」

(142) 満が満洲にいる加藤と合流するため、仙台から満洲国新京へ渡った道を辿ってみる。彼女は昭和一一（一九三六）年四月一〇日に仙台を発ち、京都で親戚の家、また神戸で友人宅に宿泊しながら、下関に到着。下関港から船が出る時、港には大陸へ渡ろうとする家族を見送ろうと、大勢の人々がそれぞれの思いを込めて、ちぎれんばかりに日の丸の旗を振ってくれていたそうだ。下関から連絡船に乗り、当時のダイヤによれば、昭和一一（一九三六）年四月一七日午後六時五五分釜山桟橋駅発の急行ひかりに乗車すると、二千㎞遠方の二八駅目の駅が終点の新京駅となる。そこを目指して釜山桟橋駅から満を乗せて長い列車の旅が始まったはずである。満洲に入ると、車窓の外には、黄色い迎春花（インチュンファ）が広い平原に海のように咲き、春の風に揺れ、温かく満を歓迎している。満を乗せた列車は、翌四月一八日午後一〇時〇〇分に、満洲国新京駅に到着。所要時間は二七時間と五分かかり、ホームで加藤の熱い出迎えを受けた。

(143) 満洲国民生部保健司長の司とは内地の厚生省で言えば局である。その下に～科があるが、それは課にあたる。川上は満洲より内地帰還後、地方の衛生部長を歴任、その後、厚生省に入省、昭和三四年、医務局長になっている。昭和六一年没、八四歳。

(144) 川上六馬「学院出の同志と満洲の衛生」大同学院同窓会報№三六（昭和四三年）二頁以降参照。

(145) 旗とはモンゴルや満洲における行政単位をいう。県の下にある旗は郡か村かくらいの意味であろう。

と書き残してくれている。川上氏は民生部衛生司の長で、日本の厚生省の局長クラスに当たるから、医学部を卒業して間もない加藤にとり川上氏は雲の上の人であって、直接、哈拉海ペスト調査所の長として赴任するよう加藤に頼み込んだのは衛生技術廠の廠長だった[146]。上司が下の者に頼み込むというのも変であるが、当時哈拉海調査所の前所長は何の理由か分からぬが、辞めてポストが空いていた。哈拉海は、危険なペスト地帯であるし、住む家は炊事場もなければ、電気も勿論なく、ランプ生活に甘んじなければならない。駅から遠く、近くには店もないので、食材の買い出しはボーイに頼むしかないところだったとのこと。そんな調査所に誰も行きたくない。だが、その時の廠長は仙台出身の医師で、加藤とは何の関係もなかったが、同じ仙台にいたと知り、彼なら同郷のよしみで無理を聞いてくれるであろうと、どうか行ってくれと頼んだらしい[147]。昭和一二(一九三七)年、彼は同じ故郷の上司から言われては一にも二にもなくこれを引受け、加藤は満洲ペストの前線に立ち、ペストと相対峙することとなった。新京から汽車で三時間。加藤は哈拉海駅から少し離れた小ぶりの防疫所に赴任することとなった。不衛生で設備も乏しく、そこでのペスト業務は大変だったらしい。設備だけでなく必要な薬剤も乏しく、生まれたばかりの長男(慎哉)は赴任して不運にも命を落とす羽目に陥った。突然の悲劇に見舞われ、満の心の傷は長く尾を引いたことは言うまでもない。

2．国境なき医師団的精神(148)―インドとの比較

しかし、哈拉海ペスト調査所に赴任して間もなく、新京から汽車で五時間のところの前郭旗に新しいペスト防疫所が建設される計画が持ち上り、その後、哈拉海ペスト調査所は前郭旗に出来る新たなペスト防疫所に一線の座をゆずることとなった。建設は昭和一三（一九三八）年夏に始まり同年秋に完成。翌昭和一四（一九三九）年、加藤はそのペスト防疫所の所長に転身することとなった。防疫所の規模も医師と職員の数もそろい、いよいよ加藤の活躍の舞台が整い、ペスト防疫の治療と研究が彼の手腕に期待されようとしていた。

---

(146) 衛生技術廠長阿部俊男医師。人となりについては加地信「大陸科学院衛生技術廠」公衆衛生第二六巻第八号四三二頁を参照のこと。

(147) 加藤満の残した二〇〇三年三月一〇日付の手書きの手記による。ただその時、加藤は引き受けるにしても、生まれた子を連れて行くのは危険だから満と子供は新京に留まって、自分だけ単身赴任するという話もあった。だが、よく聞いてみると、その調査所に子どものいる家族が職員になっているという話も聞いて、それなら大丈夫かもしれないと加藤と一緒に行くこととした。ところが、結論からいうと家には炊事場がなく、役所は医療設備も薬も乏しい。それが直接の原因か、長男は行ってわずか二ヶ月、昭和一三年の夏、病気となり、医療も薬も不十分の中、不運も重なって命を落すこととなった。やはり一歳の子供には厳しい環境だったのだ。その子の写真が今も沢山アルバムに残っているが、東京の亮記夫婦も加藤夫婦を養子にしたばかり、そこに男の子が出来た事を大いに喜んでいただけに心の傷は双方に大きく残った。

(148) 最も、国境なき医師団的精神と銘打たせてもらったが、国境なき医師団（Médecins Sans Frontières＝MSF）は、独立・中立・公平な立場で医療・人道援助活動を行う民間・非営利の国際団体であること。ＭＳＦの活動は、緊急性の高い医療ニーズに応えることを目的としていて、紛争や自然災害の被害者や、貧困などさまざまな理由で保健医療サービスを受けられない人びとのため、主としてアフリカ・アジア・中東・中南米において八八の国と地域で活動してきていて、旧満洲で行った父たちの精神と同じかのように言うのは正確でないが、その精神を少しだけ、近づかせて書かせていただいた。

所長としての加藤がどのような理念で仕事を始めようとしたであろうか。加藤が大同学院を卒業して衛生技術廠に入廠して間もなくの頃の話になるが、内地から細菌学を身に着けた加地信が同衛生技術廠へ入廠してきた。二人はそこで仕事上の同僚になり、加藤が入廠してペスト防疫所に赴任してからも、加地はしばらく加藤とともに前郭旗ペスト防疫所の他の医師達と、ペスト発生現場を共に巡回した。そんなこともあり、戦後、内地に帰国して、加地信医師は加藤の三十三年忌に寄せて以下のような手記[149]を残している。

それは、加地先生が慶応大学の医学部生だったときか、父の仕事のためロンドンに向かう船旅の中で途中立ち寄ったインドで味わった話であるが、彼はそこでイギリス人の横暴ぶりを目の当たりに見たらしい。それから得た経験から満洲での防疫に当たっての基本姿勢は是非こうあるべきと渡満に当たって決意したらしい。

「ペスト防疫は根本的には誰のためにするのかの問題である」

といい、個人の体験からインドにおけるペスト防疫はどうもインドの住民の為の防疫には必ずしもなっていなかったと直感されていたらしい。

「(彼らのペスト防疫は)専ら白人の生命財産を如何に守るかということに尽きるのです[150]」

「私どもは満洲に於いて、このような考え方で防疫をやってはならぬと、渡満に当たって固く心に誓った次第です[151]」

だからこそ加藤所長と話し合い、心がけたことは

「ペストにおいても、（ペスト防疫所の）皆々様共々、生命を賭して発生現地に入り、一人でも地域住民をペストから守る、何とかペストそのものを撲滅することに努力して来ました」「そしてその先頭に立って、率先垂範、粉骨砕身、献身的な努力をされたのが加藤所長であったことにいささかの異論もないことと信じます(152)」

と述べられた。筆者は加地先生のこの部分の言を初めて読んで、自分の親が植民地で踏ん反り替えって仕事をしていなかったことに密かに心打たれ、また敬愛の情がふつふつと沸いたのを今も覚えている。加藤はもちろん実家の家風から言っても、そのことにかけては人後に落ちない。佐沼中学校で人助けをするため、医師になりたいと思ったことを今こそ実践する、そういう気持ちでいたし、そのために学問を積み、経験を積んできた。けれども国の考えは実際にはどうか。加地は続けて言う。

「理想的な新国家建設のタテマエ論とは裏腹に、国の最高首脳部の考え方、と言うより、それを左右した関東軍の考え方は違っていたようであり、誠に残念ながら、基本的にはインドに於ける英国の防疫方針と大差なかったと言わねばならないようです(153)」

(149) 加地信「加藤所長の思い出─三十三回忌に寄せて」（『ペスト防疫を担当して（上）』所収三頁以降参照。加地は明治四一年生まれ、慶應義塾大学医学部卒。内地帰還後は千葉県衛生研究所々長となる。
(150) 同上七頁。
(151) 同上。
(152) 同上。

とのこと。だが、そんな中にあっても、現場に立つ医師達は患者を目の前にそんな姿勢ではいられない、当然のことながら、精一杯、治療に必要な薬、器具あるいは施設の改善の必要性を訴え、そのため

「加藤所長から繰り返しの強談判」がなされたらしいが、「その根本理念は遂に容れられるところとはなりませんでした[154]」

「このことは予算編成にも現れます。ペストの治療にもサルファ剤がかなり有効であることが分かり、防疫費の中に、その購入費を組んだのですが認められなかった[155]」

という。だが、加地はここからが加藤所長以下、ペスト防疫所の職員とくに医師達の取った犠牲的精神に脱帽してしまう。そんな時でも彼らは決してあきらめる道を選ばず、自分たちでできる道を選ぼうとする、医療現場に立つ人間は瀕死の状態で患者が苦しむ現状に目をつぶることは出来なかったらしい。

「加藤所長始め幹部職員の方が自腹を切ってその購入費に当たられ、又高熱や中毒症状で自ら服薬不能の患者に、かき氷にサルファ剤粉末をとかし、患者につきっきりで口の中に押し込み、治療に努力されたこと等は決して忘れてはならないことです[156]」

と言い切られた。これを見る限り、加藤以下ペスト防疫所の医師達は、権力側の都合がどうあろうとも、ある意味、〝国境なき医師団〟の如き犠牲的精神を払ってでも目の前で苦しむ患者（その多くは満洲農民）を救いたいと、良心の限りを尽くしていたように思えてならない。義を見て

せざるは勇無きなりでもあった。

第三節　危険極まりない命がけのペスト防疫

1．行政のパートナー藤沼氏の証言

再度、藤沼清さんにご登場願う。前述したように、彼は加藤の大同学院一期下の同窓生であり、また昭和一五年夏、同じ仕事の管轄内の乾安県に副県長として赴任してきた。二人はペスト防疫上の仕事仲間となり、これにより加藤と藤沼は仕事上でもしばしば会うこととなる。藤沼は医師ではなく、乾安県行政を預かる行政マンである。その行政に保健衛生行政があり、藤沼は副県長として衛生行政の中でもっとも危険極まりないペストを医師加藤と連携して防疫業務に当たっていた。だから二人は折に触れて会わざるをえない。会えば所長は、東北人特有のなまりと温かさで人を包み込むお人柄が今も懐かしいと藤沼は語る。(157)

(153) 同上。
(154) 同上八頁。
(155) 同上。
(156) 同上。

時に酒を酌み交わしながら加藤が語るペストの話に彼は耳を傾ける。「最初、鼠が死に、次に鼠についていた蚤が鼠を離れ、人に飛びつく。蚤は人間の血を吸ってほっとする。だが、人間はその時、恐ろしいペストという伝染病をもらってしまう。ペストに罹れば、身体に黒紫色の大きい斑点を生じてたちまち死亡する。これが黒死病、一四世紀のペスト大流行、一七世紀のロンドンで大流行した時、「また例の悪疫（ザ・ペスト）でやられた」とささやかれ、「やがてペストがこの伝染病（黒死病）の名称となった。」後に藤沼がその時の会話を大同学院会報誌で綴っている。[158]

2. 加藤はペスト防疫の最高指揮官

村落にペストが発生すれば、今日に言うロックダウンをし、発生地を隔離しなければならない。行政の仕事は藤沼が預かる。他方、医師の加藤は行政の支援がなければペストを抑えることが困難となる。依って二人は互いに協力し、連携したので、藤沼は加藤の医療の仕事をそばからよく見ていた。その彼がこう語っている。[159]

「この加藤氏は当時、吉林省、否全東北地区（旧満洲）における屈指の、ペスト防疫に関する権威者であり、技術面では吉林省ペスト防疫での最高指揮官でもあった」「同氏の統率力、研究心、活動力は抜群で、とくに部下の信望は厚かった」

「とにかく飛び回る蚤に刺されたら最後、ペストに感染すると人体の健康度によって異なるが、先ず助からない」

「この防疫、こんな危険な仕事を誰が進んでやるだろうか、それをやったのだ」「まるで嘘のような事実、それは強い信念と温かい心情で結ばれなければ実現しない筈だ」「加藤正司防疫所長の人格がいかに偉大であったかを物語っている」

実際のところ、藤沼は間もなく別の管轄区域に出世され、転身して、もう会うこともなかったが、その短い二人の出会いを後々藤沼はずっとよく語ってくれた。そして、

「ペスト発生地帯の防疫工作に全霊を打ち込み、昼夜を分けず東奔西走した。このため、直接防疫に従事した防疫職員はいうに及ばず、日満行政職員及び地域の住民一般からも多大の信望を得、輝かしい実績を収めた」

「事実、氏のお陰をもって、数えきれない程のペスト患者が救われたのだった」(160)

と結んでくれている。「吉林省の防疫所長加藤氏は実際防疫については我が国最高権威であり」、「基本工作として実態調査、前科のある地域に対しては特に綿密な調査が行なはれ危険とみなされる方面は何時如何なる事態が発生しても机上の表によって処理の指揮が充分に出来るというと

(157) 藤沼清「吉林回想録」創立六十周年記念『久遠』所収、大同学院同窓会（国際善隣協会気付）四五頁以下参照、平成三年一一月発行。
(158) 藤沼清（編集部）「東北地区吉林省の百斯篤—ペスト」「善隣」国際善隣協会、昭和五二年一二月号一八頁。
(159) 以下、同上「善隣」一八頁。
(160) 前掲藤沼清「吉林回想録」四六頁。

ころまで調査が行はれた」[161]という。

第四節　患者の傍に──報われるとき

ところで吉林省ペスト防疫所の医師は所長及び歯科医も入れて七名いる。これだけいれば「地方公立病院並みのスタッフであった」[162]。加藤所長はこれを民衆に大いに宣伝した方がよいと指示を出した。①ペスト患者に対しては医師と医薬品が常に用意してあること。②ペストは早く治療すれば治る[163]、ということを宣伝することとした。

長澤が京城帝大の医学部生だったときを振り返る。昭和一五（一九四〇）年、農安にペストが発生し、異常事態を呈した。その時、帝大内の掲示に防疫応援のため志願者が募られた。長澤はそれに応じて同年夏に応援に駆けつけてくれた。加藤所長ほかのスタッフが農安駅で迎えてくれた。宿舎に入ってその夜、ささやかな歓迎の夕食があり、そこで所長から苛烈な防疫の苦労を聞いた。その時、所長は、

「今まで収容所に専属の医師は居なかった。法律の権力で患者を隔離収容しても、そこで完全な治療が行われないなら、彼らの人命の責任は誰が取るのか…わしは良心のうずきに悩み通してきた。長澤君、これからずうーっと患者の傍に居てやってくれ。医者がそこに居て患

者の脈をとっている。それだけで民衆は安心する。納得する。住民は逃げなくなる。わし達も防疫に打ち込める(164)」

そう言って、所長から両手を固く握られた。その時、長澤は

「熱い男の涙がとめどなくあふれてきた。よし、どんなに危険があろうとも、私は患者の傍に立ち尽くそうと深く決心した(165)」

とある。誠実一路の二人の男の熱い出会いであったし、麗しい関係の始まりでもあった。それからペスト防疫所には上に述べたように、医師も七名に増員された。

ところでペストの防疫は「他の伝染病と同様、まず予防が第一であり(166)」、やむを得ず発生した場合は、速やかに徹底的な隔離、防疫対策を施すことはもちろん、サルファ剤などの治療薬による治療が施されたであろう。

予防方法は何と言ってもワクチンなど予防注射と鼠（ネズミ）退治が重要であったと思われる。だが、予防注射を打とうにも、肝心の民衆の間に、当時、保健衛生思想がかなり乏しかった

(161)　さらに一九三七（康徳四）年、満洲公衆保健協会刊雑誌第７巻20号の「ペスト防疫記」六九頁参照。
(162)　前掲長澤三十三回忌手記一〇四頁参照。
(163)　同上。
(164)　同上七九頁。
(165)　同上。
(166)　「ペスト防疫」『おおいなる哉満洲』所収、二四九頁参照、大同学院同窓会刊、昭和四一年一一月三日発行。

ようで、予防注射も一回でなく、「定期的に実施しなければその効果はあがらない」。ところが、初期の頃、住民はとくに「注射そのものを極度に恐れる始末で[167]」、「中にはこの注射は日本人の謀略であり、…満洲人を亡くすため、子種を絶やそうとする注射であるなどと、まことしやかにデマまで撒き散らされ、その時期が来ると故意に県外に逃亡したり、居留守をつかって逃げ回るという有様[168]」で、すべての、いや、多くの住民にもれなく実施することは並大抵ではなかったらしい。だが、それも次第にデマと分かり、実際の誠意ある医師の予防と治療によって住民からの信頼が次第に大きくなって行く。

とくに吉林省ペスト防疫所の上に挙げた①と②の呼びかけは、それなりに効果があって、民衆に温かくしみ通ったようだ。

「親は子の病気を治したいために、子は親を治したいため、防疫課に連絡してくるように改善されてきた[169]」からである。さらに「所長は発生部落にはもちろん、疑わしい部落にも、真っ先に医師を派遣した。このことは続く防疫に安心と信頼を寄せるもとになったのだろう[170]」「あれほど毎年出ていた逃亡者が殆んど無くなった[171]」という。

先の川上六馬の手記に戻らせていただく。彼は言う。

「ペスト防疫は知識のない農民と無数の鼠族を相手とする仕事で、その苦労は並大抵のものでない。毎年ペストの発生期になると防疫職員は昼夜を問わず東奔西走してヘトヘトになったものだ。今なお頭が下がる思いがする[172]」

と述べている。あの頃の医師はおしなべて二〇代三〇代だった。若い情熱がなければできない仕事だった。

「この困難で危険なペスト防疫に終始し、ペストの神様とまで云われた加藤君が終戦後新京で日本人会の防疫課長を勤め、同胞の発疹チフス防疫に従事中不幸感染して殉職したことは返す返すも残念なことであった」(173)

だが、その一方で

「ペスト撲滅十か年計画を建てて大いに成果を収めつつあった」(174)

ともいう。

(167) 同上。
(168) 同上。
(169) 前掲長澤三十三回忌手記「吉林省ペスト防疫所は何をしていたか」一〇四頁。
(170) 同上一〇四―五頁。
(171) 同上一〇五頁。また、第一章で加藤の妻満が戦後、殉職した加藤の遺族年金を申請した添付書類に、加藤らが毎年繰り返すペストの流行を調査研究した時の参考意見が書かれている。それによれば、「これまでペストにかかれば死亡率が百％だったものを昭和一六年春、東北の地方新聞に大きく掲載され、その中で、ペスト早期発見によれば治療が可能になったことでありました。必ず死ぬと（分かっていた）為、ペストにかかった満人は恐怖から隠れて逃亡菌をまいて（逃げて）」歩いていました。早く発見治療してもらえば治ると頑迷な村落民を啓蒙したところ、（次第に理解してくれ）実際に薬によって治療が可能になり大いにペスト撲滅に力を尽くしました」とある。
(172) 同上。
(173) 同上。
(174) 同上。

第五節　「防疫の鑑（かがみ）」

加藤が前郭旗に赴任してから翌年、昭和一五年に農安県にペストが大流行して加藤所長以下、防疫職員の不眠不休の防疫活動に追われ、目まぐるしい日々を過ごしたようだ。このペスト流行は五〇〇名という多くの犠牲者を出して終結されたという。

県防疫官だった望月さんはその後、前郭旗よりさらに西方にある乾安県の勤務先が変わり、昭和一六年、今度は自分の受け持ちの乾安県にペストが大流行し、死者二八〇名、患者七〇名を残すありさまとなったらしい。その時、加藤所長は望月さんにつくづくこう言ったという。

「望月君よ、僕は昨年の農安県の防疫ですっかり髪の毛が白くなったよ」(175)

と笑いながら言う言葉を耳にしたらしいが

「又もや（自分が管轄する）本県のためにご苦労させるかと思うと気の毒に耐えなかった」

と望月さんらしい（所長への）気遣いを見せてくれている。確かにペスト防疫とはそれだけの苦闘の連続だったかもしれない。だが、加藤はこれら昭和一五年の農安ペスト、一六年の乾安ペストに曲りなりに終息のめどをつけ、ようやく足元を見つめることができた。同時に長きにわたるペストの感染経路の調査からペストの流行が毎年のごとく繰り返すメカニズムの解明にもようやく曙光が見えて来た。

そして次の年、昭和一七年のこと、ペスト防疫所の玄関脇に一つの石碑が建立された。戦後、加藤の妻満が「防疫の鑑（かがみ）」と題する手記を書いてくれ、それで分かった。ペスト流行で防疫医に犠牲者が出ては民衆の治療もできない。防疫医に犠牲者を出した過去を顧みて、二度と繰り返すまいと石碑に刻み込んだ加藤らの誓いを短い手記の中で書き残してくれた。満ならではの手記である。

「防疫所玄関脇の花壇に『防疫の鑑』と銘した碑がありました。これは主人が昭和一七年頃、防疫所の職員の方々と共に建てたものであります。主人が赴任する前に、二人の邦人がペスト防疫の犠牲になられたようですが、この霊を慰め、かつ、ふたたびこのような犠牲者を出すまいとの厳しい防疫所の姿勢と決意が込められていました(176)」

「碑建立に際し、長嶺県公署より貨車一杯分の石が送られてきたそうで、建立後も、暫くの間は、防疫所門の内側、左右の塀に沿って、沢山の余った石が並べてあったのが印象に残っております。」

(175) 前掲望月手記二六頁参照。

(176) 竹田美文は「細菌学の歴史の中で、研究者が、自ら研究に取り組んだ感染症の犠牲になった例は枚挙に暇はない。香港におけるペスト調査においても、団長の青山胤通、団員の石神享、そして熱心に調査を手伝っていた香港在住の日本人医師がペストに罹った」そして二人とも危篤に陥ったらしいが、何とか回復したとある。前掲竹田論文、一六一頁参照。この〝研究者が、自ら研究に取り組んだ感染症の犠牲になった例は枚挙に暇はない〟との叙述は、加藤正司ほかペスト防疫所の職員達が防疫に当たり、また研究室での実験などの際にも当てはまる言葉だった。もっとも、加藤はペストの犠牲にはならなかったが、満洲崩壊後の邦人難民に広がった発疹チフスの医療に奔走する中、自らも発疹チフスに罹患し犠牲になった。

その後、あの碑がどうなってしまったか知る由もありません。しかし、皆さまの傾けられた青春の情熱は、ペスト撲滅の業績となって彼の地に証明されていると聞きまして、今もなお、あの慎ましやかに建てられた『防疫の鑑』を思い起こすものであります[177]」（加藤満、脱稿昭和五五年九月）とのこと。

第六節　満洲建国十周年記念式典での表彰

終戦直前ではあったが、曲がりなりにも昭和一七（一九四二）年九月一五日、新京でペスト撲滅一〇周年記念の式典が行われたようだ。それにより加藤正司ほかの防疫官がペスト防疫の献身に対して表彰を受けた。そのことを満洲公衆保健協会雑誌第七巻第六号[178]は以下の様に伝えている。

「建国以来、我が国ペスト防疫に身命を賭し、幾多困苦不自由を忍び、長年に亘り防疫職員として献身奉公の誠を竭したる左記の者に対し、民生部では、建国十周年の慶祝すべき佳年に之を表彰し、他の模範たらしめ爾今益々ペスト根絶の理想顕の為、忠勤を励ましむる見地より、左記の者に対し民生部大臣より表彰状及び記念品を贈與した[179]」

とあり、ペスト防疫功労者の表彰が行われ、二〇人の防疫官中の一人に加藤も選ばれ、表彰された[180]。

第七節　妻満の執念の始まり

1．加藤正司の論文はどこに？

満洲が建国一〇周年を祝い、加藤らペスト防疫に献身した功労者が表彰されたが、喜びは束の間に過ぎなかった。日本の敗戦、新京に蔓延する発疹チフス。自らの避難の生活を顧みる暇も無く、加藤は発疹チフスの医療に奔走するも、自ら同病に罹患し、帰還直前の満洲に露と消えた。避難直前の日本内地からの便りによれば、仙台に残る母タヨももはやこの世にいないとの知らせ。帰国して何の喜びがあろうかと錯綜する日々。乳飲み子と三人の幼子を抱え、もはや生きて帰国する希望も失いかけていた。[181] だが、この極限の中でわが身がクリスチャンであることを思い

(177)「百斯篤（ペスト）村の想い出」（満洲国吉林省ペスト防疫所旧職員文集所収、昭和五五年一〇月一一日、広島県佐伯郡宮島町まこと会館での集いを文集に収めた）。
(178) 康徳九（昭和一七、一九四二）年六月二〇日発行、満洲公衆保健協会雑誌第七巻第六号三五頁参照。
(179) 同上。
(180) 実際の式典の前にすでに発表されたようである。なお、平成一五年三月一〇日付の満の話としてのメモによれば、新京で満洲建国十周年記念の式典があり、そこで正司はペスト防疫の多大な貢献により表彰されたとのこと。裏にそのことが刻まれたオメガの懐中時計を戴いたという。満洲から内地への帰還までの間に失ったのか、その懐中時計は今はもうない。
(181) その時、故郷仙台の母タヨは引揚げの前年、昭和二〇年四月一六日、六七歳で死去したばかりであった。帰っても母のタヨはもういない。それもあり、満は帰国の勇気を失いかけていた。

返し、神に祈り、夫の忘れ形見を率いて祖国に帰らねばと決意、終戦後の内地に戻る最後の力を得たのである。

しかし、満は帰国してても、ひと時でも夫正司のことを忘れない日はなかった。故郷の仙台に戻り、生きるために身を粉にして働きながらも、どうしても果たさねばならない自分の使命を忘れないでいた。夫が満洲で成し遂げた業績を戦後の混乱の中に埋没させてはらなない。あの日のことは忘れない。在満当時、夫加藤から遂に冬場に有菌ネズミを生きたまま捕らえたという朗報。その日の夜は殊の外喜ぶ夫の姿を今も覚えている。子育てに疲れても、敗戦となって、満洲が消えた今でも、満洲で発行をされた夫の論文は日本のどこに所蔵さているであろうか。それを探し出すことが今の自分の務めだと思っている。当然ながら、満は旧職員らはもちろん、知る限りの人に問い合わせてみたが、医学者ではない自分にはどうすることもできない。最初、加藤の出身大学の東北大なら所蔵されているはずだ、と人を介して調べてもらったが、その雑誌はないらしい。

そんなある日、満洲時代、鄭家屯のペスト防疫所で夫とペスト研究で競いあったK医師が北里大学に教授として勤務されている情報を知った。満はすぐペンを執ってK医師に手紙を書いた。夫の論文は北里大学に所蔵されていないでしょうか、あれば教えていただきたいと。だが、暫く返事はなかった。けれども、幾度か手紙を出したところ、ある日、返事が返って来た。

封を切ると、手紙と共に加藤が書いた論文の一部が出てきた。奇妙なことにタイトルと書きだしが少しあるだけで、残りの三分の二がない。手紙にはそのことが書いてあった、北里大学の図書館に所蔵はされているが、ページがなぜか欠損してこれ以上ないという。それでも、論文名は「感染經路より見たる滿洲ペストの種繼越年について」で滿洲公衆保健協会誌七巻五号に採録されていることだけは分かった。奇妙に感じたが、満は記載されている雑誌名とページさえ分かったのだからこれで何とかなると喜び、手がかりが出来たことに確信を得た。

それからというもの、筆者夫婦と同居していた満は我々夫婦にこの論文を探し出すよう頼み込んで来た。もちろん、探し出しますと誓ったものの、当時、筆者自身は大学のポストを得る前で、御茶ノ水の出版社の海外事業部の翻訳室で仕事に追われ帰りは遅かった。分かりましたと返事したものの、なかなか腰が重くて上がらない。それを見て満は同居している嫁の阿幸に直接頼み込んだ。妻が同意したことは言うまでもなく、それが後に功を奏すわけであるが、昨今、妻にこの時の話を改めて思い出してもらった。

すると、ちょっと待ってくださいと書斎に消えて、彼女は当時、大学の図書館を訪れて複写したときもらった領収書を自分の引き出しの奥から何枚か出してきた。それをみると、一九七七年代のものが多い。そうだった、妻は私に代わって、一九七七年代に義母満の頼みを聞いて、加藤の論文を探す役割を演じてくれることとなったのだ。私も日中は仕事なので、都内の医学部のある大学は何処かを探して妻の探索を支援したが、今ならネットもあり、また当時でも司書に所蔵先を聞けばある程度分かるはずだが、あの頃、頭がまわらなかった。すべて妻が論文探しに奔走してくれたのであった。

妻は電車で都内に通い、医学部のある大学の図書館を目指し、論文探しに出かけてくれた。司書は簡単に入れてくれない、紹介状のようなものはありますかと聞いてくる。だが、そんなものはない。ひたすら受付で亡き義父の論文を探しています、どうか中に入れて下さい、と直談判して入れてもらった。そうして検索したところ、一九七七年一一月一一日、東京医科歯科大学図書館にて念願の加藤の論文を発見したのであった。大喜びして妻は図書館で泣いたという(182)。

最大の獲物を持って帰ってきた狩人はヒロイン気分で義母に見せた。その時、彼女の喜びも大層なものだったという。それからというもの、義父の他の論文共著も含めて次々と妻は論文を探し出してくれた。それを受け取った義母は加藤の論考を茶封筒に小分けにして、マジックペンで中身は加藤正司の何の論文、掲載誌名、発見した期日と見出しを付けて菓子箱に入れ、我が家に所蔵した。今もそのまま保存してあるが、母満はそのうちの核心となる論文を私にコピーさせてせっせと他の子供達、大同学院の同じ四期の同窓生らに送り、知らせたことは言うまでもない(183)。

妻の論文探しは一年以上もかかった。それだけの時間を要したのには訳がある。本人は単に加藤の関係論文を探し出すだけでなく、図書館内で論文をしっかり読み終えてからコピーして帰宅するのである。こんなわけであるから全部が揃うまで相当時間が経ったのである。因みに、我が家で加藤のほぼすべての論文を読み切ったのは多分、彼女だけかもしれない。彼女はもともと台湾からの留学生である。彼女の世代は日本語を知らない。その彼女が目を通し、すべて読破して、また後に示すように、読むだけでなく、核心となる加藤論文のいくつかを中国語に翻訳したりもした。

巻末に掲載してある単著、共著、それに口頭発表に分けた加藤の論文の一覧表は妻の探索が基となっている。今はネットの時代だから一々図書館に出向いて文献を探す必要はないが、一九七〇年代当時はこうでもしない限り見つからなかった印象を持つ。

そんなわけで探し当てた功労者は妻といってもいいが、元はと言えば、満の執念のたまもの、"Great !" と褒めたたえてあげたい。

2. 妻満の執念

そんな加藤の妻満のことにここで少し触れさせていただかねばならない。満の執念は論文探しから始まったが、それは執念の旅の始まりに過ぎない。探し当てた論文の意義を彼女自身、医学的に理解しなければ価値が今一つ分からない。加藤の唱える冬場にペスト菌を種継ぎ越年する小動物は満洲学会の通説畑リスでなく、有菌ネズミ説であり、またその証明を果たしたとの意義は

(182)「忘れ得ぬ山河―慰霊の旅」六頁に妻（阿幸）の手記「慰霊の旅有情」を参照のこと。

(183)「故加藤正司の論文がみつかる」（吉井武繁手記）大同学院同窓会報№七四（昭和五四年）参照。加藤の妻満から正司の論文探しを頼まれ、筆者の妻が一九七七（昭和五三）年に東京医科歯科大学で見つけたことは本書に上述した。吉井氏が同窓会報で、満からの知らせを聞き、加藤の論文が見つかったと報告して下さったことは時系列からみて符合するだけでなく、幸いである。

どこにあるか、元側近医師だった長澤武医師に聞き、それを確かめ、それが価値ある発見であれば、医学史の一頁でよいから残してあげられないか、同医師にさらに問い合わせてみる、という満の執念に、側近医師だった長澤医師は少しも嫌がることなく応えて、満が夫の事績の価値に確信を得るまで二人の間に三〇年以上にわたるやり取りが繰り返された。そのやり取りの中から、例えば加藤の三十三年忌に寄せて書かれた「吉林省ペスト防疫所は何をしていたか」との論考ほか多くの手記が生み出されたのだと思うし、すべての書簡は残ってはいないものの、最近見つかった三三頁からの長澤医師の新たな書簡もそうだった。それらは加藤の事績を明かにする上で重い証言になったと言っていいかもしれぬが、その裏に妻満の執念ともいうべき Mission がなければ実現しないものだった。

この長きにわたる困難な満の問いかけに、長澤医師は一度も嫌がることもなく晩年に至るまでペンを走らせてくれた。長澤医師は最近見つかった満宛ての書簡の冒頭でこうも述べてくれている。

「私に作家の資や才がありましたら、加藤先生を主人公としたドラマを書き上げて世に残すのですが、又、これが最も先生の志を顕彰する道なのですが、私にはドラマを書く才能がないのが残念です」と述懐されている。

しかも、長澤医師ご自身は戦後「ドブネズミの尾端のペスト菌の消長」と題する論文で既に博士の学位を取っておられているので、残るはひたすら加藤正司の足跡をつぶさに証言し、その足跡を世に書き残す役割にのみ徹して下さった。その中から酒井シヅ先生の『病が語る日本史』の中に加藤正司以下所員が一丸となって満洲ペスト防疫に邁進する姿が描かれた。加藤と研究上の愛弟子の一人ともいうべき長澤医師との間にあったであろう麗しい関係に感動さえ覚える。

このように、夫の死後、加藤の為に残る半生を捧げ尽くしたと言ってもいい加藤の妻満の一念を思うと、筆者はついロンドン大学の教授だったジョン・オースティン[184]（*John Austin*, 1790―1859）の妻サラ・テイラー・オースティン[185]のことを思い起こしてしまう。オースティンの死後、何故、彼の著書『法理学範囲論』が世に知られ、名著になったか。夫の死後、夫の使っていた講義録を調べ、弟子に問い合わせ、確認しながらサラ夫人は一冊の著書に纏めて公刊したのである。それがゆえにオースティンの業績が今日、世界に知られるようになった。満はそんなサラ夫人の如き役割を演じてくれたように思えてならない。

なおもう一言、筆者の立場から述べることがある。前述したように酒井シヅ著に加藤正司の名が掲載された後、満は長澤医師に加藤の伝記を書いてくれまいかと手紙に書いたようなのである。それに対して長澤医師が「私に作家の資や才がありましたら、加藤先生を主人公としたドラ

---

(184) 一八二六年、オースティンは功利主義のジェレミー・ベンサムの弟子として法実証主義の創始者となった。一八二六年、ロンドン大学の教授に就任し、『法理学の領域確定』*The Province of Jurisprudence Determined*, 1832 を著したことになっている。だが次の脚注にみるようにそれは死後、妻サラ夫人の手に拠ったのである。

(185) Sara Austin（Sarah Taylor, 1793―1867）. After her husband's death in 1859, she edited his *Lectures on Jurisprudence*.

マを書き上げて世に残すのですが、…これが最も先生の志を顕彰する道なのですが、私にはドラマを書く才能がないのが残念です」と返信したことを述べた。満の願いに先生は婉曲的に断りの返事を書いたのである。確かに伝記となれば、加藤が何処で生まれ、どのように育ち、どのような学歴を経て満洲に渡ったかのすべてを知らねばならない。だが、年齢を重ねた長澤医師にそこまで調べる気力はなくなっておられたかもしれない。

ある日のこと、長澤医師は私に言われたことがある。酒井先生が歴史の一ページに加藤先生の名を残して下さったのだ、あとのことは私でなく、紘捷さんあなたにバトンをタッチしたい、そう言われた。今から二〇年も前のことである。それに対して筆者である私は〝はいともいいえ〟とも答えなかった。私には兄弟もいる。(186) ところが、悶々と二〇年も過ぎ、コロナ禍が拡がり、自粛を強いられる中、机の引き出しの奥に、長澤先生の書かれた三三頁から成る書簡を見つけた。読むや私の心に熱情が湧いてくるのを覚えた。ペンを執ってみた。すると不思議にペンが走り出した。

(186) 二人とも一生懸命であり、頭が下がる。昨今、筆者に加藤精也編『加藤正司の生涯と研究論文集』(加藤仁紀協力、二〇二一年二月九日、私家版、非売品、同年九月二五日改訂)を送ってきた。正司の妻満の執念は多くの者に足を走らせた感あり。

第三章　ペスト解明を成功に導いた人間力の結実——敗戦と加藤の願い

はじめに

本章の目的は、加藤正司の人となり、その生涯を書くことである。だがこんな話から始めたい。加藤は満洲ペスト時代、折に触れて親睦を兼ねて相撲大会（角力大会）を開いたらしい。防疫所には医師だけでなく、事務職員、運転手などいろんなスタッフがいた。年に何回か行事や懇親会があるが、敷地内には簡単な土俵が作られていて、相撲大会も催した。同じ宮城県出身の職員に大槻安二郎さんがいて加藤の三十三回忌にこう書いている

「健康のために防疫所の広場に相撲、立派な土俵を設備しておりました。私の事、田舎者育ちの馬鹿力を持っていると思われ、先生は得意の柔道で私をすくい投げでやられました。貫禄十分、立派な鼻ひげ笑顔が目に浮かび残っています(187)」

また、もう一人、職員の一人松戸勘一さんもやはり加藤の三十三年忌に寄せて次のように書いている。

「所長先生、覚えていますか、私が就職して間もなく、角力大会を開き、私と所長先生の取組みで私の強烈な頭突きを受けて胸を痛め、”頭突きで受けた胸が痛くて仕様がない“と笑って言った所長の黒く日焼けした顔が今でも鮮明に思い浮びます(188)」

「胸の痛みは数ヶ月続き、友人が松戸、お前は馬鹿だよ、所長に負けておけばいいのに、と

言っておったが、所長は勝負の世界に上司、部下の区別なく、全力で当たった私の角力に対して負傷しても喜んでおった。この一事を見ても所長の人柄を知ることが出来る(189)」と書かれている。机にへばりついてただ研究だけしていたわけではない。そんな加藤の人となりを知るために、彼の生まれた故郷、そして実家の家風、そこでどのように育ったかなどについて触れてみたい。

第一節　加藤の不屈の精神の拠り所

1. 加藤に流れる実家の伝統

加藤正司の生まれた実家は、北上川流域の穀倉地帯にある地元では有数の古い米農家である。加藤は一二代目当主加藤小三郎(190)の七男であるが、小三郎の妻は不幸にも若くして産褥熱で死去したため、後妻となる母はつせ(191)の三番目の息子として生を受けた。加藤には兄が六人、姉が三人、

(187) 大槻安二郎「すくい投げ」二二一頁。
(188) 松戸勘市「八月十五日に想う」三〇頁の三一頁参照。
(189) 同上。
(190) 加藤小三郎、安政二年―大正五年、一八五五―一九一六。
(191) 同はつせ、明治二年―明治三九年、一八六九―一九〇六。

それに弟が一人いて、実家は子だくさんの大所帯であった。実家の初代は古く、[192]八代目加藤良右衛門憲清[193]の時に、登米伊達の馬上通三番座[194]として仕え、明治維新後に帰農して今日に至っている。

父小三郎はかなり働き者で有為の人物だったようで、旧登米郡赤生津村（現、登米市豊里町）の収入役を二〇年近く勤め（村会議院成立より明治三七年まで）、また、豊里村の村会議員をも歴任。明治四四（一九一一）年には、豊里信用購買組合（後の豊里町農業協同組合）を起こし、初代組合長を務めている。[195]加藤の長兄である良右衛門[196]も、村会議員を経て村長になっている。実家はこのように帰農した伝統的な米農家だったため、よく地元の公職に就き、公に尽すことが多かった。そのこともあり、家風としては公僕として仕えるある種正義感の強い家柄だったと言えるかもしれない。加藤も当然ながら、その家風の一端を受け継ぎ、公に尽くそうとの気概を胸のどこかに秘めていたはずである。

父小三郎は外の仕事で忙しく、子どものすべての教育に配慮する余裕はなかったが、子らはそれなりにみな成績が良かったようだ。中でも、次男の亮記[197]は殊の外優秀だったらしい。亮記は希望通り東京帝国大学工学部に入学し、優秀な成績で卒業[198]した。加藤（正司）も亮記に準じて幼少から明るい、秀才の誉れ高い少年だったようである。

第二節　加藤の生い立ち

加藤の生い立ちはどんなであったか、下の内容は、いずれも昭和五一（一九七六）年五月三〇日と平成一一（一九九九）年六月一二日付の加藤の妻、満が筆者に六〇代後半頃から語り、それをメモし満に見せると点検して返したものを記録して取っておいたものである。満の兄弟はみな記憶力が強いことで知られているが、満の記憶力も大層なものだった。それでもどこかに記憶違いがあろうかと、メモの内容を人づてに親戚に聞いて確かめてみたが大枠で間違っていないよう

---

(192) 加藤本家は寛永一五年―元禄七（一六三八―一六九四）年の加藤三右エ門にまで遡る古い耕作農家であるが、加藤家の口伝として、同三右エ門は九歳の時、一一歳の姉と共に山形の庄内藩（現、鶴岡市）を離れ、宮城県登米郡赤生津村（現、登米市豊里町）に渡り住み、加藤本家の初代を築いたと伝えられ、今日に至っている（過去帳参照）。初代と姉は庄内藩で終焉した加藤忠廣公の子孫とされているが、代々伝わるこの口伝を一五代清光の死後、妻敦子が、一六代当主（博久）の承知を得て、娘の美智子（夫の及川は郷土史研究家）に明らかにし、同女が精査の上、二〇一一年七月一二日付手記に書き残した。母屋の裏に祖師堂がある。

(193) 寛政一一年―慶応四年、一七九九―一八六八。

(194) 『登米伊達家御家中家譜書上』（登米藩資料第一集、平成一〇年一一月二六日発行）一七七頁参照。

(195) 産業組合設立以降六〇年、農業協同組合設立二〇周年記念誌『豊里町農業協同組合のあゆみ』（昭和四三年九月六日発行）一一一頁以下参照。

(196) 明治一一年一月二八日―昭和二一年一〇月二二日没。

(197) 明治一四年一一月二一日生まれ、昭和二四年八月九日没。帝国人事通信社『大衆人事録』（第三版、昭和五年七月刊行）参照。それによれば久原鋼業株式会社を経て、昭和電力株式会社の取締役になっている。

(198) 明治四一（一九〇八）年三月東京帝大工学部を首席で卒業。

に思っている。以下の通り、重複もあるかもしれないが、そのまま掲載させていただく。

1．親を早くに亡くす

以下は満の手記を転録する。夫の父親である小三郎さんの家は古く、村の庄屋さんをしたりしていまして、実家は小高い丘の上の大きな一軒家でした。坂を登って上がったところが勝手口で、皆そこから入りますが、間口が一六間もある家の上の方に正門があります。歌舞伎に出てくるような門で、そこから侍の落人が出入りしたらしいのです。中庭には元禄時代の墓石が崩れそうにありました。

小三郎さんは豊里村役場の助役を長く勤めた加藤家中興の祖で、熱心な日蓮宗信者だったそうです。母屋の裏に祖師堂[199]が建っていて、年に一度、村中の人が集まってお祭りをして下さったそうです。夫（正司）が一二歳の時、父親の小三郎さんは亡くなられたそうです。お腹が痛いと言うと、南無妙法蓮華経を唱えてお腹に手を当ててさすって下さったそうです。夫が信心深いのはその為で、ペスト患者が亡くなるといつもお経を挙げて合掌しました。夫は小林一茶の句を好み、「誠」ということばを信念に、最後まで人を見捨てることはありませんでした。

小三郎さんは奥さんの縁が薄かったようで、最初の奥さん[200]は男の子を二人産んで亡くなりました。二番目の奥さん[201]は二人の男の子、二人の女の子を産んで亡くなりました。三番目にもらった奥さん[202]は四人の男の子と一人の女の子を産んで亡くなりました。夫はこの三番目の奥さんの三番目の男の子として生まれました。夫がまだ一歳になったばかりの時に死別したため、親の愛情を受けなかったのですけれども、逆に人に優しい人情味のある人になったようです。

夫のお母さん（はつせ様）は辞世の句を詠んだほどの教養持ちの人だったらしく、また手先も器用でお針などを教えていたそうです。夫は小さい頃、神童と言われたそうです。何事にも根気強く、しらみつぶしに調べる気性でした。

2. 兄亮記の恩返し

満の手記は続く。夫の一番上のお兄様である良右衛門さんは長く豊里で村長をしました。とても奇抜な明るい人で、尾崎咢堂（本名尾崎行雄(203)）に似た風貌の方でした。次男の亮記さんは小さい時から成績優秀で、県立佐沼中学から旧制仙台第二高等学校に進み、東京大学工学部に入りました。旧制高校では一位の成績で東大に入りたいという希望でした(204)。

亮記さんは東大を卒業した後、当時、財界の第一人者であった日立の久原房之助に引かれて日

(199) 清正公の木彫りの像が安置されいる。
(200) F（1853–1916）、享年29歳。
(201) I（1867–1896）、享年30歳。
(202) はつせ（1869–1906）、享年38歳。
(203) 尾崎行雄（咢堂は号）1858–1954。憲政の神様と言われた政治家。
(204) 実際に卒業時に銀時計を授与された。

立に入り、重役にまでなりました。退職後は、丸ビルに事務所を持ち、埼玉県の川口に千坪もある土地を買って現在のプレス工場の先駆となるミツシメ万力会社を設立し経営しました。お家は、やはり退職後、目黒に近く、サツキの花が見渡せるところに建てました。りっぱな設計だったので、よく家を見に来る方があったそうです。三つも門があったそうですが、でもその家は空襲でやられ、それで世田谷の奥沢に家を求めたのです。

そんな立派な亮記さんですが、終生、小三郎さんの三番目の奥さんの恩を忘れず、夫（正司）の兄さん二人（Tさんは早稲田大学、Mさんは宮城県の農業学校）と夫の三人を学校に入れてくれました。

3．挫折を乗り越えて

夫（正司）は小学校から中学校半ばまで東京の家においてもらいました。でも、夫は、田舎から東京に出てきたため、東北なまりが強く、中学校でよくばかにされたようで、けんかになりました。それで、亮記さんは、夫を田舎の佐沼中学へ入れてあげました。夫は佐沼中に入ってからよく勉強する一方、柔道を始め、黒帯となりましたから、何かあると近所の人が「正司さん助けてあげて」と呼びに来たそうです。頼まれるとすぐ飛んでいき、弱いものを助けてやったり、喧嘩を仲裁してやるという話が残っていて、その頃から人に頼まれると嫌とは言えない性格だったようです。

その後、夫は、佐沼中学から静岡高等学校（後の静岡大学）に行きましたが、高等学校の休暇の時も、亮記さんは夫を東京の家において下さり、世話をしてもらったそうです。弟のＴさんも、朝鮮で警察をしていたのですが、亮記さんは内地に呼び寄せて、川口の工場（板金会社の走り）をやらせました。仕事は成功し、Ｔさんは女子大出のお嫁さんをもらったのです。

夫は、東北帝大の医学部にいた頃、医学部は書籍に限らず何かと物入りだからと、亮記さんから、毎月七〇円も送ってもらっていたそうです。毎月七〇円というと、小学校の校長さんの給料くらいだったそうで、下宿のおばさんに加藤さんの財布が欲しい、とよく言われたと言っていました。

小三郎さんは、三番目の奥さんも亡くなったので、女中さんを付けたが、彼女は子供がどうも嫌いだったようで、しばしば邪険にふるまったという。家族ともなじめず、最後は家を出されたと聞いています。

この女中さんのせいで、夫は（自分は）その頃、下村湖人の書いた『次郎物語』とそっくりだったと言っていました。[205]三番目のはつせさんは、夫の弟のＴさんを生んでから産褥熱のため亡くなりました。弟のＴさんはＳ家に養子にやられ、夫は里子（佐藤家）にやられました。実家が里親からお父さん（正司）を連れ戻すのですが、お父さんは実家に帰るのが嫌で逃げて里親のところに戻ろうとします。すると作男（ママ）が墓に隠れて待ち伏せしていてつかまり、肩車に担がれまた実家に連れ戻される。しかし育ての親はやさしい人でお乳が張って来て自分の家にも子どもが待っているにもかかわらず、黙って正司を迎えにきてくれるのだそうです。それでお父さんはその育ての親の家に逃げて行くようになりました。

4．医者になりたい―根づいた夢

夫（正司）は、佐沼中学校にいた時、沼でおぼれた人がいて、同級生が飛び込んでその人を助けて警察から表彰されたのを知り、自分も大きくなったら医者になって多くの人を助けたいと思ったのだそうです。

良右衛門さんには、A郎さん、B郎さん、C郎さんと三人の男の子がいましたが、B郎さんは志津川の旅館をやっている家の養子となり、C郎さんは、亮記さんの養子となりました。亮記さんと夫人との間には子どもがなく、兄良右衛門の三番目の息子C郎さんを養子にもらいうけたのです。

亮記夫人は宮城県の（石巻市）渡波出身の才女で、お父さんは一代で財をなした人だったと聞いています。同夫人は、東京高等師範学校（後のお茶の水女子大）に行きましたが、それは東北六県でただ一人だったそうです。高等師範学校というのは当時、全国で東京の御茶ノ水と奈良県の二ヶ所しかなく、卒業すると女学校の教員になれました。同夫人は、卒業した後、青森の学校で先生になったように思います。着物のこと、料理のこと何でもやれる方だったので、よく田舎の渡波から同夫人の下に見習い奉公の人が送られて来ました。

こんなお嫁さんをもらったので、亮記さんは、与謝野晶子ではありませんが、〝妻を娶らば才たけて、見目麗しく情けあり〟をそのまま地で行ったような風でした。夫人は、養子にしたＣ郎さんを実子のようにきちっと育てました。料理だって七品以下は出したことがないほど一生懸命でした。生みの親が上京してＣ郎さんに会うと、凛々しく育った息子を見るにつけ、感激してトイレに入って泣いていたそうです。

Ｃ郎さんは、とても賢く、昭和九年、東京帝国大学の医学部に入学したのですが、空気のきれいな田舎から都会に来たせいもあり、結核に罹ってしまいました。草津で療養を続け、養母夫人にずいぶん手厚く介護をされましたが、昭和一三年、卒業を待たず、亡くなってしまいました。(206)

その頃、夫も田舎から呼び寄せられ、東京で世話になっていたらしいのですが、夫はきさくな性格で、夫人の言うことは便所の修繕など何でも聞いてあげたため、気に入られたそうです。それでＣ郎さんは亡くなる前、僕が死んだら正司さんを養子にしなさいと言って亡くなったのです。

(205) 一九三六年（昭和一一年）雑誌『青年』誌上で第一部にあたる『次郎物語』が連載され、一九四一年に単行本が出版される。好評だったため、五部まで続いた。内容は、生後すぐ里子に出された次郎。孤独に苦しみ、愛に飢えた青年が自力で切り拓いていく人生を、自伝風に描く大河小説。士族の家の次男として生まれた次郎は、幼少時に乳母お浜の元に預けられた。実家に戻ると格式ばった母親になにかと説教される。次第に次郎は母よりもお浜に懐き、実家を敬遠するようになる。作男に肩車され、実家に連れ戻されそうになると作男の頭といい耳といい引っ張って抵抗する。それでも、いつしか父親の俊亮のやさしさに気づき、成長していく。

(206) 明治四四年三月二八日生まれ、昭和一三年一月七日行年二八歳にて逝去。加藤博通追悼文集『庭の梅』（昭和一五年七月）より。

間もなく、亮記さん夫婦は、当時満洲にいた正司と満と長男慎哉の三人を、一緒に養子にしたのです。(207) 満洲と東京とで互いに離れていましたが、避寒で内地に来ますと東京の家を訪れ大事にされました。

第三節　青春謳歌──静高と茶切節そして医学部進学

佐沼中学校へ入学してからの加藤は水を得た魚のように勉学に励み、佐沼中から名門静高、即ち官立旧制静岡高等学校（後の静岡大学）へ、さらに東北帝国大学医学部へ進学した。

静高時代の詳しい情報は生前、満から聞く機会を逸したのは残念に思っている。だが、全寮制の高校生活だったから、どれだけ全国から集まる秀才と出会い、刺激を受け、青春を謳歌したに違いない。学業とは別に、唯一、加藤が静高を出たことの刻印の一つとしてその時代、〝茶切節〟を自分の十八番にしたことであろう。〝唄は茶っ切り節、男は次郎長〟で始まる誰でも一度は聞いた名曲の一つであるが、加藤はこれを覚えるため、芸子に三味線を教えている師匠の一人を紹介してもらい、その師匠となる方へ頭を下げて通い、茶切節をものにしたようである。満洲で宴もたけなわになると、茶切節を唄って皆に聞かせたらしい。

有名なので一番の歌詞は大抵の人なら唄えるが、全部唄おうとすると三〇節もある北原白秋作詞の長い唄である（町田嘉章作曲）。加藤はこれを全部唄えたかどうか分からないが、唄うとこぶしもなかなかで、興に乗ってくると手振りを混ぜながら座を盛り上げたという。(208)「加藤所長の想い出―三十三回忌に寄せて」の中で、親交の深かった元研究仲間の一人、加地信医師が、

「〝唄は茶切節、男は次郎長…〟一パイ機嫌のにこやかな笑顔、渋い唄声、まだ私の眼の底、耳の中にハッキリ残っています。しかし月日の経つのは早いもの、このなつかしい唄声の主、逝いていつの間にか三十二年、いよいよ最後のお別れをする日となりました」

と述べているから、間違いないであろう。(209)

大同学院卒一期下の後輩で、後に乾安県の副県長となった藤沼清氏がいて、満洲時代、彼は加

(207) 昭和一一年、正司と満が満洲に渡って翌年、男の子が生まれた。それをもって東京の戸主である兄亮記は昭和一二年正司夫婦及び長男慎哉を養子に迎え、入籍してくれた。

(208) 歌のついでにもう一つ、「白頭山節」という唄がある。朝鮮民謡だと思うが、満洲では同窓生らが集まるとよく唄われた歌と聞く。加藤も聞いて自然と覚えたのであろう。実は今から一〇年以上まえだったか、筆者は妻と共に亮記さんの奥さんだったしんさんの実家（石巻市）末永家を訪れた。すると当家の祖母にあたる玲子さんから私はあなたのお父様から「白頭山」を教えてもらったのよ、という。しっかりと教えてもらったので、今も歌えるから、お聞かせしましょうかという、お願いしますというと、お年なのに若々しい声と音程で白頭山を唱って聞かせてくれた。物悲しいメロディーであり、なかなか年季のいる歌だと思った。玲子さんは音楽をやっていた人だったから覚えられたのだが、この歌を口ずさむとあなたのお父さんが来られた日を思いだすわとのことだった。

(209) 乾安県の防疫科長だった望月理三郎手記「思い出の満洲」（『ペスト防疫を担当して』上巻所収）二六―七頁で、氏は「或る時自分が乾安より公用で（ペスト防疫所に）出張して来た時、「〝望月君、僕が新京に出たとき新しいイカがあったので買ってきて塩辛を作ったので一杯のんで帰りたまへ〟とやさしい口調で座敷に呼び込み、色々と静岡のチャッキリ節やわさび漬などで語り明かしてくれた事、忘れがたいものがあります」とやはり所長の「茶切節」のことを覚えておられる。

藤としばしばながら、よくペスト談義を交わしたことは上述した。そのご子息が国際善隣協会の事務局長藤沼弘一氏である。氏は雑誌「柳絮」創刊号（四七頁）に「父たちの満洲―吉林省ペスト防疫所の人たち」という手記を寄せている。その中で、加地信が書いた「加藤所長の想い出」を読んで正司のことに言及して書いている個所がある。少し長くなるが引用してみたい。

前置きに次の書き出しで始めている。「当時の満洲はまだまだ衛生状態も悪く、毎年のようにどこかでペストが流行し、時には一つの村が全滅するようなことも稀ではなかったというのです。またこのペストの防疫という任務は、いつも死との隣り合わせで、大変な仕事だったというものでした」とし、上の加地医師の論考を読まれ、その中で、「何としてもペストを防疫したいと闘った人間模様が描かれていました。」「吉林省の前郭旗に『吉林省ペスト防疫所』が設けられ、加藤正司所長が中心となって、ペストの原因究明に乗り出したのでした」。そして次のように述べている。

「加藤所長は茶切節と次郎長を地で行くような人間的魅力と親分肌を兼ね備えた人だったのでしょう。現地の中国系職員や汚染地域の人達にも公平で暖かい心情を持って応援したので、周りの誰もが所長の意を体して業務に邁進したのでした」

と結んでくれている。まあ、懇親会での茶っ切り節であるから真実は分からないまでも、昼間はペストの防疫で緊張している日々だったから、夜の席ではどれだけ茶っ切り節を唄って気を紛らしていたであろう。少し横道にそれたかもしれないが興味深いと思い、加藤と茶っ切り節は切っても切れない縁だったと想像しながら、引用させていただいた。

第四節　出会いの結実と渡満

さて、加藤と満とがどこで、どう出会ったのか、二人の出会いは、昭和七（一九三二）年頃、満の実家、西堀薬局をたまたま加藤が薬を買いに訪れ、満の弟で薬剤師の鈴木俊次(210)と出会うことから始まったようだ。それを通じて加藤は満とも出会うようになったのである。加藤は満を知ってみると、当時の女性であれば当然持ち合わせている封建的な側面を残しながらも、どちらかというと、比較的裕福な商家(211)に生まれのおっとり型。それでいてミッションスクールの尚絅女学校(212)で先進的な教育を学んだ開明的な女性でもあった。それを知り、加藤はこのような女性こそ自分の求める女性であると、何としても伴侶としたいと願うようになった。

(210) 満の弟俊次は母タヨの実家鈴木家に養子となっていたが、東京の薬科専を卒業して仙台に帰り、市民病院に勤めた。だが、昭和七年、西堀薬局の当主が病死したあと、後継者となり、多大な借金を返済して西堀薬局を軌道に乗せた功労者である。後に宮城県薬剤師会々長を歴任した。

(211) 満の父は近江日野商人小谷薬種店の仙台店の支配人、西堀喜三郎（安政五年―大正七年）である。喜三郎の人物伝（上下）は河北新報第二版、明治四二年九月二〇日付を参照。

(212) 尚絅女学校高等科英文科出身。

結婚してからの加藤は、仕事のことは家では話さないという人もいるが、そんなことはない。仕事のことでも何でも満に話したらしい。満はそれをにこにこ受け止め、いつまでも耳を傾けてくれたようだ。加藤はよく理解してくれる満をまるで人生を共に手を取り駆け抜ける同志のような存在に感じていたように思う。そんな聞き耳を一生懸命傾けてくれる満だったから戦後、加藤をこれだけ語ることができたのではないだろうか。

他方、加藤は早くから東京に住む兄亮記に見込まれ、東京の自宅に引き取られたため、宮城県と東京という異文化体験を受けてなまりでずい分苦労したが、故郷の佐沼中学校へ転校してからは静高、東北帝大へと快進撃を続け、大望を抱く人情家に成長している。満は加藤がそのような苦い過去を乗り越え、医者になって人助けをしたい、そのような大志をもっているのを頼もしく感じ、さらに信頼を寄せ、加藤と結婚に向かうこととなる。

しかし加藤がいざ満洲に行くと知ったとき、満には複雑な心の葛藤があって戸惑いを見せたことは前述した。しかし、加藤が満洲の医師不足に請われて行かざるを得ないことを悟り、最後は加藤の決意に従って夫を支える覚悟をきめたことも前章で述べた。その日の事を満は終生忘れない。二人ともそう決めた以上希望で充たされていた。加藤がいよいよ満洲へ出立する日が訪れた。満は加藤が友人とともに満洲に発つのを途中まで見送るため、仙台から東京、修善寺、そして三島まで同道した。三島は静高時代、加藤が幾度か訪れたところである。加藤はそこへ満を案内した。別れる朝、二人は三島大社に寄り、手を合わせると、ちょうど富士山が雲間から白く輝く顔を見せてくれた。それを彼らは二人の行く末を祝うがごとく思えてうれしかった。

第五節　昭和恐慌と軍国時代、満洲建国へ

1．世界恐慌と満洲進出

けれども時代は展開して行く。一九二九年一〇月、アメリカ合衆国のウオール街にあるニューヨーク株式取引所で株式が突如、大暴落する。以後長期にわたり、かつ、アメリカだけでなく世界中に大不況が拡がって行くことになるのは周知の通りである。これに連動して日本経済も最も深刻な恐慌となり、物が売れない、失業者が増え、大学を出ても仕事がない。これに対してアメリカは自国の経済を立て直すため、一九三三年に大統領に就任したフランクリン・ルーズベルトのもと、「ニューディール政策」を打ち出し、その一環としてテネシー川に二〇を超える数のダムをつくるなどの公共事業を自国の中に立ち上げ、大量に出た失業者を雇用した。また、全国産業復興法（ＮＩＲＡ）を制定し[213]、産業界を国家統制下に置き、沈滞した工業の回復のために産業

(213) 全国産業復興法（National Industrial Recovery Act, NIRA）は、アメリカ大統領であったフランクリン・ルーズベルトが実施したニューディール政策の中の最重要法律である。国が産業の生産統制を行った。一九三三年制定。二年後、州権侵害などで違憲判決を受け短命に終わったが、経済復興政策の中心として一定の役割を果たした。

及び労働者の組織化を認め、他方で失業救済の公共事業促進を図ったことでも知られよう。

これに対して日本は大陸に進出し、内でなく、外に植民地を形成することにより経済を立て直そうとした。不幸な軍国時代の行きつく所であろうか。一九三一年に満洲事変が起き、軍部を中心として満洲国成立へ向かう。アメリカはこれに強く反発した。一九三二年一月七日にはフーヴァー大統領政権下の国務長官スティムソンにより、日本の満洲進出を承認できない旨の声明が発せられるなど[214]、アメリカ世論は大きく反日へ傾く。さらに満洲国を建国するに至り、「中国政府並びにイギリスやアメリカから列強との間にもはや解決の困難な対立を生むこととなり、結果的にその後続く中国関内への新たな侵略、並びに中国さらにはイギリス・アメリカとの全面衝突の起点になって行く[215]」のである。

2. 政府や軍部と一線を画した大同学院の出身者たち

ともかくも軍国主義に支配されていた時代に生きた若者は皆、運命論者にならなければ生きられない時代であったろう。その中で多くはせめて生きた自らの証を、限られた中で、人のために役立ちたいと決意して自らの人生に立ち向かうしかなかったように思う。けれども、若者は決して悲観主義のみに生きた訳でない。とくに加藤らが官吏養成所である大同学院に入学して学んだ精神は、彼らが生きる上でそれなりのバックボーンになっていったと思われる。

二〇一六年二月二八日付毎日新聞（ネット配信）の報道によれば、「現在の中国東北部にかつて存在した満洲国の官僚養成機関『大同学院』卒業生の子弟らでつくる『大同学院二世の会』が二〇一六年三月末、一九九六年以来二〇年の歴史に区切りをつけて」解散したという。

「戦前、彼らの父らは、戦中の日本政府や軍部と一線を画し〝民族協和〟の理想国家建設を目指した父親たち（一世）の足跡を学ぶ試みは、戦後〝侵略〟〝傀儡（かいらい）〟の烙印（らくいん）のもとに否定され、客観的な研究も立ち遅れていた満洲の真実を伝える数々の業績を残してきた」という。

「大同学院は満洲事変（三一年）の翌年、満洲国建国とともに国策会社の南満洲鉄道（満鉄）など官民さまざまな組織の関係者によって設立された。卒業生は〝牧民官〟を自任し、辺境の農村地帯に住み込んで自治の指導に尽くした人も多い」

かくして毎日新聞は「（大同学院の多くの学生並びに卒業生が）日本人を優遇する人事制度や満蒙開拓移民の無差別拡大といった植民地経営方針に異を唱え、軍部と対立することも少なくな

(214) 例えば、池井優「満洲事変とアメリカの対応：スチムソンの対日政策」慶応義塾大学、法学研究、第三九巻一〇号（一九六六年）を参照。『日本人が満洲を体験するのは、日清戦争の際の朝鮮半島から遼東半島にかけての地域における半年弱の戦闘体験を別にすれば、一九〇五年に日露戦争の結果として大連—長春間の鉄道と関東洲（遼東半島南端）の権益をロシアから引継いで以降である。それから敗戦までの四〇年、とりわけ一九三一年の柳条湖事件に続く「満洲国」建国から敗戦までの一四年間には軍隊だけでなく、未曽有の数の日本人がかの地に渡り、生計を立てた』とは加藤聖文ほか著『挑戦する満洲研究—地域・民族・時間』（株式会社東方書店、二〇一五年一二月一〇日）ⅰ頁に述べられているので参照のこと。

(215) 梶居佳広、イギリスからみた日本の満洲支配（1）——戦間期外交報告（Annual Report）を中心に——、二〇〇三年（4）（290）四三頁参照。

かったという」との言葉で結んでいる。

3. 日系職員を叱る

軍部と一線を画した、という点で言えば、軍部は何かと威張って満系らを見下した態度が目立ったかもしれない。しかし、加藤らはそんな生き方はすまいと誓って生きている。出来るだけ平等に生き、平等に幸福を求める、と思って生きている。したがって、ペスト防疫所内でも同じである。当たり前だと思っている。

長澤医師の三十三年忌に寄せた手記の冒頭にこうある。「防疫所の日系職員はどんな立場にあろうとも自分の責任を一人で背負って朝から晩まで満人達と黙々と働いていました。」「満人が失敗しても所長はいつも日本人を叱りました」「もっと大切にしろよ」「言葉は短かに情豊かに諭すのでした. 私達は叱られてもかえってすがすがしくなりました」「所長はそんな人だったのです[216]」とのこと。そんな加藤はもうこの世にいない。齢四〇にして日満双方の所員と永遠に分かれたのである。

4. 満蒙開拓平和記念館と両陛下のご訪問

過去の轍を繰り返してはならぬ。二〇二〇年一一月、筆者は息子の運転で妻とともに長野県阿智村の満蒙開拓平和記念館を訪れた。ここは全国で唯一の満蒙開拓に特化した記念館として二〇一三年に設立された。一九三二年から一九四五年まで農業開拓移民が旧満洲に二七万人とも言われる数で送り出された。政府は満洲事変後、不拡大方針を取ったが、軍部は無視、戦線拡大された。その後、満蒙開拓団の事業[217]は、上述したように、昭和恐慌で疲弊する内地農村を中国大陸への移民によりこれを救済すると唱える国策として大量の農民を満洲へ移住させた。いわゆる国策であるが、細谷亨によれば、それは「昭和戦前期、陸軍と拓務省を中心に推進された満洲への日本人農業移民政策のこと[218]」であり、それには二つの政策意図のもとに計画・立案されたものであるという。「一つは現地側の関東軍による政治的・軍事的要請であり、治安の確立しない満洲国支配の安定のために一定数の日本人人口が必要とされたことに加え、対ソ防衛のための後備兵力としての役割が日本人移民に期待された[219]」からである。

もう一つが最も話題に上がる農業移民であるが、それは「昭和恐慌下で経済的に困窮する日本農村・農民の救済手段（過剰人口対策）として拓務省が注目した」ものである。それは「現地側と日本側双方の意図が相まったことで、移民政策は実行に移されて行った[220]」という。それにより

(216) 以上の引用はすべて前掲長澤三十三回忌手記七五頁参照。
(217) 例えば、細谷亨「地域から送り出された満洲移民」（加藤聖文ほか『挑戦する満洲研究—地域・民族・時間』所収）一〇七頁参照。
(218) 同上。
(219) 同上。
(220) 同上。

一九三二年から一九四五年までの一四年間に二七万人余りの農民が開拓移民という形で満洲に送り出されたようだ[221]。そのうち長野県から三万三千人という全国一の多さで満洲に渡ったとされている[222]。

彼らは「貧しさゆえに自ら満洲へ渡った」とされているが、生き残りの証言を聞き取り調査してみると、その実態は必ずしも貧しさでもなければ、自らの意思で行ったわけでもないとの声が挙がってきている[223]。国策だから仕方なかった、皆が行くので行った、そういう教育だった、という声の背景に、当時、行政村に中心人物なる者がいて彼らが移民を積極的に推進した[224]という研究もある。国策に追従するかのようにある教師の中には次男、三男のいる農家をまわって一人ぐらいは行ってくれと家族を説得したというのもあったという[225]。

二〇一六年一一月に両陛下（当時の天皇皇后両陛下）の強いご希望で阿智村の満蒙開拓平和記念館への訪問が実現された[226]。このご訪問により二度と繰り返されてはならぬ歴史と事実に国民も目を向ける大きな契機になったに違いない。開拓団の生き残りの一人に『できる限り多くの人に語り継いで』とお言葉を寄せられたよし[227]。両陛下の勇気ある行動に頭が下がる思いである。

5．敗戦と加藤の願い―リットンが提示した〝世界の道〟

敗戦後の国都新京で発疹チフスが蔓延した時、加藤は防疫班長として残る一身をその救済に捧げたが、万策尽き倒れたことは既に述べた。だが、倒れる直前、帰宅の途次、こんこんと咳を吐きながら、新京の班事務所に立ち寄ったという。そこに残っていた事務職員に今後の仕事に指示を与える一方で、次のように言葉を残して帰り行く所長を見送ったという。

「先生は班事務所で、戦前の日本人は誤った考えで自分たちは東洋の指導者であると他国の者を見下した。中国とは手を結ぶことのなかった今こそ戦争に負けて中国と同等になり(228)」手を結ぶべきであると述べたという。

この意味を今さら探ろうとするのはおこがましいが、もしかして加藤が残した最後の言葉は、今日、東大教授加藤陽子のいう「リットンが提示した〝世界の道〟」につながる話かもしれぬと著書(229)を読んでみる。リットンとはリットン調査団のリットンである。以下、同書より引用させて

(221)「敗戦直後になると、ソ連の参戦と現地住民の報復、収容所での越冬生活の過程で約八万人が犠牲になった」という。同上一〇八頁参照。
(222)全国一の開拓民を送り出した長野県満蒙開拓平和記念館」（二〇一八年八月九日）自治体問題研究所より。
(223)例えば、小林信介『人びとはなぜ満洲に渡ったのか』（金沢大学人間社会研究草書、世界思想社二〇一五年三月一三日出版）。
(224)併せて一九三〇年代の官製国民運動としての農村経済更生運動の研究として森武麿『戦時日本農村社会の研究』（東京大学出版会、一九九九年六月二四日）参照のこと。その中で移民の送出の要因として行政村における「中心人物」の存在があるとの指摘あり。
(225)前掲書参照。
(226)満蒙開拓平和記念館副館長寺沢秀文（現、館長）による寄稿文「満蒙開拓の史実を語り継ぐ」一二三頁より。
(227)開拓団の生き残りの一人、久保田さんは「この田舎に来ていただきうれしく思う。苦しい話は忘れたいが、平和のためにと語り部を続けてきた。陛下に『できる限り多くの人に語り継いで』とお言葉を受け、ますます元気が湧いてきた」と話したという。令和三年八月一五日の朝日新聞で矢板東高の和気君が授業の中で開拓団について掘り下げ、地元の那須ほか生き残りの高齢化を懸念、独自調査を行い、自分が第二の証言者になりたいとのこと。次の世代に繋がることが期待される。
(228)永沢進「慣れの恐ろしさ」『ペスト防疫を担当して』（下）二〇二頁以下所収。

いただくと、「リットンは日本の権益を承知しているが、今回の日本のやり方を認めることはできない。日本も『世界の道』を受け入れるのは遅くない、と言っていた[230]」という。

世界の道とは「国際協調の道に戻ってきてください」ということであって、「リットン報告書には日本側を交渉の場に誘い込むような条件が、実のところきちんと書かれていました[231]」とし、それは「日本の代表、中国の代表、日本側が指定する現地の代表、中国が指定する現地の代表からなる四者から構成される」と提案されていて満洲にどのような新政権を作るかという話し合いで、「日本側に半数分の発言権を認めていた[232]」のだという。

そんなことを加藤は知っていたのであろうか。中国と対等の関係に立って手を結ぶというのはそういうことだったのであろうか。

半藤一利が先に挙げた著書で言うように、ソ連の侵攻が始まって間もなく、軍総司令部が満洲の三分の二を放棄して南満洲に撤退してしまうなら、最初からこのリットン提案を飲んでいればあれほど在満邦人が犠牲にならずに済んだかもしれない。また、加藤も生きて内地に帰れたのではないかと悔む[233]。

さらに加藤陽子教授は続けて言う。「また、日本側を交渉の場に引き込もうとする誘因として、もっと大きな目玉が用意されていました」という。それは「居住権と商租権が満洲全域で承認されるというプランは、日本側にとっては、大変に魅力的なものだったはずです[234]」という。当時の軍部は明治時代の先達と違って力に頼るばかり、国際法を学んでいない。これらの提案はすべて日本側から受け入れられることはなかったようだが、今の日本人が学ぶべきは、満洲を過去のこととして忘れるのでなく、これを契機として今も、そしてこれからも他国とは対等の立場に立って、常に世界への道、即ち国際協調路線を歩み続ける事であり、満洲という経験を忘れてはならないと思う。

6．語り継ぐこと

もう満洲は砂上に消え、リットンの考えた道にも戻れるわけもない。今、出来ることはなんであろうか。加藤の死後、満洲新京で、防疫班業務を引き受けられた宮崎三郎医師も、同じく北満から避難してくる多くの農業難民の救済医療に携わった。だが、コレラに感染し、昭和二一年八

(229) 加藤陽子『戦争まで―歴史を決めた交渉と日本の失敗』（朝日出版社刊、二〇一六年八月一〇日）一一四頁参照。
(230) 同上。
(231) 同上二八頁。
(232) 同上、一二八頁。なお、リットン委員会とは一九三一年九月満洲事変の勃発直後、中国の提訴を受けた国際連盟理事会が実地調査のために派遣した委員会（Lytton Committee）。団長のリットン卿（ヴィクター・ブルワー＝リットン伯爵）の名にちなんでリットン調査団と呼ばれた。調査団は一九三二年三月現地に派遣され、同年一〇月報告書を公表した。リットン卿は、イギリスにおける枢密顧問官・元イギリス領インド帝国臨時総督臨時総督（ベンガル総督）をつとめた。内容的には日本にとって〝名を捨て実を取る〟ことを公的に認めるものであったよう思われたが、日本はこれに反発、結果として国際連盟を脱退するに至ったことは周知のことであろう。
(233) 同上一七二―一七三頁参照。
(234) 同上一二八―一二九頁参照。

月に帰らぬ人となった。その奥方敬子様は戦後、苦難の引き揚げ後の生活で苦労されたが、最後は養護教諭となられて加藤の三十三年忌に手記を寄せられた。その手記の最後に、「我々の子孫にあのような悲惨な経験をさせてはならないと思うのです。戦争を知らない世代に敗戦の悲惨さを伝えて行くのが私たちの責任でもあると思います」と力強く述べておられる。同感であり、本書に加藤正司伝を書く意味も一つはここにあるといっていい。

第四章　難民救済に散る——殉難散華

はじめに

「あとで聞いたことですが、満洲から真っ先に引揚げたのは、銀行の家族、次は関東軍の家族、次は満鉄の家族だったそうです(235)。私達は癪にさわる気がしましたが、両親は〝そんなもんよ〟と平然と落ち着いていた。そして〝満鉄の人も慌てて逃げたのだね。これを頂きましょうや〟と箪笥や押し入れに残っていた衣類を皆で分けてわたしたちは一寸息ができた。一文無しの私達は新京で冬を越すことになりました(236)」と語るのは長澤武医師夫人の手記(237)に見る弁である。満鉄の家族が逃げて空っぽになった南新京の社宅に旧ペスト防疫所の職員とその家族は避難の旅の紐を解いた時の話である。

暫く続けて、同夫人の手記を読んでみる。女性は安全のためみな髪を切る。「生活力のある者は離れて自立してもよろしい。女こどもはここから離れてはいけない」そういわれる所長先生の眼は血走っておりました。それでも皆でお金を出し合って、高粱を買い、栗を買い、馬鈴薯を買い、ねぎを買って皆で分けました。徹底した共同生活でした」「満洲の冬はとてつもなく寒い。皆で手を振って汽車から石炭を投げ捨ててもらい、それを煮炊きに使う。産後のふらつく体ながら、石炭拾いの帰り道、アカザを摘んで帰る。おじいちゃんと二人の孫娘がノビルを摘んで〝みんなに配ったのよ〟と言う。こんな小さな子までが共同してくれる。七輪で火を起こして拾ってきた石炭をくべる。栗の粥、アカザのみそ汁、ノビルの酢味噌あえ、結構おいしい料理です、両親が産後の私に〝さあおたべおたべ〟とすすめてくれる[238]」。

「十二月、寒い日でした。西の棟の奥さんが心臓が悪いとかで急に亡くなってしまいました。棺をかついでいった主人が帰ってくると、体の調子がおかしいと言って寝込みました[239]。」

「自分で体温を測り、腹をおさえ聴診器で胸をみて〝これは腸チフスだな、やがて意識が無くなるかもしれん。決して食べさせてはいけんよ〟といった[240]」

長澤先生の令夫人は元看護婦である。医師が看護婦である奥様に指示を与えたと言っていい。その後、頼りとする奥様の献身的な看護のお陰で先生は息を吹き返されたと言ってもいいかもしれぬ。令夫人は、

(235) 前掲半藤一利著二〇五―二〇六頁によれば、ソ連が満洲に侵攻してわずか二日後、関東軍司令部は首都新京を離れ、朝鮮との国境沿いの南満洲〝通化〟に退却。事実上、満洲の三分の二を放棄。同時に陸軍第一病院スタッフも新京を離れたらしい。それと並行して軍部とその家族、満鉄社員とその家族は早々に列車で新京を離れたという。
(236) 長澤武夫人「引揚げの日々」（『ペスト防疫を担当して（上）』所収）七〇頁以降参照。
(237) 同上七一頁参照。
(238) 同上。
(239) 同上。
(240) 同上。腸チフスとはチフス菌（*Salmonella serovar Typhi*）の感染による全身性疾患である。臨床的特徴として潜伏期間は七～一四日で発熱を伴って発症する。患者、保菌者の便と尿が感染源となる。三九度を超える高熱が一週間以上も続き、比較的徐脈、バラ疹、脾腫、下痢などの症状を呈し、腸出血、腸穿孔を起こすこともある。診断、治療がされないと重症化することがあり、一五％で死に至るが、現在では抗菌薬で適切な治療を受ければ死亡率は一％以下である。

「心配していた事が本当になった。翌日から高熱が続き、意識が無くなってうわごとばかり言います[241]」

その上、こうして長澤医師が腸チフスに罹患して倒れている時、運悪く

「その時、加藤先生は発疹チフスになられ正月三日に亡くなられました。主人は二週間も高熱が続き、意識不明が続いていたのに不思議と何とか立ち戻ってくれました[242]」

開口一番、先生が亡くなられた事を話す。すると、

「今からすぐお参りに行くと言い出しました。立つ事が出来ません。私は主人を背負いました。極限まで痩せて軽いこと、まるで小学生ぐらいです。加藤先生の二階の階段を背負ったまま易々と登れました[243]」

「新しい白木の位牌に永いことぬかずきました。涙流してお参りして帰ると、主人の体から汗が急にどっと吹き出て倒れました。骨がとける油汗のようです[244]」

「私は夢中で抱きかかえるとお茶を飲ませました。もう死ぬと思いました。二時間程してやっと意識が戻りました[245]」

「加藤先生が全く突然亡くなられて皆、本当に落胆しました[246]」

第一節　敗戦と新京へ避難

1．ソ連軍の侵攻とペスト防疫所をあとに

昭和二〇年真夏当時の満洲のおかれた状況から記すと、八月九日午前零時、突如一七四万のソ連軍が国境を越えて東、北、西から一斉に満洲に侵攻しはじめる。ソ連の三方面部隊[247]のうち、ザ・バイカル方面軍は、西部満洲の満洲里、ハイラルを経てチチハルを目指す第二極東軍の部隊と、内蒙古を経て張家口、赤峰、奉天、新京を目指し、ほとんど抵抗を受けることなく新京[248]をはじめとして各都市を順次制圧していった。[249]

山本有造によれば[250]、「この非常事態に当たり、関東軍は満洲全域の三分の二の防衛を放棄し、

(241) 同上七二頁。
(242) 同上。
(243) 同上。
(244) 同上。
(245) 同上。
(246) 同上。
(247)「ソ連軍は東部国境一帯からと北満の黒河方面から侵攻したが、新京を目指したのは西部国境の満洲里方面からのマリノフスキー元帥指揮下の快速を誇る機械化部隊であった」という。前掲日本長春会編『新京・長春の記憶』三三九頁参照。
(248)「この方面の防衛態勢は手薄であり、新京に達するのは一週間とも十日とも予測された」という。同上前掲日本長春会編『新京・長春の記憶』参照。

大連、新京、図門を結ぶ三角地帯に守備範囲を縮小することとした」「関東軍司令部は八月一二日に通化地域に移転し、皇帝、政府機関、日本大使館もまたこれに随伴した」という。(251)通化は南満洲に位置し、朝鮮との国境に近いところである。ソ連が侵攻して三日と経っていない。放棄された三分の二には開拓団移民はいうに及ばず多くの都市居留民がいる。無防備の彼らに悲劇が襲うのはこの後である。

その時、吉林省ペスト防疫所ではどうであったか。昭和二〇年八月一〇日　防疫所上空を西の空から東へ向かってしきりに飛行機が飛ぶ。防疫所職員の家族たちはいぶかったが、これは満洲西部の軍人家族の避難のための飛行機だったとの証言が聞かれた。そちらが先か、武士にあるまじきこと、これも事実とすれば、言葉もない。その非道ぶりに嘆息するばかりである。

昭和二〇年八月一二日夜一一時半頃、加藤正司、町の機関長会議より帰宅。防疫職員に緊急避難命令を伝える。それによれば、ソ連軍がソ満国境を突破、三千台もの戦車が今日か明日にも迫ってきている。職員家族全員が集合され、すぐ前郭旗を出立しなければならないのでただちに避難の準備をすること、またどこか暖かい場所で冬ごもりすることになるとの由。防空頭巾、冬支度、食糧を用意して、翌日に出発するとのことに決まる。軍の命令も政府の命令も何も無いので、自主的に各自で退去するほかないとの由。

妻満、それから徹夜にて子ども三人の綿入れのズボンを作り、戦時食をつめ、翌日のおにぎりを作る。また生まれてくる子どものの着るものも準備もしなければならない。

昭和二〇年八月一三日　所長としての加藤はペスト防疫所に残留するため、翌朝、満は、加藤より青酸カリをもらい、水杯を交わして別れる。子ども達と午後三時半頃、前郭旗の駅から貨物列車に乗って新京へ向かう。その時、夏の満洲を冬支度の状態。新京駅に着いても、その晩は停車した列車に乗ったまま一晩過ごす。その時、長兄小学一年生、次兄四才八ヶ月、筆者二才三ヶ月、さらに満はこどもを身ごもっており、出産予定は二ヶ月後に迫っていた。

他の職員家族も同様だった。長澤武医師夫人は数日後に出産が迫っていたし、古谷淳（故十川）医師夫人に至っては、昨日一二日に女子を出産したばかりであった。

昭和二〇年八月一四日　もう会えないと思っていた加藤が防疫所の後始末を終え、昼頃、奇跡的に京白線最後の連絡となった無蓋車で他の数人とともに新京へ到着、家族と再会する。昭和二〇年八月一五日、ペスト防疫所の家族の婦女子、六〇歳以上の老人を新京駅の車中に残し、男子

---

(249)「八月一九日ソ連軍の先遣部隊が新京（長春）に入城し、翌二〇日、外蒙から入って長春を衝いたザ・バイカル方面軍コワリョフ軍のコワリョフ大将が関東軍総司令官・山田大将と会見し、関東軍総司令部を接収した」という。さらに「八月三〇日にはザ・バイカル方面軍司令官・マリノフスキー元帥が鉄路ザ・バイカルから長春に入った。」山本有造編著『満洲―記憶と歴史』（京都大学学術出版会、二〇〇七年三月一日）一二頁参照。

(250)同上。

(251)「また関東州は、これまで関東軍総司令官の兼務する駐満大使の指揮下にあったが、八月一〇日、授権勅令にもとづき関東州全域に戒厳令が布かれ、柳田関東州警備司令官が戒厳司令官となった」「ついで八月一一日には関東州行政に関する山田大将の権限が全面的に今吉関東州庁長官に委任され、以後、満洲国および日本との公式連絡は途絶えることとなった」とされる。「関東州」とは中国の遼東半島南部にあった日本の戦略的租借地。旅順・大連の二つの港湾・軍港を含む。

は駅前の大和ホテルにたてこもり最後の抵抗を試みようとした。だが正午、玉音放送が流れ、日本の無条件降伏が決まったと知る。[252]

旧防疫所職員と家族は、京白線の白城子駅より新京へ向かう最後の列車に乗り、加藤は一団の指揮をとって（在郷軍人分会長であったため）南下すること二週間。四平を越え、さらに鉄嶺の駅に来たところで、すでに満洲を占領していたソ連軍によりストップをかけられた。主だった駅に「列車運行中止」の貼り紙がしてあった。[253]

夏が過ぎればすぐ秋、そして冬。満洲の冬は極寒の気温となる。行くところがなければ、凍えて死ぬしかない。加藤達は人脈を辿って、何としても厳冬の冬を過ごさねばならない。せっかく鉄嶺まで来たが、やむなく慣れ親しんでいる、新京に戻るしかない。

2. ポツダム宣言と現地定着方針

たとえ鉄嶺から南下して帰国を試みようと、港に着いても無駄であったろう。一九四五年（昭和二〇）七月、ドイツのベルリン郊外で開催されたポツダム会談で、同年七月二六日、米英中三国政府首脳の連名で日本に対して降伏勧告としてポツダム宣言が発せられた。[254] 宣言が発せられるや、日本政府及び軍の首脳の間では、それを受諾すべきか否かにつき深刻な討論が闘わされた。日本政府は、いったんは拒否を通告したものの、広島や長崎への原爆投下（八月六日、八月九日）、ソ連の対日参戦（八月九日未明、前日宣戦布告）とますます絶望的な状況へ追いやられたため、[255]ついに受諾するに至った。八月一四日、日本政府は宣言の受諾を決定し、同日夜、終戦の詔勅が発せられた。[256]

(252) 昭和二〇年八月一五日正午、玉音放送があり、日本はポツダム宣言を受諾、戦争は終わった。前掲満洲国史編纂刊行会編『満洲国史―総論』七六八―七六九頁参照。八月一八日未明、溥儀は退位詔書に署名。同『満洲国史―総論』七七〇―七七二頁。満洲国は一三年五ヶ月という短い命に幕を閉じたのである。

(253) 丸山邦雄『なぜコロ島を開いたか』三六頁、及びポール・邦昭・マルヤマ『満洲 奇跡の脱出』四五頁参照。

(254) 最初、ポツダム会議は米英ソ三国により始められたが、ルーズベルト米大統領が死去したことで、副大統領だったトルーマンが大統領に就任、密かに進めていた原爆開発が成功するに及び、アメリカ単独で対日戦終結のめどが立ち、実際のポツダム宣言が発せられたときはソ連に知らせることなく、米英中三国で発せられた。加藤聖文『海外引揚の研究―忘却された「大日本帝国」』（岩波書店、二〇二〇年一一月一一日）三二一頁参照。もっとも、その後ソ連はポ宣言を追認した。日本大百科全書によれば、この宣言は全部で一三項からなり、日本がこのまま戦争を継続すれば日本の国土は完全に荒廃してしまうこと（三項）、いまや日本は壊滅への道を続けるかそれとも理性の道を歩むかを決定すべきであること（四項）を述べ、連合国が要求する戦争終結の条件として次のものを掲げている。⑴軍国主義の除去、⑵日本国領土の占領、⑶カイロ宣言の条項の履行、及び本州、北海道、九州、四国及び連合国が決定する諸小島への日本の主権の制限、⑷日本国軍隊の完全な武装解除、⑸戦争犯罪人に対する厳重な処罰、ならびに民主主義の確立、⑹賠償の実施と平和産業の確保。またこの宣言は、以上の諸目的が達成され、日本国民の自由に表明された意思に従って平和的な傾向をもった責任ある政府が樹立された場合には、ただちに占領軍を撤収することを明らかにしている（一二項）。日本政府はこれらポツダム宣言をすべて受諾したのである。また、カイロ宣言とは一九四三年一一月二七日、第一次カイロ会談の最終日にアメリカのF．ルーズベルト、イギリスのW．チャーチル及び中華民国の蒋介石の三首脳が署名し、同年一二月一日に発表された対日戦の基本目的についての宣言。カイロ宣言のうち、第一次世界大戦後日本が奪取または占領した太平洋における一切の島嶼の剥奪、ならびに満洲、台湾、澎湖列島などの中華民国への返還といった日本の領土問題に関する方針などは、四五年のポツダム宣言に取り入れられ、これも別途、日本によって受諾された。

(255) 日本軍で満洲を守っていた関東軍はほとんど抵抗できず敗北した。

(256) 八月一六日、大本営は大陸令第一三八二号により陸軍全部隊に対し「即時戦闘行動を停止スヘシ」と命じたが「止ムヲ得サル自衛ノ為ノ戦闘行動ハ之ヲ妨ケス」と自衛戦闘については除外した。その後、大本営は停戦命令を段階的に「強化」し、二五日に自衛戦闘を含む一切の戦闘行為を禁止した。樺太では二三日、千島では二五日までに戦闘が停止したが、満洲では命令伝達の困難から八月末まで戦闘が継続した。

これに基づき、同終戦の八月日本政府は二つの文書を政策として発したとされる。一つは、外地に生活する在外邦人に対して、「居留民は出来る限り定着の方針を執る」べしという方針[257]（八月一四日、外務省）。もう一つは、「満鮮に土着する者は日本国籍を離るるも支障なきものとす」（八月二六日、大本営）というものだった[258]。いわゆる現地定着方針とされるものである。

これらをマクロ的に見るかミクロ的に見るかによって見方は若干異なるかもしれない。客観的にいって加藤聖文教授の指摘する通り[259]、敗戦当時、海外に残された邦人を一挙に帰国させるには当時「ほとんど不可能に近いもの」だったことは確かであろう。同教授によれば、理由は三つ。一つは輸送可能な船舶が決定的に不足していたこと、二つは仮に少ない船でピストン輸送したとしても港が使えなかったこと、三つ目は食糧不足、それは昭和二〇年日本は記録的な凶作に加え、本土の都市は空襲でやられていて、住む家も食べるものも不足している、海外引揚者が住める住居はなかった[260]。

「このような理由から、日本政府は、海外の日本人（兵士も民間人も問わず）を短期間で帰国させることは不可能と判断していました[261]」

そんなわけで日本政府はやむなく「現地定着方針」を出したという[262]。その通りであろう。とはいえ、とくに満洲では事実上、三分の二の軍部が退却したことにより困窮とソ連兵の略奪等に苦しむ同胞難民。早く満洲から脱出したい、本国からの救済の手を出して欲しいと願う気持ちも強くあって、この政府方針を棄民政策と思って厳しく見る目も多かったことも否めないかもしれぬ。[263] かくして「(この在外邦人の現地定着方針は) あまりにも現地を知らぬ空論であった。ソ連軍の進駐、関東軍の武装解除、現地中国人の武装化などあって、日本人の生活は悪化の一途をたどった」「三八度線以北のソ連軍占領地から米軍支配の南朝鮮へ移動する際の苦労は藤原てい『流れる星は生きている』に詳しい[264]」と述べる向きもいて、政府の現地定着方針に抑えられない感情もあったことは事実であろう。

(257) 「玉音放送の前日八月一四日、大東亜省は〝在留邦人の現地定着〟方針を各地の大使館へ打電」とのこと前掲日本長春会編『新京・長春の記憶』三三九頁参照。加藤聖文『海外引揚の研究―忘却された「大日本帝国」』(岩波書店、二〇二〇年一一月一二日) 二八頁以下参照。

(258) 前掲加藤聖文他『挑戦する満洲研究』一四六頁を読むと、「終戦時、アジア太平洋地域には日本の全人口の約一割に当たる六八八万人余りの日本人 (軍民合計) が散在していた」とされている。それでは満洲だけでどれだけ居住していたか。「敗戦後の一九四五年一一月に外務省が発表した在外居留民数 (軍人を除く) によると、満洲には一二三万人がいたとされている」。さらに「満洲以外の中国が四六・六万人、その他南浦区朝鮮、台湾、樺太・千島、さらにはフィリピンなど東南アジア各地を加えた総数が三三四万人であったから、満洲はとびぬけて多かった」と言えよう。同上・i頁参照。

(259) 加藤聖文「記念講演　海外引揚七〇周年―体験の継承」国際善隣協会編『記録・引揚七〇周年記念の集い―満洲、樺太、朝鮮、台湾から』二〇一七年 (平成二九年) 五月二〇日発行、所収、六頁以降参照。

(260) 同上参照。

(261) 同上七―八頁。

(262) 同上。また加藤聖文「第一章　大日本帝国の崩壊と残留日本人引き揚げ問題―国際関係のなかの海外引揚」(増田弘『大日本帝国の崩壊と引揚・復員』(慶應義塾大学出版会、二〇一二年一一月一五日) 所収) 一三頁以降参照。

(263) 丸山邦雄『なぜコロ島を開いたか―在満邦人の引揚げ秘録』(株式会社永田書房、昭和四五年一〇月三〇日) 参照。

(264) 前掲日本長春会編『新京・長春の記憶』三三九頁参照。

3．内地帰還の開始とGHQとの交渉

棄民政策とも聞こえた満洲における邦人残留難民にいつ引き揚げの日が訪れるであろうか。敗戦後ソ連兵の略奪、凌辱に苦しみながらも、どうにか内地帰還の日を心待ちにしていたに違いない。だが、現実はどうか、小林英夫によれば、

「敗戦と同時に即座に日本人の引揚げが始まったわけでない。日本政府は敗戦直後、各国との外交関係が遮断されたため、日本政府と植民地との連絡は、国際赤十字やGHQを介するか、中立国を通じてしか行われず、事実上中断されたままの状態であった。日本政府も当初は居留民現地定着の方針だったたし、また船舶の不足や機雷の除去の必要性が、その実行を大きく妨げていた[265]」

のである。しかし、紆余曲折を経て最終的に「現地の窮状が伝わるなかで、GHQと日本政府は引揚げ作業に着手する」（同上）のであるが、その裏には各方面の働きかけがあったと思われる。その一つが余り表に出てこないが、丸山邦雄『なぜコロ島を開いたか』にみる在満邦人の引揚げ秘録もその一つかもしれない。著書の冒頭で、丸山はこう述べている。

「私は終戦当時満洲において、あの戦慄すべき終戦直後、海の彼方に残された多数の同胞が、家郷に待ち侘びる肉親家族とはなればなれに隔絶され、一片の文通さえ出来ない人類史上最大の悲劇に直面し、既に戦争が終わったにも関わらず、絶間なく銃声が聞こえ、暴徒が横行し暴行、略奪が昼となく夜となく繰り返され、飢えと寒さと病気のために毎日毎日死ん

で行く無数の同胞、就中戦争の何であったかさえ知らない幼児、乳飲み子が栄養失調の母の懐に抱かれたまま、冷たい屍となって消えて行く哀れな姿を数多く目撃した(266)」

その惨状を見過ごすこと、堪えがたく「そうして駐日連合軍総司令官マッカーサー元帥に、海外同胞の非人道極まる惨状と悲劇を具に訴え、当時ただ一ヶ所国府軍の遼東湾の葫蘆島（コロ島）に、一日も早く引揚げ船を送ってもらおうと魂を吐いて嘆願(267)」したという。簡単に個人でマッカーサーに会えることなど普通考えられないが、彼は全満カトリック教会の管長の下、教会ルートを使って残留邦人の救済に関して(268)日本側に惨状を訴えたという。もちろん、正式な引揚げ交渉は日本政府とＧＨＱとなっていたはずなので、正式な交渉の裏に何があったかわからぬが、その陰に日本人丸山のような英雄伝もあってのことだったかもしれない。

「しかし、現地の窮状が伝わるなかで、ＧＨＱと日本政府は引揚げ作業に着手する。一九四五年一〇月には引揚げの中央責任官庁として厚生省が選ばれ、一二月には旧陸海軍省それぞれ第一、第二復員省として復員事業を担当することとなり、復員・引揚げ事業は軌道に乗り

(265) 小林英夫『〈満洲〉の歴史』（講談社、二〇〇八年一一月二〇日）二四九頁参照。
(266) 丸山邦雄『なぜコロ島を開いたか』（永田書房、昭和四五年一〇月三〇日）二頁参照。
(267) 同上。
(268) 「特筆すべきは、前満カトリック教会の管長の職にあって、大連カトリック教会を本拠として難民の救済に献身的活躍を続けておられた、アメリカのレイモンド・レイン司教をはじめ」多くの教会関係の人に「満洲脱出、祖国日本への使命達成に対し絶大な協力を賜った」よし。同上丸山著、五七頁参照。

始める[269]」のである。そして「翌四六年三月一五日にはGHQから『引揚げに関する基本指令』が提示され、法令的に整備された。中国東北では一九四六年五月の葫蘆島からの第一線乗船開始を契機に、一〇月までに約一〇〇万人の日本人が引揚げを完了している[270]」のであった。

第二節　避難生活

1．旧満鉄宿舎で極寒の冬を過ごす

さて、終戦から引揚げの間、旧ペスト防疫所の職員達家族はどう極寒となる冬を過ごしていたか。旧ペスト防疫所からの避難をリードした加藤は人脈を辿って宿舎を探すと、幸い、旧ペスト防疫所の職員の一人だった藤田優氏の情報で、新京南区光熙街に満鉄の職員家族の社宅（木造の建物が何棟か並んでいた）が空き家となっていることが分かった。皆でそこに分宿することになる。居住者のいなくなった満鉄の社宅に入ると、衣類や寝具、家財道具は、主だったものを除いて、そのまま置いてあったという。満鉄社員家族の多くはすでにソ連侵攻の前に帰国の途につい

ていたらしい。この宿舎を加藤達職員家族がいくつかのグループになって、共同で居住して、冬を過ごすことになった。

幸い、上に述べた丸山の言葉にあるような悲劇の手記はペスト防疫所の旧職員家族には見当たらない。というのも後述するように、加藤らは診療所を開設したので、無法なソ連兵も自分たちが病気になれば、いやでも診療所に厄介にならねばならない。それを知ってのことか、職員家族に危害を加えられたことはほぼなかったようだ。折りに触れて、ソ連兵が、軍靴で家に入って来てめぼしいものを略奪して行くことはあったが、夜も、何とか自衛的にソ連兵が来た時の警戒方法をととのえ、女子供も隠すことができたという。

2．診療所開設と協同生活

もうとっくに臨月がきていた長澤夫人は無事、宿舎で男の子を出産されたという。他方、満は、貨物列車で避難している時、梯子をかけて子ども三人の下の世話をしなければならず、身重の体調が悪化。宿舎で何とか娘を一ヶ月早産で産んだ後も、衰弱でリンゲル注射の世話になり、かろうじて生命を取り留めるほどであった。

南新京の落ち着き先の満鉄の公社の周囲は湿地を含んだ広い原野で、加藤を先頭に男たちはよ

(269) 前掲小林著書、二四九頁参照。
(270) 同上二四九―二五〇頁参照。

く越冬用に大木の枝を渉猟しに出かけて行った。女たちは近くの線路に出かけては列車の落としてくれる石炭を拾いにいった。こうしてペスト防疫所の家族は皆が一団となって固い絆の生活を始めたが、それは紛れもない逆境の中の共産主義的協同生活であった。

間もなく近くの空き家の二階に診療所を開く。信和路の名前からとって和信診療所と名づけ、主に古谷淳医師が診療に当たり、三浦さんが事務方となる。診療を開始する。するとそこにはロシア兵(当時満洲の日本人達は敵兵である彼らを侮蔑的に〝ロスケ〟と呼んだ、中国人は彼らを〝大鼻子〟ダービーツと呼ぶ)[271]らがよく病気で治療を求めてきた。

第三節　敗戦の中で見せた究極の救済の心

1．難民邦人と発疹チフスの蔓延

ともかく越冬できるめどはついた。しかし、新京には毎日、北から開拓団の在満邦人が身内や仲間の命さえ奪われ、難民となって避難してくる[272]。しかも「着のみ着のままの姿となり、極度の疲労困憊と栄養失調のために心身ともに衰弱し、後に発疹チフス[273]などの伝染病が発生し、多数の日本人が死亡した[274]」という。満洲には農業移民として二〇万人以上が渡ったとされている。そのうち約八万人もの同胞が犠牲になったと言われている。

四五年八月九日未明にソ連軍が侵攻したが、日本側の軍隊は通化に退却したこともあり、一〇日も経たないうちに、ソ連軍は新京ほか都市を占領するに至った。この結果、「翌四六年四月末のソ連軍撤退まで八ヶ月、満洲全域は実質的にソ連軍の軍政下におかれる」[275]こととなり、「進駐ソ連軍は、①戦犯容疑者の逮捕・拘禁、②日本将兵捕虜の拘留・押送、③官僚・会社・住宅の占拠・接収および資産の略奪、④主要鉱工業施設の接収・撤去、等を大規模に行って」[276]いくが、特筆すべきは「ソ連侵攻と敗戦にともなう日本人の逃避行（すなわち既住地を離れての避難）」である。それは大きく二つに分けられ、一つは「（ソ連）軍に追われて北部地帯から南下した緊急避難（主に開拓団住民の逃避）」もう一つは、「爆撃・敗戦に伴う都市からの避難（主として関東軍・政府関係家族の北朝鮮への疎開）」[277]と言われている。

---

(271) だが、中国人は日本人を東洋鬼子（トンヤンクエツ）と呼ぶから心して自戒なければならぬ。
(272) 前掲『満洲国史―総論』七八一頁。
(273) 国立感染症研究所によれば、不衛生になった衣服に付くコロモシラミによって媒介されるリケッチア症である。つまり、発疹チフスの病原体は、細胞内でのみ増殖する発疹チフスリケッチア（*Rickettsia prowazekii*）であり、それによって発疹チフスはひき起こされ、コロモジラミによって広まるらしい。戦争、貧困、飢餓など社会的悪条件下で流行することが多く、第一次大戦中にはヨーロッパで数百万の死者を出している。発疹チフスになると、発熱、激しい頭痛、極度の疲労感が現れ、四～六日後に発疹が現れる。治療しない場合の致死率は年齢によって異なるが、一〇～四〇％であるという。抗菌薬で治療されるが、敗戦の混乱の中、もはや治療薬もない状態で加藤正司は患者の治療により極端に疲労し、患者から罹患して帰らぬ人となった。
(274) 同上八〇〇頁参照。
(275) 前掲山本有造著、五頁参照。
(276) 同上。
(277) 同上。

対ソ戦準備を命じられた関東軍が各地への兵力抽出のため、戦力低下は著しく、結果として「七月三〇日までに在満日本人のなかから成人男性を大量動員するという、いわゆる〝根こそぎ動員〟が行われる。そして、このことが在満日本人、とりわけ開拓団の悲劇の一因となった」[278]と言われるように、在満日本人のうち、開拓団住民の多くの男子邦人は、関東軍に招集されておらず、残った無防備の男子年配者と母子を中心とする者がソ連の侵攻で身内を失い、とくに北満及び東満から数百、数千の人が、難民となって首都だった新京（現長春）を目指して避難してきた。彼らはその後、自治組織として形成された日本人居留民会の手で元学校だった各所を避難民収容所として収容されていくが、新京に着いても寝具はもちろん、衣類も食べ物もろくにない。不衛生この上ない状態のなか、瞬く間に免疫力を失った難民の間に病魔、発疹チフスが蔓延して行った。

とくに室町小学校だった収容所は新京駅に近く、他の難民収容所の連絡中継所であり、民会の衛生部門の連絡所でもあった。二千人ほどの難民が収容され、ここに発疹チフスが広がった。

2．加藤、感染阻止治療に駆り出される

これを対策し阻止しなければ、いずれ街もろとも壊滅してしまう。その時占領していたソ連と長春政府[279]は残っていた民生部に発疹チフスの感染を阻止せよと指令[280]。それを阻止せねば、室町収容所を閉鎖するという。ここは他の収容所との連絡中継所になっていて、ここが閉鎖されると他

の収容所との連絡網が切られてしまう。一一月下旬、民生部は日本人の自治組織である長春居留民会[281]を通じて医師である加藤を防疫班長に白羽の矢を立てた。

民会の中にはその時点ですでに保健所のような部門が出来ていて、その所長に元民生部衛生司長だった川上六馬が就いていた。川上氏は、加藤が大同学院を卒業して民生部の衛生司の下に設置された衛生技術廠に就職した時、民生部の衛生司のトップで、雲の上の人であった。満洲崩壊後、民会の川上科長の下にいた大学の先輩でもある次長役の伊吹皎三氏を通じて発疹チフスを阻

(278) 加藤聖文『「大日本帝国」崩壊―東アジアの一九四五年』(中公新書、二〇〇九年七月二五日)一四八頁参照。
(279) 「いまや旧満洲に主権を持つべき中国は中華民国国民政府に代表されると考えられ」「政府の代表が長春に飛んでソ連代表のマリノフスキー元帥と面会したのは一〇月一三日のことであった」という。「こうしてようやく国民政府側の東北接収体制は整った」がその後、中共軍八路軍と国府軍との間に長春の陣取り合戦が始まる。前掲山本有造著一七頁参照。
(280) 「八月一九日、ソ連軍の先遣隊が新京郊外の飛行場に到着。翌二〇日コワリョフ大将指揮の機械化部隊が進駐した。翌二一年四月のソ連撤退までに、国民政府軍、中共軍(八路軍)が交互に進駐したが、交戦するまでには至らなかった」。前掲新京・長春の記憶』三四〇頁参照。
(281) 前掲加藤聖文『大日本帝国』によれば、「一九四五年(昭和二〇年)九月中には満洲国にあった主要機関はすべて消滅した」(一七二頁)という。さらに「取り残された在満日本人の保護は、高崎達之助らによる東北地方日本人救済総会が引き継ぐことになった」(同上)という。また、同時に「ソ連軍の侵攻した満洲各地では、政府機関が次々と解体されて行ったため、在留日本人自ら自衛組織として日本人会を結成」(同上)ともいう。「救済総会は、各地にできた日本人会を束ねることとし、高崎を会長にした」(同上)。やがて救済総会は高崎を会長とし、その上で「ソ連軍の撤退後に国民政府によって、日本人の引揚実施機関として一九四六年七月一日に設立された東北日僑前後連絡総処に吸収されるまで、在満日本人の保護活動を担ったという」(前掲加藤著一七二―一七三頁)。なお、「長春では一九四五年(昭和二〇年)八月二〇日、市民保護のため有志が居留民会を結成した」とある。満洲国史編纂刊行会編『満洲国史―総論』(昭和四五年六月三〇日)八〇〇頁。日本長春会編『新京・長春の記憶』(日本長春会終戦記録文集企画会編、平成二一年一二月一日)三四〇頁参照。

止するよう加藤が駆り出されたのである。元民生部衛生司のトップだった川上氏から伊吹氏を通じて、室町収容所で蔓延し始めている発疹チフス阻止のため一肌脱いでくれと頼まれ、しかもそれが同胞難民のためでもあると言われれば、彼は嫌とは言えない。

ともかくも加藤は室町収容所に案内され、難民であふれる所内の現場を見せられた。その時加藤が案内された時の光景について伊吹皎三医師が手記を残している。「十一月二十二日、川上、加藤両氏と室町小学校を見る。言語に絶する有様なり[282]」とある。彼はその惨状をみて「彼は持って生まれた気性で、あの収容所を見ては、とても黙っていられなかったのであろう。彼の右腕となる（医師の）宮崎三郎君以下（一〇名の旧ペスト防疫所職員）を引き連れて、早速、此処の防疫に当たってくれた[283]」という。加藤たちは薬の欠乏する中、大規模な煮沸器など設置して診療にあたった。一ヶ月後に室町収容所の発疹チフスはどうにか抑え込むことに成功した。けれども、その時点で他の収容所にも発疹チフスが拡がり、新京全体に蔓延すると、加藤はこれに当たるを余儀なくされ、力尽きるのは時間の問題となった。

南新京の宿舎から新京に行くのに重い長靴を履いて片道一時間ほどもかかる。それだけでもかなり疲れる。やがて、疲労が極度に重なり、昼に食べた一個の握り飯の海苔の味さえ夕食まで残るほど胃腸が弱り消化できなくなってしまった。

3．殉職に泣く

(一) 難民救済に力尽きる

昭和二〇年一二月二二日　加藤はついに虱の媒介により自ら発疹チフスに罹病[284]。ピリンを服用して就寝。次第に熱が上昇し、新京唯一の伝染病院の千早病院長の往診を要請する。極度の疲労のため、出血性発疹チフスとの診断を下される。四〇度の高熱が続いても、特効薬がなく、カンフル注射のみにて、苦しみを見守るほかない状態。

罹病前、長澤武医師が腸チフスで倒れ、夫人が治療と看病にあたっていた。ところが、まだ長澤医師が病床に伏せているうちに、今度は加藤自身が発疹チフスで倒れた。こんな時の加藤の発疹チフスである。古谷淳医師が加藤の治療に当たる。また、看護婦の渡辺さんが不眠不休の看護に当たってくれた。

しかし、昭和二一年一月三日。治療の甲斐なく、いよいよとなった。その時、加藤は子どもを

---

(282) 伊吹皎三「物故者の想い出―加藤正司君のこと」(大同会、昭和三四年、創刊号)一九頁参照。伊吹医師は当時民生部保健司次長から吉林省保健科長に転じていたが、新京に滞在していた(前掲三千里四八九頁参照)。民生部衛生司長川上六馬(内地帰還後、厚生省医務局長、昭和六一年、八四歳没)は、伊吹氏に取り、民生部のかつての上司である。なお、氏の「新京敗戦記」はつとに有名である。

(283) 同上伊吹論考二〇頁。

(284) 松岡巌医師手記によれば「或る日、仕事から帰られた加藤先生がくびの所にしらみがいると言われたのを覚えています」とある。発疹チフスは今では抗菌薬で治療されるが、敗戦の混乱の中、もはや治療薬もない状態で加藤正司は患者の治療により極端に疲労し、患者から罹患した。

一人ずつそばに呼んで話しかけ、大きく胸を開いて、別れを告げた[285]。古谷淳医師が最後の脈をとる。防疫所の人たちが一生懸命マッサージを施すうちに息を引き取る。発病してから一二日目、一月三日午前零時を回った頃、故国を目前にして、男盛りの四〇歳で夭折した[286]。

また、治療の後半、死ぬ前に加藤は酒が飲みたいと看病中の満に述べたことがある由[287]。それを、後、腸チフスから立ち直った長澤武医師に告げると、医学生時代に三日間、酒療法で病人を治したことがあると口惜しがった。

残された妻子はもちろん、リーダーを亡くした職員家族は、さらに内地への帰還まで不安と塗炭の苦しみに直面しなければならなかった[288]。「所長先生が全く突然亡くなられて皆、本当に落胆しました。それから更に激しいドン底の生活が続きました。しかしよくまあ底がぬけなかったこと。よくまあ徹底した生活に皆が心から協力して下さったこと。今思えば不思議な気がします。これは全く加藤先生の徳でございます[289]」とは長澤夫人の言葉である。

南新京の近くの丘に日蓮宗のお寺があり、そこで加藤は荼毘に付された。遺骨と戒名はそこから持ち帰った。

筆者は父正司の顔も知らずに育ったが、あの日、宿舎の二階から白いロープでつるされた棺桶が厳かに下ろされるシーンだけは強く瞼に残っている。荼毘に付されたその日、南新京の空は灰色の厚い雲で覆われ、白い雪の絨毯で敷き詰められた歩道には人影はなく、雪を被った街路樹が薄暗いトンネルのように遠く延びているだけだった。

（二）戦後、殉職とされ、外務大臣より表彰される

内地への帰還後しばらくして、昭和四六（一九七一）年二月一日、敗戦後の極度に混乱する満洲において献身を重ねた加藤の慰労について、旧ペスト防疫に携わった厚生省の関係者[290]らが厚生省だけでなく、外務省にも働きかけていたのを知る。外務大臣により表彰状が届けられた。それにはこう記されていた。

「あなたは第二次世界大戦末期著しく治安の紊乱した満蒙地区において一身を顧みず同胞の救出救済にあたりまた引き揚げに際しては極めて困難な帰国業務に携わり顕著な功績がありました。よってその徳行を称賛し栄誉を永く表彰します」

というものであった。さらに妻満の元へ遺族年金の対象となった旨の厚生省による決定が伝えられた。家族としては無念の思いはなおぬぐえないものがあるが、殉職と認定されたことにより、

(285) 皆をポケットに入れて連れて行きたい、というのが、子煩悩だった加藤の臨終のことばだった。
(286) その年の初夏、加藤を引き継いで防疫の班長になっていた宮崎三郎さんがコレラで急死。
(287) また、脳障に陥ろうとしていた時、加藤は満に「自分は早期発見ならペストでもトリヤノンの投与によって救うことが出来ることを発見した、なのに発疹チフスの特効薬がまだなかった」ことを死を目前に憂いた（二〇〇三（平成一五）年三月一〇日付紘捷記）。
(288) 加藤の生前、見舞いに訪れた加藤が長澤医師に治ったら駅の近くにもう一つ病院を開いた方がよいと助言していた。後、長澤医師が回復して二月頃、駅の近くに病院を開き、看護婦の渡辺さんと一緒に診療に当たる。病院名は、敬愛してやまなかった所長の名をとって加藤病院と名づけた。ここでの報酬も皆、旧職員家族の生活の糧に使われた。
(289) 前掲長澤夫人手記「引揚げの日日」七二―七三頁。
(290) その中に、満洲から内地へ帰還され、後に厚生省の衛生局長となった川上六馬氏らがいたことを付記したい。

妻満としては夫が無駄な死には終わらずに済んだことで少しは報われた気持ちになったかもしれない。

第四節　老百姓（ラオバイシン）の味方となって

戦後、内地に帰還された川上六馬[291]氏の大同学院同窓会報に寄せて書かれた手記の冒頭を読む[292]。氏は、冒頭で「満洲国の衛生史を綴っていると、…これだけの大仕事が僅か十有余年でよくも出来たものだと今さらながら感心する。特に大きな仕事と云えばペスト防疫と阿片の断禁と医療の普及であろう」という。その上で、既述したように「ペストの神様とまで云われた加藤君が終戦後新京で日本人会の防疫科長（ママ）を勤め、同胞の発疹チフス防疫に従事中、不幸感染して殉職したことは返すがえすも、残念なことであった」と述べている。

かくいう川上氏も「防疫に奔走中一二月半ごろ発疹チフスに感染して重篤に陥り、続いて加藤室町防疫班長他一四名も感染して病臥し、加藤班長ほか二名は遂に殉職するに至った[293]」。同氏はこの後、奇跡的に息を吹き返したが「加藤班長ほか二名は遂に殉職するに至った。加藤班長は、満洲におけるペスト防疫のエキスパートとして功績が多く、その死は各方面から惜しまれた[294]」という。

「文明の光から遠く隔絶された第一線の現地に挺身した同窓たちは、住民の懐深く入り込み、身を以て老百姓（ラオバイシン）の味方となり、或いは住民を圧迫する植民地的野望と闘い、…全力を民生安定のために捧げつづけた[295]」との言い回しは『碧空緑野三千里』の序に寄せて書かれた大同学院元同窓会長宮澤次郎の言葉である。この言葉にはある意味、大同学院で学び、満洲ペスト防疫に青春を捧げた加藤への慰労と鎮魂の意も含んでいると思って読む。

そのなかに「老百姓」、〝ラオバイシン〟ということばがある。これは「老百姓」の中国語の発音である。バイシンは百姓だが、日本語の百姓とは違う。バイシンは、官に対して、百の姓、つまり、〝一般大衆、庶民、平民〟を指す。それに「老」すなわち「ラオ」がつくと、どこか親しみ深い、ラオバイシン、すなわち、我らが民草、民衆のようになる。当然、在満邦人のみという狭い了見に立つのでなく、大同学院出身者であれば、満系の民草をも含めた日満双方の民衆の味方になって働いたはず、と宮澤は言いたかったのであろう。

医者であれば、恰も国境なき医師団のように、病魔で苦しむすべての人を救いたいと思うのは当たり前。加藤正司もその精神で働いたかと思う。ましてや大同学院出身者である。

(291) 川上六馬の職責と地位については本書の第二章を参照されたい。
(292) また、前掲川上六馬「学院出の同志と満洲の衛生」大同学院同窓会報No.三六（昭和四三年）を参照のこと。
(293) 前掲『満州国史―各論』一二一四頁参照。
(294) 同上。
(295) 前掲『碧空緑野三千里』大同学院同窓会（昭和四七年一一月一八日）序文参照。

追悼文としては、以上に付け加えることはないが、もうずっと昔、加藤の殉職に寄せてペンを執って追悼文を書いてくださった大同学院同窓生、吉井武繁氏と藤沼清氏、及び、加藤の側近医師だった旧ペスト防疫所の古谷淳（後の十川淳）らがいた。今読んでみても、加藤の存念が救われる思いがする。改めて第六節に掲載させていただきたい。その前に第五節として次項を前置きさせていただく。

第五節　現代中国医療に残しうる足跡として

満洲の民生部で防疫所長加藤と公務において、また研究上も親交の深かった加地信医師(296)は、戦後、中共へ留用されたが、帰国後、加藤の三十三回忌に寄せ、ペスト防疫所の旧職員を前に、以下の様に述べている。

「私は昭和二十一年二月、満洲にとどまり、国民党政府の依頼により、ペストが多発していた白城子、洮南に入り、更に同年6月に中共軍とともに北上、チャムス（その後、長春）を本拠に、ペストワクチンの製造や防疫のため各地を走り回って昭和三十年に引揚げて参りました。その間の体験についてお話しますと、一言にして言うならば、加藤所長や私共がかくあるべきと考えていたペスト防疫が、そして調査研究が着々と実行に移されているということとであります。(297)」

さらに続けて、〝加藤所長の防疫理念が新しい中国の若い人に受け継がれ、成果をあげつつある〟とも締めくくって下さった。それを聞いて、元ペスト防疫所の防疫官医師だった長澤武は、「この短い言葉に住民と共に苦労した私達元防疫職員は〝ああ良かった、ほんとうに嬉しい〟と感激するのです」と述べている。この声こそ、加藤正司を中心とする彼ら防疫職員が、何も邦人同胞の幸せだけのためでなく、日満双方の民衆のために命を懸けたのだとのプライドをもってペスト防疫に邁進したことの証左であろう。(298)

これを知る限り、満洲時代の満洲ペスト防疫の理念とその成果、それらを含めて満洲時代に得られた知見は日本だけの足跡でなく、中国現代医療に残し得る足跡という面もあったと思えてならない。植民地で起きた事として、何もかも目をつぶるのでなしに、どうか賢人たる内外の研究者には、是非、ポジティブに調査、研究して、中国の近代史に繋げて欲しいと願うものである。その上でなにがしかの価値ありとして評価されれば満洲に露と消えた加藤たちの青春も浮かばれ

(296) 慶應義塾大学医学部卒。東京帝大付属の伝染病研究所ペスト教室に入り、その後、渡満、民生部衛生技術廠に入廠。中国留用一〇年後、内地に帰還され、千葉県衛生研究所長を歴任された。加地信『大陸科学院衛生技術廠』（公衆衛生第二六巻第八号、昭和三七年八月一五日）参照。

(297) 前掲加地信「加藤所長の思い出―三十三回忌に寄せて」八―九頁参照。加地信『中国留用十年』（岩波新書、昭和三二年一一月一八日）。

(298) また同じく満洲崩壊後、中国に残って医学教育に協力し、一三年後に帰国された満大の病理学教授、稗田憲太郎博士も「…満洲ペストはその影をひそめた…」とのこと。長澤武医師編集『ペスト防疫を担当して』（上）冒頭参照。

よう。

第六節　加藤に捧げる殉難散華

1．吉井武繁「殉難散華[299]」

「同期生中最年長の加藤正司は、痩身であったが、若い柔道マンを相手に一歩も引かないファイトを見せたものである。が何といっても、彼が苦労人であり、同期の良き相談相手となり、彼が学生区隊長をしていた時の同期の信望の厚かったことは、彼の鼻下チョビ髭と共に忘れられない。一言でいうと、良きオンケルであった。

卒業後は国立衛生技術廠を経て、昭和十二年六月から終戦の前々日まで満八ヵ年間、国立ハラハイペスト調査所と吉林省（前郭旗）ペスト防疫所において、終始一貫ペスト防疫とその研究に挺身した。ランプの下で不自由ではあったが、彼を中心とする家庭生活や空気は心温まるものであったと聞いている。夏季はゴム長靴の防疫服に身を固め、屯子（部落）から屯子へ、ペスト患者を求めて、防疫と治療に東奔西走し、冬季はペスト菌と対決する研究に没頭した。

その結果、ペスト菌は冬季に鼠の胆嚢の中で冬眠し、夏季に入ると活発化し、その鼠についた蚤がその血を吸い、人間に感染させるということを初めて発見すると共に、不治の伝染病と信じられていたペストも、早期発見の場合は治療可能の療法を発見した。

この初めての発見は、昭和十六年春、日本の新聞にも発表され、その世界的な研究文献は終戦前に出身校の東北帝大を初め関係大学に送付されたが、終戦前後の混乱に紛れ未だに所在不明と聞いている。満洲国の遺産として誇り得るこのペスト対策は、もう再び日本人の手には戻らないかもしれない。

夫人の手記には「これは非常に偉大な仕事であると思います。しかし、日本にはペストがないため無用のことでありましょう。主人は出世のために仕事をしませんでした。ペストを早く撲滅して、満洲の楽土造りに尽くしたいだけでした」と書かれている。彼のライフワークを心から理解した人は正しく夫人その人であった。

彼は在郷軍人分会長をやっていたので、終戦の年は極めて多忙であった。八月十二日、ソ軍の先頭部隊が、前郭旗の西北方、約二時間の地点まで来襲した。彼は防疫所職員の婦女子を南下させることに決し、翌十三日、身重の夫人と幼児三人を連れて、三十世帯の人達と鉄嶺まで南下した。終戦後防疫所の職員七十名は、南新京光熙街の満鉄社宅に移動した。加藤は一足遅れてこの集団に加わり、部下の医師二名と共に、和信診療所を開設し、その収入で

(299) 冒頭に、「この項は、終始一貫ペスト防疫に挺身し、自らは終戦後新京で難民救済の犠牲となった加藤の模様について、吉井武繁(四期)が綴ったものである」とある。同『紺空緑野三千里』八五〇頁参照。

全職員家族の共同生活を支える傍ら、和光地区の隣組班長に推薦され、困難なソ軍との交渉に当たっていた。

この頃、長春近い室町小学校（後、室町収容所となる）には北満東満からの避難民が、当時一千から二千名位収容されており、現地を逃げ出してから今日まで、着のみ着のままで汗と垢に汚れ切っている難民の間に発疹チフスが猛烈に流行し全市に蔓延する勢いを見せた。

ソ軍当局は、市政府を通じ「日本人会の手で速やかに防疫対策を実施しなければ、同収容所を閉鎖する」との強硬命令を出すに至った。日本人会において、文字通り、孤軍奮闘、防疫対策に奔走しておられた川上六馬氏（前民生部保健司長）と伊吹皎三氏（前民生部健民科長）は、ペスト防疫のベテラン加藤の出馬を要請した。彼の持って生まれた気性からすれば、現場の実状を見て座視することが出来なかったのであろう。十一月二十六日から民会防疫班長の役に就き、彼の右腕である宮崎医師ら十名を引き連れて室町収容所の防疫に当たった。

健康者と患者の部屋別分離、全居室の消毒、屍体室の死体埋葬、全員頭髪の丸刈り、風呂釜三ヶの設置、被服の交換煮沸消毒、乾燥室の設置等々…。

気温零下二十三、四度の厳寒。破損した各教室には燃えない鉄板ストーブ一個だけで室温零下十度。麻袋、ござ、むしろを布団代わりに被った患者の群れが蠢く、真に鬼気迫る雰囲気の中での活動は並大抵ではなかった。基礎的な処置が完了するのに凡そ一ヶ月を要したのた。

疲労の極みに達したと思われる十二月二十三日、加藤も川上さんに引き続き倒れてしまったも当然であった。

民会幹部のここ一週間の現場視察では、「室町収容所の防疫は大分進捗し、殆ど新患者の発生が見られない。防疫班のお陰で環境もすっかり整備され、難民の顔にもどうやら生気が蘇り、笑いが見られるようになった」と報告されている。

部下の医師や同居中の日赤看護婦の献身的な看護にも拘わらず、疲労困憊した彼の体力は、二週間が回復の転期といわれる発疹チフスの毒素に、僅か二日間だけ勝つことが出来ず、正月三日午前二時、初めてペストの実態を世に明らかにした防疫のベテランも、ついに難民救済の犠牲となってしまった。

重い脳障の中で口走る加藤のうわ言は「よくなったら孔君（中国系の医師）を所長にして、その下で発疹チフスの研究をやる」と意気込んだり、人一倍子煩悩であったので「子供たちをポケットに入れて行きたい」という言葉であったという。

一月四日、彼の仮寓でささやかではあったが日本人民会葬が執行され、民会長平島敏夫氏の弔辞が捧げられ、尋地・桑原・一本杉・吉井ら数名の同期生で最後の訣別が出来たのは、せめてもの慰めであった。

加藤の死後、民会の幹部は防疫班長の後任を探し回り、頼み回ったが断られ、快く応ずる者はなかったといわれる。

2．藤沼清「ペストと戦う」[300]

「一九四一年頃、中国東北地区の吉林省前郭旗には省ペスト防疫所がおかれ、その所長は加藤正司（東北帝大医学部卒、大同学院四期）であった。氏は探究心強く、身命を賭してペスト防疫に献身し、とくに中国系職員および汚染地域の住民に対しては公平に温かい心情をもって接したので、中国防疫員の一体的活動は申し分なく、現地での防疫工作は、極めて苦しく、危険で、汚い、今でいう三Kをはるかに超えた作業の連続であったが、誰も皆、所長の意を体して使命を自覚し、業務に邁進したのだった。

しかし悲しいかな、加藤氏は戦後、長春において発疹チフス防疫に献身され引き揚げ者救済のため活動中、ご自分がチフスに感染して、昭和二十一年一月三日殉職された。その三十三回忌（昭和五十二年十月二十三日）を記念して「吉林省ペスト防疫を担当して」という冊子上下二巻を加藤所長と共に働いた全職員で書き残しているが、誰もが加藤所長を偲んで真実を語り、またペスト防疫についても貴重な記録を残している。

その中で長沢武防疫官（京城帝大医学部）は、

『…防疫の仕事は常に危険を伴うし、給与は充分とは言い難く、報いられるようなものは乏しい。だが、今はっきり次のことを断言できる。私たちは金が欲しかったのではない。

名誉が欲しかったのでもない。ただ胸の中にペストを浄化したいと願う熱情があふれていたからだったのだ。その願いに若い青春を叩き込んでも少しも悔がらなかった。毎日が生甲斐そのものだった。だから今（加藤所長に）合掌していると、光に満ちた当時が展開するのです』と。

また、この長澤氏がはじめて農安に着任したとき、加藤所長に

『…法律の権力でペスト患者を隔離収容しても完全な治療が行われなかった。この責任は誰が負うのだ。わしは良心のうずきに悩み通してきた。長沢君これからはズッと患者の傍に居てやってくれ。医者が患者の脈をとっているそれだけで民衆は安心する。納得する。住民は逃げなくなり、わしたちも防疫に打ち込めるのだ』

こういわれて両手を固く握られたとき熱い涙があふれてきた。そして「よし！　どんな危険があろうと私はやろうと決心した」と。

戦後十三年まで中国に残って医学教育に協力した満洲医大稗田健太郎氏によれば「東北地区のペストは影をひそめた」ということだ。今東北地区でペストと戦った日中の防疫人に心から敬意と賛辞を贈りたい。

(300)「善隣」№一七〇（通巻四三七）国際善隣協会、平成三（一九九一）年。

3．医師古谷淳の弔辞[301]―ペスト防疫所を代表して

古谷淳（後の十川淳）医師は、満洲国ハルピン医科大学勤務の後、終戦まで吉林省ペスト防疫所に勤務し、長澤医師とともに、加藤正司の側近医師として最も信頼を得ていた医師の一人である。長澤医師が主として動物実験により、ペスト防疫に関わるネズミ、畑リス等の動物実験により加藤のペスト流行のメカニズム解明を後ろから支えた[302]。他方、古谷医師は防疫職員の人望厚く、また前郭旗の公署の防疫科長を勤め、公署とペスト防疫所の連携に勤め、さらに民心の衛生向上促進にも貢献された。研究室ではワクチン開発の研究に携わられたと聞く。

古谷医師は、また加藤が発疹チフスで死を遂げようとする時、最期の脈をとってくれる一方、翌日には以下の弔辞を読んで下さった方である。一晩で書き上げた漢籍の才と達筆には多くの人の涙を誘い、感動を与えたという。

「昭和二十一年一月三日、吾等が恩師加藤正司先生の忽急として逝く　憶ふに先生は康徳四年衆望を担ひて哈拉海ペスト防疫所長として着任以来十年の長きに亘り満洲国に於けるペスト防疫技術の向上と防疫體制の確立に挺身努力すると共にペスト病の研究に不撓不屈の精進を致せる結果日進月歩の新知見を斯界に投ぜり　先生の残せる偉大なる之等功績は枚挙するに遑なく世人の等しく認むる處　敢えて拙辭を労するの要なかるべし　然るに嗚呼悲しい哉先生は既に逝けり　先生の温容遂に消えぬ　先生の謦咳去りて又再び帰らず　切に離別の涙滂沱として流れ、ありし日の恩師の追憶彷彿として吾等が眼前に蘇り来る

先生の吾等に教ふるや常に冷静なる理性に立脚し、周到綿密あくまで厳正なる究学の道標を与へたり　時に吾等血気に奔りて先生に敢えて抗弁せしことあるも、先生の諄々と説かる る学問的論理と之を包む広大なる慈愛は常に吾等の首を垂れしめたり

又私的生活に於ける先生の恩情と支援は真に父にも勝るものあり　吾等部下の窮状を見るや萬難を排し自己を犠牲にしても救助の方途を構ぜられたり　吾等の心身は実に陽春の慈雨の如き先生の慈愛の腕に抱かれつつも育くまれ来りしなり　されば吾等は学問の師として渇仰すると共に親父として敬慕し先生一度動かるる翕然としてその傘下に集まり示されし道に進みつ、その喜びを分ち、その悲しみを悲しめり

此の人格と此の熱意を以て旧職員並に職員應召家族多数を擁して現下の困難なる生活に日夜奮闘しありたるに、長春日本人会に防疫班組織せらるるや懇情もだし難く再び防疫班長の重責に就任し、蔓延せる難民の悪疫防止に粉骨砕身、席の温まる暇も無く東奔西走しありたるに不幸此の悪疫に感染し遂に病床の人となられたり

(301) 古谷（十川）淳医師（一九一五―一九七五）。岡山医科大学卒、医学博士。岡山医科大学は、その後、学制改革により岡山大学の設立母体の一部となる。同医師は防疫所ではペスト防疫業務で職員に感染経路の調査を指導する一方、前郭旗公署の防疫科長を任じた。筆を執れば達筆、その上、「ハルピンのヨットクラブ」「西大寺会陽」と題する絵を描いて二科展に入賞するほど筆も立つ芸術の才能に恵まれていた。内地に帰還して後は、岡山大学医学部第二内科勤務、児島市民病院院長を歴任後、開業された。

(302) 他方、ペスト防疫にかかわる大事な蚤（ノミ）の生体研究については主として松岡巌医師が担当された。蚤には、ヒトノミ、ケオプスネズミノミ、アニズスネズミノミがあり、そのなかで、ケオプスの跳躍する高さは二〇から二五センチだったという。

其の後闘病の苦しみに呻吟しつつも常に防疫業務の進捗を心煩わし、再起の日を待たれたるに嗚呼天命は遂に先生に齢を與へず巨星遂に落つ　吾等の師遂に逝く　吾等一同号泣恩師の亡骸にすがれども既に幽冥境を隔つれば先生の眼は再び開かず、その温顔は再びほころびにすべなし

哀悼切々として極りなく萬感去来して詞を整ふる能はず、些蕪辞を述べて弔辞とす冀ば在天の英霊天翅けりて吾等が微衷を享けられむことを。

昭和二十一年一月四日

古谷淳」

第七節　加藤に捧げる鎮魂歌

1．「鎮魂歌(303)」（加藤阿幸作、七言漢詩）

嘗為壮志凌雲霄　萬里不辞渉迢遙、

松花江畔望歸帆　哈爾濱灘凝波瀚。

且化郷愁為力量　同心共築桃源郷、

荒土闢盡金穂垂　黄塵撫平玉樓砌。
時遇鼠疫禍滿民　挺身赴難當先兵、
化外之城前郭期　朝夕奔波事防疫。
日夜不眠忘勞疲　心瘁交加亦不息、
忽傳皇軍已敗北　齒唇既亡身亦危。
家路遠插翼難歸　民心惶不知進退、
又有俄匪來相犯　毅然先翁狂瀾挽。
扶老携幼避烽火　捨己救人全大我、
心竭力盡身罹疾　奈何藥亡命難繼。
正氣臨危不棄司　滿庭緑蔭惠佳子。

（303）前掲『ペスト防疫を担当して（下巻）』二一二頁。長澤医師は、加藤正司の三十三年忌の際、旧職員を代表してこの漢詩を涙ながらに読み上げた。

（一九七七年九月）

2. 長澤武邦訳(304)「鎮魂歌」

壮年となるや雲にまさる　大志を抱き、
万里の道いとわず　はるばる遠く越し来たりぬ。
　松花江の畔に舟の往来を見れば
　波キラキラ輝き、幾重にも打ち寄せるハルピンである。
故郷を想う憂愁を新たな力となし
同志相たずさえて　理想の街を建てぬ。
　荒野　広く拓かれ　五穀を豊かに稔り
　黄塵　治まって　玉楼に石畳あり。
時にペスト発生し　病魔　住民を覆う、
彼　身をもって難に当たり　第一線に立つ。
　文化及ばぬ　僻遠の　前郭旗
　朝に夕に　務めつくす　防疫の仕事。
睡眠はとらず　疲労は意とせず

夜を日についで　思慮を　めぐらせり。
　突如　皇軍　敗北の伝令、
　前線崩れたり。この身　又　危うし。
家路は遠し　早々に　帰り難し、
民心動揺して　進退に迷う。
　ソ連の匪賊しきりと　襲い来る。
　この時　父　毅然として立り。狂乱をとり鎮め、
老人を助け　幼児をつれて　戦火よりのがる。
「我を捨て　人を救う」
崇高なる　人間本来の働き　完璧なり。
　身も心も　力尽き果て　病に伏す。
　どうしょう　薬はない　命が持たない
　ああ　父は　終に死んでしまった。
父（正司）は志強く正しく　危難にありて　務めを棄てぬ、
母（満）は心やさしく　こまやかに家庭にあって

(304) 同上二一五頁。

子らに恵みを与えていて下さる。

第五章　ペスト防疫所の現代的評価―人民政府要人との交流

はじめに

この章は、二〇〇〇年（平成一二年）八月一五日に筆者が編集した文集『忘れ得ぬ山河―五十三年目の旧満洲、慰霊の旅[305]』に加筆訂正を加え、転載するものである。

この文集にいう「慰霊の旅」とは、一九九九年（平成一一年）八月に長澤武医師を中心に挙行した慰霊の旅であり、文集はその時の参加者の手記をまとめたものだが、そのうちの筆者がペンを執った部分を中心に加筆訂正して以下に編集して掲載するものである。

文集は、長澤武先生が慰霊の旅を旧防疫所元職員及び職員家族に参加を募るために呼びかけた文から始まる。だが、慰霊の旅の目的はそれだけでない。その意味するところは、戦後の中国に行き、前郭旗の人民政府の要人に面会して、何としてもペスト防疫所の足跡を伝えたい。このように、慰霊祭はもちろん成し遂げたい一方、慰霊の旅の究極の目的は何と言っても、人民政府と会うことである。その思いが今、戦後五三年目にしてようやく実現しようと動き出したのである。それを実現しないことには満洲ペスト防疫に命を懸けた所長加藤と職員の皆様の労は報われない気がずっとしていた。けれども周りは心配する。生き残りの満洲一世長澤医師はとうに八五歳を迎えられている。それでもなお、ご自身は、健勝のうちに旧満洲へ慰霊の旅に行きたい、自分たちペスト防疫所の足跡を中国に伝えたい、と戦後ずっと願っておられた。しかし、先生はもうお歳だからと、心配する周りのうわさを耳にすると先生は一笑に付して、「今だって直ぐにも行きたいよ」と意気軒高である。実際、先生にお会いしてみても、足並みはすこぶる壮年者のように軽く、記憶力もちっとも衰えていらっしゃらない。大丈夫、先生行きましょう、と私自身も太鼓判を押す。

参加の呼びかけ

そうと分かれば、善は急げ、長澤武先生を筆頭に筆者を含めて満洲二世が一一名、また三世が一名と、総勢一三名が、慰霊の旅に加わることに決まり、一九九九（平成一一）年八月二三日から二八日にかけて、旧満洲慰霊の旅へ行く企画が整うこととなった。それに先んじて、この企画は同先生の次の呼びかけから始まった。

「拝啓　皆様お変わりなくお過ごしのこととお慶び申し上げます。時の流れは誠に早いもので、すでに戦後五十三年もの月日が経ちました。旧満洲でペスト防疫という尊い仕事に従事していた私たち及びその家族もそれだけ齢を重ねましたことになります。齢を重ねる中で、旧満洲時代に皆さまと過ごした苦楽は、まるで夢幻のごとくにさえ感じられる今日この頃です。しかし、現実には、敗戦による混乱と引揚げ時の塗炭の苦しみ並びに戦後復興という厳

(305)『忘れ得ぬ山河—五十三年目の旧満洲、慰霊の旅』（吉林省会日中友好訪中団—前郭旗ゆかりの会、平成一二（二〇〇〇）年八月一五日）

しい生活の中で、過去を振り返る余裕すらなく、かの地に残してきた多くの思いがあることも事実です。

この晩夏、旧満洲吉林省ペスト防疫所（前郭旗）時代にゆかりのある有志の者たちで、旧新京から農安、前郭旗、それに乾安まで再び足を伸ばし、残してきた思いを果たしたいと考えます。当時、ペスト防疫所の皆さん方は、民族の分け隔てなく、純粋にペスト防疫という使命に燃えて医療医学の限りを尽くしました。しかし、貧困の中で誰に慰霊されることなく落命した多くのペスト患者たち、そして何より引き揚げの途中、帰国直前に、旧満洲（長春）で殉職された加藤正司ペスト防疫所長、宮崎三郎様をはじめ旧満洲で亡くなられた多くの元職員及び職員家族の霊を、当時の同じ純粋な気持ちに立ち返って、慰霊しようと、旧新京、前郭旗、農安などを訪問し、足跡を辿ります。

また、終戦当時、乳幼児、あるいは小中学校の生徒だった二世の方にとっては、この上ない里帰りの機会になりましょう。ご参加下さる方はご連絡下さい。満夫人のご子息加藤紘捷さんが別途、費用と日程をお送りすることになっております。

平成一一（一九九九）年四月二五日　　長澤武[306]」

第一節　慰霊の旅、実現に向けて準備

1．早く戦後を終わらせたい

先生の参加のお誘いの手紙を出したあと、筆者は確認のため、旅に応じた出席者、辞退された欠席者の方々に電話した。そのうち、今も覚えている一番印象に残っている事は岩崎旺太郎先生との電話である。旧ペスト防疫所に医師として勤められていた先生は故郷の内地に帰還後、広島で医院を開業し、今は大きな病院に発展している。その広島のご自宅に電話すると運よく先生が直接電話に出てこられた。だが、声はいかにも具合が悪そうに弱々しく「私はもう歳だし、こんな風なので、欠席しますが、一つ覚えておいて欲しいことがあります。加藤所長が満洲でなすったことは後世に残さねばなりません。皆さんの手で前郭旗あたりに所長の功績を刻んだ石碑を建てて下さい」との言葉であった。

これは意外であった。かくいう岩崎先生は父の三十三年忌の文集に「ペスト村の想い出と今日までの歩み」を載せられている。それによれば昭和一七年に新京医科大学(307)を卒業され、卒業と同

(306) 同文集序文。
(307) 新京医科大学は修業年限が四年で、一九四五年八月に「満洲国」が崩壊するまで九期の学生が学んだ。前身は官立の吉林医学校とされている。

時に前郭旗のペスト防疫所に赴任命令が下されたとのこと。しかし「これは全くの青天の霹靂だったが、ご時世で致し方ないこと」と先生は語り、この決定に失意の胸の内を吐露されている。実際のところ、全くペスト防疫は危険であり、作業も大変。そんな所になぜ自分が赴任せねばならぬ。赴任が決まって前郭旗駅を降りて防疫所までの道のり、先生は「とぼとぼと歩きながら希望も夢も全くなくなったのだ」と率直に書かれている。

そんな岩崎先生だったのを手記で読んでいただけに、所長の功績を石碑に刻んで欲しいとの言葉を耳にして意外に思ったのである。しかし、そんな先生も初期は別、最後はペスト防疫の仕事に他の医師同様に挺身されたのである。その上、今は過去を振り返って所長だった加藤のことをあのように言って下さる。やはりあの過去に成し遂げたことは、後で考えても純粋な医師達の仕事だったのだと思えてならなかった。

だが、加藤正司は筆者の父でもある。その事績を石碑に刻むなど、分かりましたとは恐れ多くて言えない。そのお言葉をそっと胸に仕舞って、今は幹事役として慰霊の旅の計画とペスト防疫所の足跡をどう中国側に伝えるか、その実現に邁進することに徹した。もちろん、そのことは長澤医師にも誰にも言わず、今も胸の奥に仕舞ったままでいる。

2．満洲二世にとっての里帰り

それにしても長澤先生による慰霊の旅の呼びかけにあるように、筆者を含めて我々満洲二世にとり、旧満洲を訪れるということは、生まれ故郷へ「里帰り」することを意味する。満洲二世は敗戦によって生まれ故郷を失ったデラシネ（故郷喪失者）である。人は満洲を偽満洲、傀儡国家とうっちゃればそれでおしまいかも知れないが、満洲二世にとり「満洲国」はなくなっても、「国破れて山河あり」であり、生まれ故郷の山河はずっと胸の奥深く残っている。たとえ満洲は傀儡国家と人に言われようが、生まれ故郷の山河はなお我がふる里であり、一度でいいから帰ってこの目で見たい聖地なのである。

作詞家のなかにし礼氏は引揚六〇周年記念の集いの時の発起人の一人であった。彼は一九三八年、牡丹江に生まれて七歳まで育って内地に帰還したらしい。その彼が言っている。作詞家として有名になり「後年ハルピンにも牡丹江にも行きましたけれど、牡丹江の街に着いた時の匂い、空気、人の顔色、とびかう言葉、テレビの取材で行ったのですが、カメラが回っていなかったら桑田投手のように大地に口づけしたのではないかなと、それほどの思いを感じました。この匂いだけはなんともなりませんね(308)」と語っている。かくいう私は二歳で彼の地を去ったので、なかにし礼氏のような熱い郷愁はないかもしれない。けれども今回、慰霊の旅に参加する一三名の内、一一名が満洲二世である。心の底では、戦後ずっと、生まれ故郷、それに錦州の引揚港だった葫蘆島を一度でいいから訪れて見てみたい、とは誰しも希求していたに違いない。今回の慰霊の旅

(308) 前掲『引揚60周年記念誌』五五頁参照。

に参加すれば、満洲二世たちは五三年ぶりに生まれ故郷に帰れるのだ。それなのに、どうしてこれほど長く中国への旅に行けなかったのか。それは中国が戦後長く門戸を閉ざしていたという理由が見えて来る。それを少し見てみよう。

3. 戦後の中国は近くて遠い(309)

戦後、五〇年の間に、日本は、焼け野原から奇跡的に立ち直った。しかし、それでも日本人が我もわれもと海外旅行ができるようになったのは一九八〇年代以降、いわゆる黒字大国になってからのことである。他方、中国は一九四九年に中華人民共和国を誕生させたが、北京政府は世界から中国を代表する政府との承認を得られず、まるで鎖国国家の様に管外に門戸を閉ざしていた。けれども、一九七〇年代に入ってアメリカが北京政府を中国の正統な政府と認めるや、日本も一九七二年に、北京政府を中国の正統な政府と認め、国交を回復させた。ついに眠れる獅子が目覚めたのである。

ところが一九六六年に生じた文化大革命は毛沢東主席の死去する一九七六年までおよそ一〇年も続き、そのため、中国はまたしても事実上門戸を閉ざした形となり、日中両国は貿易上も、人的交流も困難な状況に陥った。しかし、いわゆる四人組が放逐されるや、一九七八年以降、中国はそれまでの政策の転換を図り、一九八〇年代には、鄧小平の指導の下、四つの現代化政策により、中国はついに解放政策に踏み切ったのだ。

それを今かいまかと待ち望んでいたように、日中経済交流は隆盛の一途を辿り、日本からの観光客が一挙に増えたのはご承知の通りである。旧ペスト防疫時代の望月理三郎さんや松戸勘市さんが、この頃、長春・前郭旗・乾安訪問を試みられたのも一九八四年のことと聞いている。これは、今回の慰霊の旅に貴重な情報を伝える先駆けとなった。岩崎旺太郎先生も、戦後、長春へは二度行かれたそうだが、それもやはりその頃だったと思う。

ところが、一九八九年に、ソ連・東欧諸国が崩壊し、冷戦体制が崩れると、中国でも民主化を求める声が高まり（いわゆる六月四日の天安門事件）、中国は、またしても国際的に孤立しかけ、中国は世界に門戸を閉ざすかに見えた。しかし、その後の中国の目覚ましい経済成長により、一九九〇年代になると、中国観光旅行に再び拍車がかかった。こうして日中両国を隔てる際立った障害は多くが消え、憂いなく、中国を訪れる機が熟したのである。それにしても、満洲を命からがら帰還してから、時は何と五三年もの歳月が流れていた。

出発することとなる一九九九年という年は、丁度中華人民共和国が建国されて五〇年になる。新聞は秋の一〇月一日の国慶節に建国五十年記念式典が華々しく行われる旨をしきりに伝えている。そんな国慶節の行われようとしている年の八月二二日から二八日にかけて、吉林省ペスト防疫所ゆかりの者達たち一三名は、五三年の歳月を経て、ようやく旧満洲（中国東北部）を訪れる

---

(309)　一九四九年の中国建国から、一九七六年に文化大革命が終るまで、中国の扉は外に開かなかった。

機会を得た。

4．慰霊の旅の誘因① 興福寺を訪れて―阿修羅像

ところで少し寄り道をしたい。出発に至る少し前、長澤先生から、在家仏教主催で奈良の興福寺と唐招提寺へのツアーがあり、それに参加してみないかというお誘いを頂いた。筆者が尊敬して止まない奈良・唐招提寺の鑑真和上座像は六月六日前後、三日間のみ公開される。奈良へのツアーの行程にその日の観光が記されているのを知って、筆者は参加した。参加したことにより、妙に私は何か大きな力で背中を押されているように感じて行くのを覚えた。さらに、興福寺を訪れて私が阿修羅像に見とれていると、何時の間にか先生が私の後ろに来られていて、先生の口から「私が所長と満洲で初めて出会った時」と当時のことを語り始めたので驚いた。

昭和一五年、先生が旧京城帝大から農安ペスト流行を阻止するため応援に駆け付け、所長の加藤と初めて会って話した時の所長の表情を今も忘れないという。その時のペストに賭ける熱意の表れなのだろう、所長の顔は、どこか、満洲平原に流行を引き起こす恐ろしい悪魔、ペストを睨みつけるような、阿修羅像のような感じがしてならなかったらしいのである。先生はそれを言うために私をツアーに誘われたのかな、とさえ、その時、正直、じんと胸に響くものがあり、私は慰霊の旅の計画を是非にも成し遂げなければならないと強く心に誓ったのを覚えている。

5．慰霊の旅の誘因②　ドキュメンタリー映画「葫蘆島大遺返」を観て

もう一つ。こんな偶然も起きた。それは興福寺へ訪れた翌年の初夏のことだったが、インターネットで調べものをしている時、画面にふと目が止まった。ちょっと待て。ドキュメンタリー映画「日本人難民105万人葫蘆島（コロ島）大遺返(310)」とある。これは、命からがら満洲から日本へと出航した葫蘆島在留日本人大送還のことだ、旧ペスト防疫所職員家族も、ここから内地へ向けて帰国したのだ、これはその時の葫蘆島のことを語ってくれる記録映画であった。旧新京生まれのドキュメンタリー作家国弘威雄氏(311)が私財を投げうって制作されたという。既にこの映画は一年に亘り国内で上映されて、その上映も来週の土曜日（一九九九年四月一七日）で最後になるという。来週なら放映最終日に間に合いそう、なんという神様の予定調和のプレゼントか！　早

(310)　葫蘆島からの引き揚げは一九四六年五月七日から開始され、同年末までに一〇一万七、五四九人（うち捕虜一万六、六〇七人）、一九四八年までに総計一〇五万一、〇四七人の在留日本人が日本へ送還された。連合国のポツダム宣言に付随した協議により、中国国民政府（陸上輸送部分）とアメリカ（海上輸送部分）の責任において行われた葫蘆島（コロ島）からの日本人難民の送還事業のことである。日本人引揚が葫蘆島で実施されたという歴史的事実は近年まで葫蘆島市関係者は深く理解しているわけではなかった、とは山田陽子の研究ノートである。それによれば、「中国側、とりわけ葫蘆島で話題になるようになったのは、およそ一〇数年前のことである。…満洲生まれで葫蘆島から引揚げ体験をもつ日本人が、一九九二年に葫蘆島を訪れ、引揚をテーマとしたドキュメンタリービデオ制作（国弘威雄、一九九八）のための取材を行うようになって初めて葫蘆島市関係者も日本人引揚と葫蘆島の関係を認識した」という。それから後の「二〇〇五年、日本人大送遣について葫蘆島市人民政府は遼寧省社会科学院と協同で、大型本『葫蘆島百万日本居留民の大送遣』を出版した」とのことである。以上、山田陽子「日中関係から見た引揚地の戦後60余年—日本人引揚事象をめぐる『葫蘆島』の変化を中心に」四日市大学論集第二二巻第一号（二〇〇九）六九—七〇頁参照。

(311)　一九三一—二〇〇二、長春生まれの脚本家。

速、長澤先生らにお知らせした。すると行きましょう、行きましょう、の合唱となった。

さらにネットで調べてみた。二〇〇五年八月号の「人民中国」というのがネットで見つかり、読むと「かつてここから（日本に）引き揚げた国弘威雄さんが葫蘆島にやって来た。葫蘆島在留日本人大送還は自らの体験に基づいて、彼は葫蘆島から一〇〇万余の日本人が帰国した記録映画を撮影された。葫蘆島の市民が撮影の目的を聞くと、国弘さんは、〝この映画を作成したのは、人々に、六〇年前の歴史を理解してもらい、前車の轍を踏まないように警告するためです〟」と語ったらしい。

長澤先生も、在京の満洲二世のIさん、Oさんも放映する日中友好会館に集合して下さり、妻も加わり、皆一緒にこの映画を鑑賞することとあいなった。

見終わって皆で顔を合わせると、皆、しゅんとして誰も無口のまま。「ドキュメンタリー映画」を見終わって、感動の余波が皆の胸にじんじん響いているのが分かる。

近くのカフェで一休みとなるやいなや、どうですか、旧満洲へ慰霊の旅に参加しませんか、と提案するまでもなく、もうどなたも何としても旧満洲へ行くぞという表情。Iさんなどは、後の文集の中で「飯田橋にある日中会館で葫蘆島引揚げの映画を見たとき、神様のお告げのように訪中の話しが決まった」と書かれている。Oさんは〝弟も誘ってみます〟国弘氏のドキュメンタリー映画の触媒の効果は例えようもなく大きかったが、多分、それ以前に、どなたも心のどこかに一度旧満洲に行ってみたいとずっと思っていたのであろう、だから間髪を入れず前向きの返答が返って来たのだと思う。そう決まると、善は急げ。あっという間に、出発は、わずか四ヶ月後の今夏、すなわち八月下旬から九月初旬のいずれかという、とてつもなくせっかちな計画になってしまったが、それでも皆様、〝居ても立ってもいられない〟という気持ちに充たされていたのではなかったかと思う。

6．慰霊祭はまかりならん

かくして日本側旅行代理店を通じて中国側旅行代理店側に今回の旅行は慰霊の旅が主眼なので、日程に慰霊祭を組み込んで欲しい、よろしく頼む、と伝えた。ところが思わぬつまずきを招くこととなった。先方がなかなかうんと言わないのである。今日ではどうか分からないが、当時はとくに日本人の考える〝慰霊の旅〟はどうも中国人に取り奇異に映るらしく、また法輪功の問題もあり、先方の旅行代理店は何事も党側と交渉して了解を得なければならない。それによれば、宗教行事はご法度、どうしても承認できないとの一点張り。

もし日本の皆さんが旧満洲を訪れ、真っ先に慰霊祭をやったらどうなるか、その後の旅にどう影響が出るか、保証できませんという。

7．非公式の慰霊祭の準備―日満双方の犠牲者を弔う

それでも、長澤先生は一歩も引かない。慰霊の旅と言っても、日本人だけのために慰霊をした

いのではありませんよ。中国でペストのために落命した肉親の人達の慰霊もしたいのです。物故者の名簿を準備しなければなりませんが、物故者は邦人だけではありません。先生曰く、当時の満洲でのペスト防疫所時代、医師として邦人だけを治療して助かればよいという思いは全くなかった。ペスト防疫所の医師は皆、国境なき医師団のように、日中あるいは日満双方の病人を分け隔てなく治療に当たり、亡くなればペストの尊い犠牲者として弔ったのです、と力を込めて言う。

私は、その精神を加藤所長の思いとして今も忘れない。今回の慰霊の旅で意を尽くすべきこととして、所長の精神を何より受け継いで、我々の肉親の霊だけを慰めに行くのでなく、あくまでペスト治療の甲斐なく死んだ日中あるいは日満双方の患者（多くは中国民衆）達の霊も含めて慰めたい、と力を込めておっしゃられる。これは崇高なことと先生のお気持ちをすべて受け入れて、慰霊の対象は以下に示すように、第一、第二、第三、そして第四と慰霊の順で決まった。

（一）ペスト病で死亡した日満双方の隔離収容者・行路病死者・駅構内収容者。
（二）加藤正司所長、宮崎三郎医師（敗戦後の新京での難民救済の犠牲となった）
（三）防疫所職員家族死亡者一二名の霊（名前省略）
（四）引き揚げ後、内地で物故された方々二六名の霊（十川淳、松岡巌、望月理三郎、加地信ほか）

長澤医師は再び言われる。「加藤所長は、ペストで死んだ者を埋葬するときは、誰にも常に読経してあげたんよ」とおっしゃられる。先生の目には、当時、ペスト撲滅に挺身していたときの光景が、まるで昨日のことのように浮かび上がるのであろう。

このとき先生は八〇歳をとうに過ぎていらしたのに、頭の中はテープレコーダーを巻き戻すかのように、あの時代をまるで昨日起きた事のように語られる。所長だった加藤もあの世で愛弟子とも言える長澤先生に、長澤君、よくそのことを忘れないでいてくれた、と喜んでいるに相違ない。

先生は重ねて言う、当時、各所でペスト病により倒れた累々たる死骸が見られた、また治療を施してもどうしても助からなかった多くの中国民衆がいた、それが医師一同、どれだけ情けなく辛かったことか、先生は何度もおっしゃられる。日本人の霊を慰めに行けばいいというのでなく、日満双方の人達の霊も含めて慰霊をしたい、所長率いる前郭旗防疫所の当時の理念から言っても当然そうすべきというのが長澤先生の切なる思いであるが、こちらは先生のお気持ちを第一に考え、受け入れたことは言うまでもない[312]。

それで中国側の旅行代理店と議論したうえ、表向きは旅の目的から慰霊祭を外すこと、飽く迄

(312) 慰霊の旅の準備と同時並行して、医学史学会々長と面談。学会の会長である酒井教授は、雑誌『大法輪』に「病が語る日本史」とのタイトルで、長くシリーズでわが国の伝染病のことを執筆されていた。学会初日、長澤先生はわざわざ上京され、我々夫婦も加わって、正司の三十三年忌のときに編集制作していただいた「ペスト防疫を担当して」上・下本を酒井教授に手渡された。学会が始まる直前であったが、酒井教授は気持よく会見に応じてくださり、正司らペスト防疫所が果たしたペストの事蹟を歴史の一ページに載せて頂けないかという、私どもの意図をしっかり理解して下さった。

日中友好の旅にして、旅の終わる最後の日にホテル内で非公式にやって下さい、私達（中国側）スタッフがその時ドアの前に立ちますから、音はなるべく静かにお願いします、ということになった。労使交渉（？）は何とか妥結した。旅の目的を決して慰霊祭と言わないこと、満洲時代の思い出の地を巡る日中友好の旅と銘打って、慰霊祭は最後に密かにやることに決まった。旅のルートは、バスで、長春、農安、前郭旗、乾安そして長春に戻り、最後に名目は会議にすることで念願の〝慰霊祭〟を執り行うことに決まった。

8. 人民政府の要人との交流会の設定

それでも長澤先生は気がかりだったのであろう。ある日の早朝電話を頂いた。われわれペスト防疫所の業績を風化させてはならない。中国へ行ったら、絶対、人民政府の然るべき人に会って、われわれは中国人、日本人という民族を超えて、ペスト撲滅に汗水を流したのです、それが所長の理念でもあったし、軍隊のやったこととはまったく違う、そのことを何とかして訴えなければなりません、と声を震わせて言われる。「紘捷さん、どうか、然るべき人民政府の要人と会ってお話しする機会を設定してください」と熱っぽく言われた[313]。先生は、戦後、何十年も、ペスト防疫所の生き残った医師として、ペストのこと、ペスト防疫所の職員及び家族のことで一人責任を感じて来られた。戦後五〇年以上も経つというのに、いつだって所長だった加藤のこと、前郭旗ペスト防疫所が果した治療と研究の意義について一人心を痛めて来られたのだ。

早速、こちらの旅行代理店を通じて先方の旅行代理店にその旨を伝えた。慰霊祭の次にそれにもましての最大の難問、「人民政府との交流会を何とかお手配頂きたい」と聞いて、先方はかなり驚いたらしい。それならまず、私どもにあなた方の趣意書を作って送って下さい、それも日本語でなく中国語でお願いしますという。それなしに、党側と折衝できませんという。拒絶する言葉でないが、先方も多分、分かっている。時間はもう残されていない。中国語で提出して下さいと言えば時間切れとなり、この話は自然消滅するであろうと踏んでいたのかもしれない。確かに日本側には日程的にもはや翻訳するだけの時間はないはずである。ある意味、これは立派な中国式婉曲拒絶だったかもしれぬ。だが、こちらには中国語への翻訳という難問にも、それに応え得る最高のスタッフがいた。妻である。その頃、妻は関東の大学で中国語の教授になっていたし、中国語文化論を講義していた。筆者が趣意書を書くと、妻がそれを次から次と翻訳をしてくれる。苦も無く送るものだから、先方も驚いた。これは徒や疎かにはできないと気づいたらしい。

(313) しかし、出発まで残された時間はあまりなく、かりに向こうの人民政府の要人と会うにしても、当時、中国政府が戦時中の日本軍の細菌戦略を取り上げ騒いでいる現状で、前郭旗でのペスト防疫をどのように取り上げればいいのか、先生と何度もファックスや電話で打ち合わせ、草稿をいくら練っても、中国側の旅行代理店はなかなかこれでよしというところまでに至らないでいた。手続き的にも、人民政府の要人と会うには、まず、何をするにも事前に先方の旅行代理店に趣意書を送らねばならない。向うの旅行代理店は、中国の国策会社なので、趣意書はそこを通して人民政府に送られる。そこで承認されてやっと計画が実行するという段取りなのだ。承認を待ちながら、さらにその先の事、出発して直接に現地で政府要人と会ったとき何をどのように説明するか、あらかじめ用意しなければならないが、懇談会におけるスピーチなど草稿を書くときの気遣いを考えると、ここまでいい、そこまではだめとどう書いても表現が難しく、書いては破りまた書くという日々が続いた。

先方はやっと本腰を入れてくれた。

　要人を誰にするか、先方も大変だったらしいが、こちらが趣意書の草案を送ると、先方はここはこう、あそこはこう直してくれるとありがたい、と打ち合わせがどんどん進展した。幸い、先方の旅行代理店の中にも前郭旗出身の外語大出身のスタッフがいて、その人に、前郭旗人民政府の同学出身の友人官僚がいたらしい。その人を通じて、翻訳された趣意書、会見でのスピーチなど草案をみてもらい、それを通じて党側との交渉が始まっていった。それからまた数日、返事を待ったが、とくに反対の様子はないようなのでほっとする。それだけでなく、先方は先方で会見の日取り、誰を会見に送り、どこの大飯店で要人との交流会を行うかなどがてきぱきと決まっていった。先方の旅行代理店曰く、率直に申してこれほど旅行団の方にお世話するのは代理店の範囲をとうに超えていますが、皆さんの熱意に少しでも応えようと私どもも、せい一杯、努力の限りを尽しましたよと言ってくれた。さもありなん、長春の中国国際旅行社の親切なスタッフに感謝のひとことです。

　こんなわけで慰霊の旅に行くと決まってから出発まで僅か四ヶ月しかなかったが、出発までぎりぎりのところで要人との交流会の実現の準備も整った。こちらもあたかもナポレオンのごとく、睡眠三時間も削りながら四苦八苦。こちらのスピーチの中国語文が完成したのは出発の当日の朝四時だったと記憶している。

第二節　旧満洲、慰霊の旅に出発

出発の日は一九九九年八月二三日。集合は一二時、フライトは成田発北京行き一三時五五分。はっきりしている。だが、それまで一度も全員で集まったことはない。参加したA子さんは後にこう記している。「私にとって、思いがけずの訪中。同行する殆んどの方が初対面のため、月日が近づくにつれ、不安と期待で一杯でした。正直、不安の方が大きかったような気がします」と述べておられる。その通りだった。だが、信じるしかない。慰霊の旅の思いは多分、不安を押し切り、名古屋から、静岡県の磐田市から、栃木県の小山市から、埼玉から東京から、一三名。A子さんもご夫婦で「空港に向かう時、道中道に迷い、やっとの思いで到着した時、皆様の温かい声で不安な気持ちは一掃しました」とのこと。これで全員揃い踏み、いざ、出発となる。

後で分かったことであるが、出発日の八月二三日は長澤武先生の、そして旅の終わりの二七日は、ご子息のSさんの誕生日だった。私たちの旅は、何かこう最初から少々因縁めいていた。天気は上々。こうしてCA９２６便は予定通り、一四時五五分、成田を立ち、北京に向けて飛び立った。

1．北京から長春へ

到着は現地時間、午後五時四五分。さらに北京発・長春行の国内線に乗り換えるがフライトは遅れに遅れ、長春空港に降り立ったのは夜の一一時を回っていた。タラップを降り、ロビーの小さな入り口付近の明かりだけが見えたが、あとは真っ暗闇。入口で出迎える旅行代理店のガイドの王さんが手を振って待っていてくれた。王さんは旅行中同道してくれるガイドさんでもあった。挨拶もそこそこに迎えのバスに乗って、目的地の宿泊するホテルへ向かう。

この時、長春の気温は、最高二六度、最低一六度と、疲れ切っている我々にとりこの気温はありがたい。連日三〇度を超える暑い日本の国から来て、飛びきり快適な避暑地へ来た心地に浸れた。約四〇分ほど走ると、長春の市街地へ入りかけ、市内に近づくと、町の明かりが強くなり、だだっ広い道路の柳の並木道がはっきり見えて来た。街路に並ぶ柳の木が夏の風に波のようにゆれている。すると、旅の疲れは一気に消えて、思わずじんとしてくる。父母たちが青春を賭けた満洲国の帝都だったところ。筆者が生まれた所でもある。

敗戦の大混乱の中、蔓延する発疹チフスでろくに野辺送りもされずに亡くなった人たち、今か今かと肉親が迎えに来るのを待っていてくれたように感じられた。心の中でただ手を合わせるしかない。

バスはどんどん長春の街中に入り、巨大な街の様子が見えてきた。長春市は中国の吉林省の省都である。当時の新京には一〇万有余もいなかったであろう。だが、今の長春には、二〇二〇年現在で、戸籍人口数は七五四万人弱、（民族は）漢族以外に、満族、朝鮮族、回族、蒙古族、シボ族など四六の少数民族が居住しているという。

満洲当時、駅を中心に放射状の都市がつくられ、南東の商埠地、城内との間に商工業地区が、西部には官庁、学校、社宅地区が建設された。一九三二（昭和七）年満洲国建設に伴い新京と改称したが、満洲崩壊後、一九四五年、中国の長春の名として戻った。

2. 因縁の旧大和ホテル泊

それにしても今夜の宿は旧大和ホテルである。まだ現役で存在していると聞いて長春に宿泊する場合は、「是非この旧大和ホテルに予約してください」と旅行代理店に頼んでおいた。人民大街（旧大同大街）をまっすぐ北へ上ると、長春駅の赤いネオンが見えてくる。すっかり近代的な駅ビルとなって中国の今の発展を象徴している。その隣に、今晩宿泊する「春誼賓館」がある。このホテルは満洲新京時代の「満鉄大和ホテル」だったが、今は「春誼賓館」と呼ばれている。本当に予約できるのか心配だったが、因縁のホテルにわれわれは五十数年ぶりに戻ってきたのだ。当時、ソ連軍侵入で一夜のうちに引揚者となった男たちは、長春に到着すると、この大和ホテルに結集して、ソ連軍と最後の決戦をしようと立てこもったところでもある。古い建物の外側だけが新しい壁で被ってあって、奥のビルは昔のままということである。一世の長澤先生の胸のうちは今いかばかりであろうか。

しかし、全員疲労困ぱいなので、そんな思いにふける余裕もなく、とにかく直ちにチェックインして部屋割をし、風呂に入ってすぐ就寝。長春初日の夜は感慨に浸る間もなくぐっすりと床に付く。

3．長春最初の朝

長春の初めての朝を迎えた。七時に二階の食堂で長澤先生ら皆さんと挨拶を交わし朝食。ところが長澤先生をよく見ると、さきほどから身体がふらふらされて、朝食がほとんど口に入らないようだ。聞けば、昨夜は一睡もされなかったようである。これでは、この後始まる今日の前郭旗・乾安までの長旅に耐えられるであろうか、心配する。後にIさんから聞いた話だが、ちょうど昨晩、長澤先生と部屋が隣り合わせたが、夜中に長澤先生が何度か嘔吐でもされているような物音がした、心配で息子さんのSさんたちに知らせようかと迷っておられたそうである。

先生曰く、昨夜はペスト防疫所時代のことをあれこれ思い出されたそうな、無理もない。五十有余年前、同じこのホテルで、軍の愚かどもが謀議を凝らした所、また、ソ連が侵攻してきて新京に避難してきたとき、女子供は列車に残し、男だけがヤマトホテルに立てこもった、だが、八月一五日、玉音放送で終戦を知るという劇的な場でもあったのだ。その現場に五〇年ぶりに戻って来たのだ、そんなことが脳裏に去来してとても睡眠できる状態ではなかったようだ。さぞかし興奮されたにちがいないと先生のお気持ちを察して余りある思いであった。

それから、ほかのみんなが食事も終盤にきて、席を立とうとする頃、先生は、おもむろに口を開かれ、「五分でいいですから一言話させて下さい」と静かにペスト防疫所のことについて語り始められた。声は低くとも、とても説得力ある口調で、「満洲で私たちペスト防疫所は何をしたのか」とくに所長加藤の人柄、そしてその人柄のおかげで、当時、中国人たちにも、正確な情報を伝え、ペスト菌の冬における種継ぎの謎の解明が出来たことを淡々と話を始められた。話し始めると、五分が十分になり、十分がさらに高揚する胸の内を露にしてこられる。ガイドの王さんは、今日はスケジュールが大変なので、八時には出発しましょうと言っていたが、その時間もすぐ来てしまった。途中、出発の時間を心配する向きもあったが、先生は一気に話し終わられると、そのままふうーっと息を吐いて、座席に倒れ込むように背を沈めてしまわれた。先生は、これから農安、前郭旗へと重要な旅の出発を前にしてどうしても二世の私たちにこれらのことを伝えたいと思われた。二世のみなさんよ、どうか頭に入れておいてください。今回の旅の意義がどこにあるか、主要なポイントを静かに私たちに説諭されたのである。

このお話しのお陰で、農安、前郭旗への旅の始まりに、皆の心にあらためて、確とした慰霊の旅以上の意味が胸に刻みつけられたのであった。しかし、そのため、先生のエネルギーはすっかり放出してしまわれ、虚脱状態になられてしまったようで、旅はここで中断すべきか、不安を覚えたが、暫くすると、大丈夫、出発しましょうとなった。

4．農安古塔の前での奇跡

全員を乗せたバスは、ホテルを出て、いよいよ農安、そして前郭旗へ向けて動き始めた。出発すると、中国大陸の朝の太陽は、眩しく旅の不安を打ち消すように輝いている。なにとぞ、何事もなく、無事、前郭旗、乾安まで行けますように！

今日、月曜日の長春の朝は、通勤自動車の混雑がそろそろ始まろうとしている。自動車と並行して荷馬車も走っている。日本の風景と違って、赤と青のペンキが目立つ店々の看板、中国らしい派手な色彩の町並みが続き、やがて、平原の中に入ると、走っても走っても、とうもろこし、高粱そしてひまわり畑が延々と続き、街並みは全くない。遠くに目をやっても高い山の姿は見えず、はるか彼方まで一面、地平線ばかり。長春から農安を目指して、ポプラ並木の街道をまっしぐら。

その時である。突然、Kさんが「ちょっとバスを止めてください」と声を上げる。長澤先生が嘔吐されたらしい。出発まえの不安が現実のものになった。先生は、とても顔色が悪く、いかにもお辛そう。そばに近寄ると、先生はすでに僅かしか食されなかった朝食を隣席に坐っている次男のKさんのズボンの上に吐き出されたのだった。運転手は気づいてバスを止める。看護婦のA子さんがさっと席を立ち、手を先生の額に当てる、「熱はないようですが、顔色がとても悪いです」とのこと。こんな時、看護婦のA子さんが一緒にいてくださり、とても心強く感じた。坐っていた場所が太陽の当たる方だったので、日陰の席に移動して頂く。このまま前進してよいものか、それとも旅を中止して、長春へ戻った方がよいであろうか、少し様子をみることにした。しかし、そんな心配もよそに、しばらくすると、息子さんから出発しても結構ですとのご様子で、一同ほっとする。

やがて町並みに入り、ガイドさんが、「農安に入りました」と告げる。バスの前方に小さく農安の古塔が見えてくる。先生は、旅の第一歩としてどうしても農安古塔見学を入れておいて下さいとご所望されていたところだ。満洲時代、農安にペストが大発生して、撲滅のため、全国、さらに内地からも医学生に応援を募ったらしい。応援隊が五〇〇名近く集まったらしいが、先生も京城帝大から自ら志願され農安にやってこられた。先生は、若き医学生の一人としてこの古塔に誓い、治療に当たられた。

近寄ってみると、古塔は背が高い。日本の五重塔と違って、円筒の筒状が折り重なって高くそびえている。てっぺんがとんがり帽子のようにとがっている。長澤先生は京城帝大時代に、そこからペスト防疫にはせ参じ、所長の加藤たちと、何度もここでペスト患者の治療に当たられたのである。先生が、当時の新薬サルファ剤を初めて患者に打ったところでもある。

先生は、バスから降りると、息子のＳさんとＫさんに両脇を抱えられながら、まっすぐ古塔に向かって歩を進められた。やがて古塔の前で倒れ込むように地べたに膝を就き、深々と手を合わされた。やがて、感極まって、身を震わせておられる。先生の思いがここで一気に爆発されたように思う。何も知らない中国人たちは、何事が起きたか、周りを取り囲んでこちらの様子をじっと見つめている。先生は構わず、古塔に向かって手を合わせ、祈り続けられた。まるですすり泣いているようにも見える。出発前から、何度も先生から農安での思い出を伺っていた。先生は多分、当時のことを昨日の様に思いだされ、若き日に注いだ医療の数々を古塔に懐かしく告げておられるに違いない。そして治療の甲斐なく落命した犠牲者に弔いに帰って来たよと告げておられるのであろう。千年以上もこの地に立つ古塔は何も語らず、だが、あの時祈った医学生長澤の祈りを覚えて今、祝福しているかもしれない。ご子息のKさんが、先生の頭上に日傘をかざし、じっとそばに立っている姿が印象的に映った。

ここで奇跡が起こった。あれだけ先生はふらふらされていたはずなのに、古塔に祈りを捧げた途端、身体は劇的に回復されたからである。古塔に祈り終えて立ち上がると、先生の表情にみるみる生気が蘇り、まるでそばに影武者でもいたのかと思うほど、もう別人になっている。笑顔さえ戻ってきた！　古塔は、先生の祈りを聞きとどけたのであろうか。先生のお腹の中は空っぽなはずである。なのに、顔にすっかり生気が戻り、若者のように軽々と立ち上がった。それから、もう嬉しそうに、二人の息子さんに両腕を抱えられながら、跳ねるように古塔の周りを歩いている。これはまったく奇跡としか言いようがない。一同、驚くと同時に、ほっと胸をなで下ろしたことは言うまでもない。

5．農安でネズミ捕獲器を土産に

賑やかな農安の街並み。店の売り子の掛け合う声。ごみごみしていて、今の農安にもまだずいぶんとネズミ（鼠）が出るようである。老人と思ぼしき売り子が、台に腰掛け、手作りのねずみ取り器をどうだいと自慢げに手でもって通行人に差し出し売っている。朝とは別人になっている先生は、にこにこ笑って、この物売りの爺さんから鼠取り器を二つ買い求められた。それを見て、我らも真似た。ペスト防疫時代の防疫職員たちはネズミ相手に勝負したわけだから、何と相応しい土産になると思い、家に帰ったら、仏壇に供えようと、組み立て式の工夫した珍しいネズミ捕獲器を一つ買った。爺さんが手作りで作ったこの鼠取り器は、いかにも頼りなく貧弱に見えるが、買えば我が家の三種の神器の一つになりそうだ。爺さんよ、ありがとう。

6．ペストの温床だった白酒工場の見学

しばらく賑やかな通りを見学し、古塔に別れを告げた。次に白酒工場へ案内された。白酒（パイチョウ）はこの北国の生活になくてはならない酒である。これを飲まないと満人とは親しくなれない。昼でも夜でも飲む。飲むときは大餅（ダーピン）を生ネギと味噌とを交互に食べながら飲む。こうやって飲まないと胃がやられるし、またダービンをつまみながらパイチョウをやらないと満人から親しみを持たれない、本音も聞けない。こちらがたとえ医者であっても、これをやらないと尊敬されない。これをやって、次の日に会うと、「やあ、大夫！」（タイフとは医者のこ

と）と帽子をとって挨拶してくれるのだそうだ。だから、満洲時代、白酒飲みを覚えることは何より大事な作法の一つだったらしい。加藤たちも、これを覚えて随分洗礼を受けたらしい。

満洲吉林の冬は軽く零下三〇度以下にもなる。白酒はアルコール五〇度から六〇度近くもあり、コーリャンから作られる。品質は、ピンからキリまである。これの一級品が茅台酒（マオタイ酒）だと聞く。マオタイ酒ならアルコールに縁のない筆者でも知っている。若い頃、何度か少しだけ飲ませられたことがある。アルコールに弱い私でも、確かに味わいと風味だけは真に良質な酒だと感じたことを覚えている。

工場見学の際、今日の中国では、アルコール依存度から脱却するため、白酒のアルコール度を三八度程度に下げて売るようにしていると聞いた。白酒工場見学も長澤先生のたっての希望で実現したものである。

長澤先生も酒にはあまりご縁がなかったように思うが、ここをどうしても訪問地に加えて下さいと言われた。理由は、昔、この白酒工場がペスト蔓延の温床だったから、その工場をもう一度見て写真を撮って帰りたいというのであった。

その白酒工場の一つを訪れたところ、夏は製造していないが、日本からの訪中団が訪れるというので、工場長以下、職員のみなさんが直々にわれわれを迎え入れ、工場を案内してくれた。

長澤先生がペスト防疫に関連して曰く、残念ながら当時、白酒工場にはネズミが沢山うろちょろしていて、ペストの巣窟でもあった。それで我々はここをよく訪れ、ペスト退治をしたのですと話をされると、にわかに空気は一変して、昔の得難い話に今日あるのは先生方のお陰とでも言いたいのか、すっかり日中友誼の関係が深まり、工場から一人ひとりに白酒を持ってきてくれ土産に配られた。すると、Sさんがバスに戻り、煙草を取り出してきて、返礼として差し上げてくれた。今の中国にはたくさんの富裕層がいるが、当時はまだこれからという物の乏しい時代だったから、とても喜んでくれたことは言うまでもない。

第三節　前郭旗人民政府との交流会の実現
―防疫所の足跡を伝える

1．前郭旗人民政府要人との交流会

それからバスは昔、吉林省ペスト防疫所があった前郭旗へ向かい、人民政府の迎える昼食会場へと到着した。出発前、長澤先生と、今回の旅は慰霊の旅がメインでペスト防疫の話は二番目として出発したことは承知の通りである。しかし、前述したように、中国旅行代理店と打ち合わせた結果、慰霊の旅はメインでなく、最後の日にまわされた。中国側からすれば、市政府との歓迎交流会こそがメインである。いよいよそのメインの交流会がここで始まるのである。皆、嬉しいと同時に緊張感に包まれていた。

（一）歓迎の一色

交流会がメインだから、旅行代理店は、この日のために出来る限り日中友好の雰囲気を出そうと努めていてくれた。会場は、立派な飯店で町一番のホテルにもなっているところ。満洲時代の前郭旗は相当田舎だったであろうが、今、こうやって来てみると当地はこんなにも賑やかな都市になっている。そこでの出来る限りのおもてなし。

立派な飯店の廊下を日本からの友好旅行団がずんずんと奥まで進んで行くと、昼食会場となっている会場に行きついた。会場は赤と金色のまるでお正月を迎えたような中国らしい祝福の色に充ちていた。

その入り口で、副県長の王慶和氏ほか人民政府のスタッフが満面の笑みでわれわれを温かく迎えてくれた。副県長は、見るからにモンゴル系の背の高い、かっぷくのよい温和な人柄の方だった。スタッフ一同の笑顔に日本からの一行は思わず緊張感が取れてしまった。

（二）交流会始まる

副県長とあいさつもそこそこに席に着くと、もう長澤先生は待ちきれないかのように、副県長に身を乗り出して、家から持参された、満洲当時、中国青年たちと仕事の合間によく遊んだという折鶴と、折鶴の折り方の図を見せ、さらにそのあと、これはペスト研究に欠かせない〝吉林省式鼠固定器〟です！私が考案したのです！と、図解図を副県長に渡しながら、日中友好を始めた。このネズミ固定器は、長澤先生のお母様が当時満洲にいた息子である自分に送った丸い餅焼き用の網からヒントを得て作った、このお陰で獰猛なそして危険なネズミを容易に固定し、手際よく動物実験ができた、という先生ご自慢のアイディア品なのである。また、折り鶴は金、銀、さまざまで、お孫さん達も一生懸命手伝って折ってくれたのであろう。会場の雰囲気を和らげるのに極めて効果的であった。その甲斐あって、副県長から前郭県の産業そして日本との関わりなど、手際良く挨拶され、温かい口調とまなざしは私達の旅の疲れを一瞬にして取り除いてくれたことは言うまでもない。日中間のわだかまりなど今や微塵も感じさせない。

豪勢な料理が次から次とテーブルに運ばれてくる。肉はやはり羊であった。日本では味わえない地方の特産の食事に友好的な雰囲気はさらに盛り上がり、歓迎交流会をこうして友好的に開けたことの意義を強く認識できた。

こんな雰囲気なら満洲時代の日中間のわだかまりは色々あっても、政府レベルは別として、地方レベル、あるいは個人レベルでも率直に話し合えるのではないという気がしてきた。

（三）スピーチ事前のお膳立て

食事が進んだところで、いよいよメインとなるスピーチを始めねばならない。これをしなければ交流会は終わらないが、このようなスピーチは、本来ならば、長澤先生がおやりになるべきと思うのであるが、先生は、「自分は遠慮する、貴方がやりなさい」と言って譲らない。こちらもいくら辞退してもだめなので、日本を発つ前、やむなく引き受けた。その代わり、出発前、長澤先生から当時のペスト防疫所の事を随分伺い、他の手記を見、また拙い勉強もした。先生とは何度も電話、ファックス、手紙で話し合いを重ねた。

その結果、本日のスピーチの前提となるべきは、まず、二人の人物を紹介すること。一人はペスト防疫所の所長だった故加藤正司、もう一人は本日の交流会に参加される医師長澤武先生のことである。

その上で、友好の空気が盛り上がっている今、次の四点を念頭に率直に言わせてもらいたいと心に決めた。

① 旧満洲時代のことは、中国側に何を言っても、すべて覇権主義の下でのことと受け取られても仕方ない。

② しかし、それでも旧満洲時代に果たしたペスト防疫所の医療行為は、軍部のあの非人道的行為とはおよそ違うこと。前郭旗ペスト防疫所の医師達及び医療従事者は、満洲のペスト発生地帯にてペストで苦しむ村落の一般農民または住民を何としても救済したい、出来るなら満洲からペストをなくしたいという思いで働いた。

序章で言及した次の引用部分を思い出していただきたい。

「満洲の住民は、以前から伝染病や地方病に苦しみ、伝染病の蔓延というのはこの地域にとって極めて大きな脅威であった」（趙暁紅「『満州国』における医療統制について」北東ア

ジア研究第一四―一五合併号）

だったからである。この惨状と困窮を見たとき、医者であるならば一日も早く救済してやらねばならない。植民地経営とは別次元で、彼らは、あたかも国境なき医師団のように、日満関係なく彼らを助けたい、と立ち向かったと思われる。

③　それを可能にしたのは、ペスト防疫所には加藤という、決して偉ぶらず、また民族の垣根を越えて医療の限りを尽くしたいと願うリーダーがいたからである。

④　また、加藤が、リーダーとして、このように信念を貫けたのは、前郭旗ペスト防疫所がペスト発生地帯のフロントに設置されていたことにも起因するであろう。フロントでペスト患者を救済しようとする現場は、ある意味、強い。中央も軍部も、現場のフロントにはさすがに口出しする余地がなかったと思われる。それゆえ、ペスト防疫所は、ペストの流行が終息する冬場にも、毎年旧満洲で繰り返すペスト流行を断ち切る研究にも専念できたのである。

以上①から④に基づいてスピーチを草案できればいいと頭の中はまとまった。そう胸に秘めて、スピーチすることに徹した。副県長には、中国語に翻訳した文書をお渡しした。

2.（旧吉林省）ペスト防疫所の事績を伝える（スピーチ）

（一）冒頭挨拶

「（冒頭省略）・・日本は戦後、憲法前文で、政府の行為によって再び戦争の惨禍が起こることのないように決意し、民主主義を誓ったのです・・」
「あれから五〇年以上の歳月が流れて、今は旧満洲のことをもっと直視できるようになりました。いえ、理由はどうあれ、かつて中国東北部で生活した私達の親の子孫ならば、親たちが中国へ渡って従事したあの時代の仕事を理解し、これからポジティブに中国に関心をもち、出来る限りの日中友好に寄与したいと思う今の気持ちです」

（二）事績と所長加藤医師並びに長澤武医師の紹介

そう口火を切って、ペスト防疫所時代の加藤正司と長澤武医師の事績と人となりを紹介した。とくに人民政府には加藤正司がペスト発生地帯のフロントに立たされ、ペストで苦しむ多くの村落農民を救済したいと願い、またなぜ毎年ペスト流行を繰り返すのか、謎の究明に努めたことを詳しく伝えたが、その事績と人となりについては本書の第一章から三章に渡って詳しく述べたつもりなので、これ以上言及せず割愛したい。

ここでは主として人民政府に伝えた長澤武医師の事績と人となりについて述べることとする。同医師は、所長の加藤に負けず劣らず信仰心が篤く、ペスト患者に犠牲が出ると、所長と共に手を合わせ、お経を唱えてから葬ったこと。勉強家で、ペスト防疫所では主としてネズミなどの動物実験を担当、所長を支えくれた。またペンが早く、ペスト時代の事績を戦後、詳しく手記にして残してくれた。そのお陰もあり、ペスト防疫所の事績が今日、これだけ明らかとなったことを人民政府に伝えた。

また、長澤医師は、戦後、中国より帰国されてから後、高い地位に必ずしも恋々とせず、地域医療に携わり、旧満洲におけるペスト治療と研究の経験から、人の命の尊さを重んじる町医者となって格別に住民から信頼された。また、お優しい人柄で評判を呼び、それにより、学校医さらには大学からも招請を受けて教壇に立たれたことなど伝えた。

このように長澤医師はじめ、誠実な医師達が所長である加藤の周りに多くいたこと、それが加藤のペスト流行を満洲からなくしたいとする信念を支え、またペストで苦しむ多くの患者に対して可能な限り誠実を尽くして治療し得たのではないかとも伝えた。

「こんなわけで、吉林省ペスト防疫所は、一種独特の友愛の精神で満たされ、職員の仕事振りも、次第に、住民の方たちから信頼を勝ち取って行くことができたのです」

と述べた。その上で

(三)　強調したいこと

「ここでどうしても皆様にご理解いただきたいことは、私達の親が戦前、この地でペスト防疫に従事したと聞くと、あるいは日本軍によって密かに行われていた、あの忌まわしい非人道的研究との結びつきを連想されるかもしれませんが、吉林省ペスト防疫所で行っていた防疫理念は、それとはまったく違うものだったことを何より強調したいと思います」

と伝えた。

「もちろん、この地で行っていたわれわれのペスト防疫を一方的に美化するつもりはございません。しかし、防疫所職員一同は、ペスト村の村民を救おう、旧満洲からペストをなくそう、と加藤の有菌ネズミ説を信じ、冬場、凍土と化す直前、ペストが流行した村落の土を掘り続けた。その結果、京白線（現、長白線）沿いの新廟村で、遂にペストを保菌するドブネズミを生け捕りにしました。解剖すると、体内の胆嚢の中に冬眠するペスト菌を発見しました。これにより毎年繰り返すペスト流行の謎が分かり、世界的発見となったのです」

と力説した。

（四）　謝辞と要人から慰労の答礼

「ペストの発生はこの地上で未だ根絶されず、毎年一千名以上の患者が発生していると聞きます。また、一九九六年には寧夏回族自治区から吉林省にかけて、今もペスト患者が発生しているとニュースを耳にしました。その意味でペスト撲滅の研究は昔も今もその重要性は変わっていないと思われます」

「けれども、戦後、五〇年以上が経過し、かつて旧満洲で猛威を振るったペスト流行のニュースが今日、余り耳にしなくなったように思えます。もしそれが真実であって、その理由に加藤の有菌ネズミ説が功を奏した面もあるとしたら、何より喜ばしいことです」

「ご静聴ありがとうございました！」

スピーチを終えると、こちらの気持が伝わったか、かなり気になったが、外交辞令であろうか、副県長は「過去と未来をきちんと整理していていいスピーチでした」と言って下さった。また、「頂いたペスト防疫関連資料の中国語訳は貴重な資料として永久に保存します」とも言って下さった。

長澤先生もそのあとスピーチに立たれ（中国語の同時通訳で）、副県長は笑顔と拍手で老先生に対する敬意と慰労を表情で示してくれた。また「もし県長が日本に行く機会があったら皆さんに知らせます」。それは今も実現していないことだが、ありがたいことと承った。こうして曲がりなりにも防疫所の事績と足跡を伝えることができ、〝所長だった加藤や旧所員の皆様が流された汗は無駄に終わらずに済んだ！〟ように思え、安堵の気持ちがこみあげてきた。

日中友好に包まれた交流会も終盤になって来た時、日本側の一人Ｉ子さんが、営団地下鉄に勤務されている弟さんからのお土産と称して、地下鉄の絵入り下敷き、ものさし、それにアンパンマンのメモ帳をリュック一杯に背負って持ってきて下さった、経済成長が著しい経済大国になった今日の中国ではこのようなものをもらっても、ありがたいと思う子供がどれだけいるか分からないが、当時まだ中国は物不足、学校の生徒たちもこれをもらえばきっと喜んでくれたに違いないであろう。副県長に手渡すと、大柄な副県長もさすがに腰を低くして「これはあり難くいただき、教育委員会のようなところに回します」と言ってくれた。

最後に、中国側、日本側と事前に打ち合わせて来た通り、「北国の春の歌」を、皆で合唱することになった。先に日本側が日本語で歌い、そのあとは、中国語で、それも、副県長が直々に歌の上手い部下を呼んでおいたからと、若い中国側スタッフと日本人の競演で歌うこととなった。日本では地元の教員であり合唱団の主力メンバーである明子さんが会場いっぱいに指揮を執り、合唱で盛り上がる中、交流会は最高の雰囲気で幕を閉じた。[314]

3. 前郭旗人民政府を訪問

会食が終ると、副県長の王さんは、われわれを人民政府へ連れて行ってくれた。人民政府の建物は大きく立派で、町の発展を象徴しているようでこれもうれしいことの一つであった。聞けば、前郭旗は石油が採れ、今は比較的裕福な町であるとのことであった。案内してくれた後、副県長は、門の前で一緒に写真を撮りましょうと言ってくれた。後述するが、これに対して乾安では、このような下準備がなかったので、日中友好はどちらかというと形式的に終わった。ガイドの王さんも、乾安は遠く、知り合いがおらず、会食時の式次第がなかなか整わなくて大変でしたと言ってくれたので事実であろう。

4. 乾安県に足を延ばす

われわれを乗せたバスは、次にいよいよ乾安に向かった。乾安県は何と言っても、所長として加藤が働くペスト防疫所の管轄する広い平野の一つの県であったが、この県一つだけでも広大な平野にあることは第一章で述べた通りである。当時、その県の防疫科長をしていたのが望月理三郎さんであり、この県の行政をあずかる副県長だったのが大同学院五期生の藤沼清さんだったこともすでに言及した。当時、藤沼さんが乾安県に赴任してみると、行政という言葉は本来広い言葉のはずだが、その中でも一切の行政に優先してやらねばならない仕事がペスト防疫だったという。それだけ村落住民の最大の敵は、いつ発生するか分からないペストであったという。望月さんはここだけで八年間、日本の敗戦までペスト防疫一すじに生きて来られ、彼のペスト住民に対する渾身の治療と予防はやがて住民をして彼を「老望月」（ラオワンユエ）と呼ばしめるに至り、[315]戦後になって望月理三郎さんが乾安を訪れた時、多くの村落の住民が彼のことを忘れないでいてくれたという。前にも述べたように、名前の前に「老（ラオ）」が付くと、親しみ、信頼を込めて呼ばれる。頼りがいのある我らが兄貴、望月さんよ、とでも言いたくなるほど、望月さんは村民に慕われていたということだろう。

（314）ところで、この日中友好の盛り上がりの裏には、前述した通り、日本を出発する前、何度も、長春の中国国際旅行社を通して、綿密に打ち合わせたからであるが、現地の旅行社側で通訳とガイドを務めた王麗那さんの大学の先輩（吉林大学）である張さんがたまたま前郭旗の外事部の課長だったので、王さんは、こちらの趣意書を何度も読んでくれて、張さんと下準備してくれたことにあることが分かった。だからこそ、我々が前郭旗に到着したときは、すでに、盛り上がる下準備が整っていたのである。ガイドの王さんは「何度も（あなた方の）趣意書を読みましたよ」と言って笑って裏話をしてくれた。

（315）前掲藤沼清「乾いた大地」大同学院同窓会特集号『東天紅を告ぐ』所収（一九七三年）一七頁参照。

藤沼氏によれば、ペストは当時、「県の西部地区で最も多く発生し、私のいた一九四〇年頃は、奈字井、陽字井、男字井等約十部落に発生した[316]」。今残っている記録を見るだけでも、

昭和一五年　一〇部落一七四名
昭和一六年　一一部落二六〇名
昭和一七年　　三部落　一一名

このように僅か三年目で激減したのはペスト防疫が徹底した結果であるという。

今回、懐旧の地であるこの地を、慰霊の旅の延長で行ってみた。行って県政府の県長以下と晩餐会が始まると、向こうは三〇代後半くらいの若い県長の召威国氏、副県長、主任、それに前郭旗からついてきた外交部の若い職員ほかで、テーブルは二つに分かれた。長澤先生は、待ちきれないように、前郭旗の会食と同じように、持参した折鶴など差し出して友好を開始された。だが、県長はあいさつもそこそこに真っ先に発した言葉は「望月さんはいるか」であった。これには驚いた。一五年前に望月理三郎様一行が来たこともちゃんと調べてあるようで、早速、望月さん一家にこちらのテーブルに来てもらい、望月さん中心に話題は進行し、友好が深まって行ったのを今も覚えている。長澤先生と私は顔を見合わせ苦笑いしたが、外交辞令は特に要らず、故望月さんの人徳が実った瞬間であった。

第四節　長春別れの朝、慰霊祭を決行

旅行代理店曰く、慰霊祭は、日程的にもしおやりになるのであれば最初より最後がいいです、しかも、ホテルの一室で、余り音を立てずに、そっとやって欲しいという結論になった。しかし、こんな状況にもかかわらず、望月光正和尚は「形はどうあれ、心さえ篭っていればいいですよ」と一切こだわらずに慰霊祭を引き受けて下さった。

かくして慰霊祭は、前郭旗、乾安への日程をこなした後、長春から北京へ立つ八月二六日の朝、ヤマトホテルの旧館の一室で行われることとなった。ガイドを勤めてくれた王さんが当日、だめ押しのごとく、伝えてきた。旅行代理店としては旅行団体のわれわれが会議を行うという名目で旧大和ホテルの会議室を予約できたのであって、慰霊祭を行うという目的で予約できたわけではない。ですから、慰霊祭の最中、どうか内側から鍵をかけて下さい、その間、自分はドアの前に立っています、できれば余り大きな音は出さないように願いますと確認してきた。

男性軍は一同、用意した黒のネクタイを締め、望月光正和尚も仏事用の正装に着替えられ、奥様も、小ぶりながら、実に心のこもった祭壇を日本から持参してくれた。会議室は十分心尽くし

(316) 同上一五頁。

になったように感じた。果物、米、日本酒なども添えられ、私はそっと内側からドアの鍵をかけた。

Oさんはご両親の写真を持参して祭壇に立てた。生前立派な白いあごひげを蓄えておられた父上直三様とまだご健在のお母様と一緒に映った写真である。長澤先生は、錦州で亡くなった静子ちゃんへ最期に水を飲ませたというコップを添えた。私も加藤の写真と母満が持たせた仏壇の茶碗、煙草、酒を添えることとした。それから、望月理三郎様が生前に書かれたペスト防疫実務の随筆と、長澤先生が父の三十三年忌に寄せられたペスト防疫の研究成果についての詳細な手記のコピー、それに加藤自身のペストの論文を祭壇の前に置かせていただいた。

ところが読経が始まると、静かにやって下さいどころか、大柄な望月和尚の誠に迫力ある読経の声がびんびんと響き渡り、外に丸聞こえ。五臓六腑に響き渡った。奥様の明子さんが、そばで物故者の名を一人ひとり読み上げられ、和尚はそれを復唱して下さった。上述したように、長澤先生のたっての希望で、物故者は日満を問わず、本章第一節の七で一覧にした順で、ペストで犠牲になった人たちすべてを読み上げ、霊を慰めることとなった。

長いこと胸につかえていた慰霊祭が、五三年ぶりにやっと実現でき、みな感極まってすすり泣いている。長澤先生が立ち上がって帰国直前に亡くなられた我が子に向かい「静子～！　明日は日本に帰ろうね、と言ったのに」と大泣きされた。もう誰も涙を止められない。

何十年も心に溜めてきた精一杯の供養が、今成就した。満洲一世の長澤先生がお元気なうちにやれて何より。出席できなかった方々の分まで慰霊をやれたように思う。

第五節　国破れて山河あり―慰霊の旅を終えて

1．「きずな」[317]（加藤満）

「主人をひとり彼の地に残して来たことは何時も私の心に縛りつけております。しかし、二十世紀の謎と言われたペストの越年は、長年言われてきたような「畑リス説」ではなく、半家住性ねずみであることを突き止めたことはペスト防疫所の皆様の一致団結辛苦の結果であります。

それが証拠にあの時のきずなが、この度の旧満洲への慰霊の旅にも示されたことは何より嬉しい限りです。

東北帝大卒業後、主人と一緒に大同学院を出ました藤原慶一郎さんは麻薬の撲滅に貢献し、主人は皆さまとともにペスト撲滅に貢献しました。これは偽満洲と言われることになっ

（317）慰霊の旅から帰国して、満（母）に写真を見せる機会を得た。すると一枚一枚写真を眺めながら、彼女は懐かしそうに「国破れて山河あり、ですね」と呟いた。その言葉をそのまま取って、慰霊の旅の私の報告文のタイトルを「国破れて山河あり」とすることとした。文集「忘れ得ぬ山河―五十三年目の旧満洲慰霊の旅」に収録されている。

た満洲に残した立派な仕事であり、国が消えても消え去ることとの出来ない真実です。そう思いますと、ひたすら満洲からペストを撲滅するために力の限りを尽くし、太く短く生きた主人の一生を今日なお皆様が支えて下さることを深く感謝している次第です」

2.「慰霊の旅有情」（加藤阿幸）

「・・・(略)・・・

慰霊の旅の参加者は、私や二、三の方々以外は、「満洲」という目に見えない共通の糸で結ばれ、五十数年前から、今日の旅の挙行を、すでにその「因」を種撒いたわけです。しかし、考えてみれば、満洲とは無縁であると思っていたほかの人たちも、少なくとも、私も、実は、日本に渡ってきた時点から、そしてその間中のもろもろの出来事もすべて、この慰霊の旅を成就すべく生かされていたのではあるまいかと思えてならないのでした。

そもそも、加藤家に嫁いでから、主人にとってそうであるように、私にとっても、加藤正司という神々しい名前が、いつしか、心の中で、願い事を聞いてくれる存在となっていたのです。心の悩みや、望いや喜びなどが、仏壇の朝晩のお線香の煙の向こうに伝わっていき、共有してくれたと信じていました。そのため、長男を出産し、会社を辞めて間もない頃、主人の代わりに、おじいさんの満洲時代に書いたペスト関係の論文を探してくれるようにと、姑に頼まれたときは、即座に、それは私に与えられた至上の使命だ、絶対探し出さなければと密かに自分に誓い、悲壮感さえ漂わせる雰囲気でした。そして、出かけるたびに、その場所や、当日探し当てた論文名は当然のこと、経路や電車、バス代金や、あった人、コピーした代金の請求書までも、こまごまと、書き記しておきました。

・・・(略)・・・

前述したように、主人の指示で論文の掘り出し日記をつけるようにしていたのでありましたが、そのうち、論文探しが楽しくなり、毎日、戦果を誇らしげに数え、次の突撃先はどこにしようかと、色々と思案を巡らすのがわくわく感じるようになったのです。おじいさんのもっとも大切な論文「ペスト菌の種継ぎ越年に関して」を見つけたとき、嬉しさのあまり、震えを覚え、涙が出ました。そして誰かにそのことを言いたくて、思わず、図書館の人に涙を頬に這わせながら、これだ、これだ、と興奮して話したのを、つい昨日のように思い出します。

このようなわけで、満洲時代のいろんな記事を読み漁っているうちに、ますます、満洲が身近に感じるようになっていきました。そして、前郭旗、新京、乾安などの満洲時代のペストの流行地も、その発音が大変馴染みの深い響きを帯びてきました。また、何年か一回集まるペスト防疫所の方々の思い出話を聞き、三三年忌の記念文集の文章を読み、自分も鎮魂歌を書いたりしましたから、いよいよ、感情的に、時々前郭旗に自分も居たような錯覚に陥ったのでした。そのうち、主人に長澤先生から加藤所長のこと、ペストのこと、本に著すべきとのお話を頂戴し、私も当時の所員の一人、中国人の黄先生に資料などの協力を求める手紙を出したりしました。なにやら、大きな流れの中にますます入り込んでいくような感じになってきました。そして、慰霊祭の旅を企画していた頃に、コロ（葫蘆）島の引揚げのドキュメント映画を一緒に見させていただいたので、自分もすっかり、主人の幼少時代に、そして、満洲に居た人々の苦難に共感を覚えるのでした。

・・・（略）・・・」前掲文集「忘れ得ぬ山河」より転載。

第六章　ペストを越えて語り継ぐ

はじめに

長崎県佐世保市の西南部に針尾島がある。それは佐世保湾と大村湾の間に浮かぶ島である。その針尾島の北側に広がる佐世保湾の奥にさらに小さな恵比寿湾がある。その小さな恵比寿湾の陸側に満洲から内地への帰還者が上陸した埠頭がある。それが浦頭埠頭（うらがしらふとう）である。満洲からの引揚船は大きく、浅瀬の浦頭埠頭に辿り着けない。したがって帰還者は皆、はしけに乗り換えて埠頭に上陸するのである。浦頭埠頭は小ぶりの埠頭である。

平成二八（二〇一六）年八月下旬、筆者は、妻とともに、佐世保港「浦頭埠頭」に満洲からの帰還後初めて訪れる機会を得た。筆者が家族とともに七〇年前に上陸した佐世保港に再び帰って来たのである。

港を背にすると、埠頭のそばに広場があって、その広場に背の高い石柱が立っている。石柱に金文字で大きく「引揚第一歩の地」と記されている。下を見ると、幅広の石碑がもう一つ横たわっていて、そこに「昭和二〇年一〇月一四日から同二五年四月まで一、三九六、四六八人の方が、ここ浦頭の地に引揚げの第一歩を印されました」と書かれている。

引揚とか引揚者という言葉と聞くと、暗い思い出が胸に詰っていて正直、余り好きでない。ゆえに、本書では出来るだけ、「内地への帰還者」との言い回しで書くつもりなのでご了解いただきたい。第一歩の地に帰還した一三九万人強の中の一人に私が含まれていたことは間違いない。だが、このように数字にすると個性がない。私のみならず、これら一三九万余の一人ひとりにはきっと悲喜こもごものストーリーがあるはずだ。

そのことを心に銘じ、浦頭埠頭に立ち、海を眺めると、私の脳裏にふと内地への帰還直前、夫（正司）を亡くし、乳飲み子を抱いて、私を含め四人の子どもを連れてこの港へ帰還した母（満）の風景がよぎった[318]。

さらに港の後ろを見上げると、埠頭の近くに小高い山があり、その上に浦頭引揚記念平和公園が広がっている。当時はこの丘の上に病院があった。妹が栄養失調で瀕死の状態だったので一時入院したところである。

公園内には、壱岐出身の彫刻家の手による背の高い女神像が設置され、さらに内地への過酷な旅の体験を後世の人々に伝えるため、全国からの募金をもとに建設されたという引揚記念資料館[319]がある。中に入ると、資料館には当時の着衣、日記、紙幣、リュックサック、軍人手帳、収容所での詩集、ＤＤＴ消毒道具などがコンパクトに展示されている。これらを見ると、懐かしいとい

(318)「そのいずれの人たちの〝満洲〟もおしなべて大きな悲劇で終わりを告げた。敗戦直前、北の国境からソ連軍の侵攻を受けて、ほとんど無抵抗のままに多くの日本人が命を落とし、六〇万人に近い兵員その他がシベリアに連行されて数年間の過酷な労働に従事させられた。大勢の幼児が現地に取り残された。無事に帰国出来た者もすべてを失って、無一文から人生をやり直すことになった」とは前掲加藤聖文他『挑戦する満洲研究』ⅱ頁参照のこと。

うより痛々しくさえ感じる。

加藤は、これまで述べてきたように、東北帝大医学部を卒業すると、医師不足の満洲に否応なく請われ、草創間もない満洲へ渡った。ペスト防疫に挺身するため民生部に防疫官として勤務するようになると、満も夫の下へ、あとを追うように海を渡った。それから旧都新京でのひと時の幸せな新婚生活を送ったはず。しかしその幸せな結婚生活も束の間、日本の敗戦、怒涛の様に侵攻してくるソ連軍、満洲国の崩壊、新京に拡がる発疹チフス、その難民救済に加藤は立ったが、奔走中、自らも犠牲となった。そして妻満が、四人の子を抱え、無念の帰国。

後先を考えない、無責任きわまる軍国時代のつけはこれだけで終わらない。身重の者、赤子、及び幼児を抱えた旧防疫所員家族一行の、明日をも知れぬ命を賭けた内地帰還の旅が始まった。昭和二一（一九四六）年七月二〇日まで時計の針を戻してみる。南新京駅から内地帰還へ列車の旅が始まる。旧職員家族とともに無蓋の貨車に乗って目指すは遼寧省錦州駅。そこから皆、引揚げ船の出る葫蘆島港へ歩くことになっている。

第一節　中国、葫蘆島から佐世保港へ

1．南新京、錦州、そして葫蘆島港へ

錦州で下車すると、内地帰還者は一旦収容所に入る。そこでＤＤＴやら予防注射を受けて、いよいよ引揚船の出る日まで滞在する。港は黄海に面する遼東湾奥にある葫蘆島港（コロトウ、壺蘆島とも呼ばれた。大陸で使う今の簡体字で葫芦島フールーダオ）である。幼児にとっては錦州から港までの徒歩が最後の難関となる。

葫蘆島の〝葫蘆〟とは「ひょうたん」を意味する中国語で、実際には島ではなく、海に突き出たひょうたん型の半島である。そこが旧満洲の奉天（現在の瀋陽）と山海関（万里の長城東端）の間に位置する港として使用されていて、内地へ帰還する出航地になっていた。この港は戦前、満洲で一番大きい港大連を補う港として日本軍が開いた軍港だったらしい（前出、『満洲　奇跡の

(319) 筆者が仙台で暮らしている頃、自分たちが帰国して来た港は佐世保港であるとは知っていたが、佐世保と言っても広い湾である。訪ねようにもどの地点に行けばよいのかずっと分からず仕舞いだった。ところが私が前任校の駿河台大学に居る頃、法務省の福岡入管局長を歴任されたことのある行政法のＩ教授がいて、たまたま私が佐世保から帰還した話をすると、あの辺は自分がいた入管局が管轄していたところにあってよく知っている。ハウステンボスに行く機会があればすぐ近くに引揚記念資料館がありますよと教えて下さった。それで調べてみると、筆者たちが帰国した港は佐世保湾の端にある浦頭埠頭港だと分かり、その港、そばの丘の上にある引き揚げ記念館を訪れることができたことを今も感謝している。

脱出』一一四頁）。ソ連がソ満国境から侵攻し、満洲全土を占領して後、大連、営口、朝鮮の鴨緑江の港は中共軍に占領されていたが、この葫蘆島港だけは国府軍がアメリカ軍のサポートを受けて占領していた[320]。

昭和二一年四月二三日、米軍の指示により、国府軍当局から錦州の日僑（日僑前後連絡処）に対する遣送命令が発せられた[321]。同錦州に日僑俘遣送事務所が置かれ、五月七日、引揚げ第一陣[322]として日本人二千四百余人が出航した。これを機に全満から順次引揚げが開始される運びとなったのである。以下に葫蘆島市対外文化交流協会・人民政府新聞弁公室編（2006：90）をもとに山田陽子が作成した中国東北地方の遣送計画を掲載しておく[323]。

第一期	錦州、海城、瀋陽等	三九八、〇〇〇人
第二期	長春、吉林、延吉等	四〇八、〇〇〇
第三期	哈爾濱、阿城、安東等	二二七、五〇〇
第四期	北安、松花江、通化、大連等	四〇五、五〇〇
第五期	瓦房店	一〇、〇〇〇

「一〇月二九日秦皇島に上陸した国府軍は、一一月二九日錦州を攻略し、漸く陸路で東北に入るルートを確保した[324]」とは山本有造の弁。「一九四六年春ソ連軍の撤退とともに、南部東北の諸都市を巡って国共双方の争奪戦が開始された」「ソ連軍撤退後の三月一八日には瀋陽を、五月二〇日に四平街を、そして五月二三日にはついに長春を奪回することに成功した[325]」という。

2．医師は足止めされる

かくして「国府軍の進駐が遅れた長春の引揚げ開始は七月八日から」(326)となった。旧ペスト防疫所の職員家族にも連絡があり、出発は七月二〇日と決まり、南新京を出た。目指すは葫蘆島港（コロ島）。貨物用無蓋車に乗り、一路錦州へ。下車して錦州収容所で乗船まで滞在して、自分たちの引揚船の日程を待つ。それでも何とか旧職員一同、葫蘆島手前の錦州（錦州収容所）まで来た時、長澤医師、古谷医師らは、家族とともに留め置かれてしまった。医師は「引揚者救護のため留用」と決められたからである。これまでのつましい共同生活を思うと、二手に別れるなんて

(320)「中国東北地方から引揚船が着く港として葫蘆島が選択されたのは、中国共産八路軍の制圧下になかった港という特質性による。大連や営口や朝鮮の鴨緑江などの場所は、ソ連軍の厳重な支配下にあるか、または中国共産八路軍で固められ、それらの軍による警戒が厳重で引揚船を出す望みがなかった」という。また、「奉天（瀋陽）、新京（長春）および周辺都市は国府軍が制圧していたという中国東北地方の政治的事情があった」「葫蘆島は、貨物船専用港であるため、港の存在は一般人にはあまり知られていなかった。新京・奉天から国府軍傘下の占領地だけを通行して出られる港は、葫蘆島しかなかった（宮下二郎1983：265）ことがわかり、引揚港として最もふさわしい位置づけがなされた」とのよしである。山田陽子《研究ノート》「日中関係から見た引揚地の戦後60余年―日本人引揚事象をめぐる『葫蘆島』の変化を中心に」（四日市大学論集大二二巻二〇〇九年第一号）六四頁参照。また、日本人を「送り返す側」からの視点で捉え直した論文として、佐藤量「戦後中国における日本人の引揚げと遣送」立命館言語文化研究二五巻一号を参照のこと。

(321)前掲『満洲国史―総論』八〇九頁参照。

(322)同上八一〇頁。

(323)前掲山田陽子研究ノート六五頁参照。

(324)前掲山本有造『満洲　記憶と歴史』（京都大学学術出版会、二〇〇七年三月一日）一七―一八頁参照。

(325)同上一八頁。

(326)前掲『新京・長春の思い出』三四二頁参照。

と双方、地団太踏んで悔しがったが、別れることとなった[327]。

3．幼子の苦難―コーリャン飯と最後の徒歩行

錦州収容所に滞在中、子ども心に一番辛い思いでの一つとして残っているのが、錦州収容所で出されたコーリャン（高粱）飯だった。赤っぽい色をしていて、食べてみると、固くて味がない。胃の消化に悪く、またまずい。ネットで調べてみると、今も日本で生産されているようだが、主として飼料作物に使われているらしい。家畜のえさに使われても、人間の口にはとても合わないしろものである。今の時代なら料理法も改善され、ダイエット食として工夫すればおいしく食べられるであろうが、あの時のコーリャン飯はひどかった。幼児はこれを食べるとお腹をやられ下痢をする。長澤先生のS子ちゃんもこれで急性腸炎になり、葫蘆島を目前に命を落としてしまった。

同夫人は「思えば前郭旗を出る時、私がぶら下げて来たお米、あれが最後のお米でした。（錦州）収容所の高粱の給食は固すぎました。可哀想で可哀想でしかたがありませんでした[328]」と述べておられる。もう幼子が食べる米はすっかり底をついていた。気の毒でならない。かくいう筆者は辛うじて事なきを得たものの、この時のコーリャン飯のまずさは終生忘れることはできない。

引揚船による内地帰還の日程が決定すると、そこから徒歩で葫蘆島港まで歩かねばならない。ここが徒歩による最後の難関で、とくに幼い子らにとっては命がけである。真夜中に収容所を出

て、線路伝いに歩き、朝にようやく葫蘆島港に着いたのだから、二〇キロ前後ほど歩いたのであろうか。いよいよ乗船の時が来た。

4. 帰還の際の所持金と所持品

その時決められた内地帰還者の所持品は以下のようであったらしい。[329]

「持ち帰り金は、年齢、男女の区別なく一律に一人当たり一千円以内」

とし、

「携帯品目については、おおむね軍用品、刃物類、高級品、証券類、外国通貨、書籍、地図写真、報告書統計類の携行は禁じられた」

とされた。だが、旧ペスト防疫所職員家族は、すでに無一文の状態にあった。前郭旗から電車で新京に脱出するとき得た僅かの給料と新京に滞在する時、病院を開いて何とか旧職員家族同士で共同生活に役立てすべて使い果たした。だから、今さら一人当たり一千円以内と言われても、ほ

(327) 長澤夫人（待子）の前掲手記「引揚げの日日」によると「前郭旗から苦労を共にしてきた皆と別れるのは怖い気持ちで一杯でした。皆んな行ってしまいました。残された心細さが身に沁みて涙が一杯目にあふれながら立ちすくみました」とある。同上前掲手記七三頁。

(328) 前掲同夫人「引揚げの日日」七四頁。十川淳夫人（昌子）は手記にこう書いている。「私は満洲に居た五才以下の子供の半分は帰っていないと思います。逆境ではいつも幼い無力な者が犠牲になって行くのです」と手記に書いておられる。

(329) 前掲『満洲国史―各論』八一〇頁参照。

ぼ所持金はなくなっている。

また携帯品目については前郭旗から新京へ避難する時、それこそ一切の家財道具、背広や結婚以来の和服一式はもちろん、すべて捨て置いての避難だったから日常に使う衣服、鍋やかん以外にはもう何もない。旧職員のなかには日本から満洲に渡るとき何本もの本棚に入るほどの書籍を持ってきたが、惜しむ間もなく手放してきた人もいる。内地に帰還して落ち着いてから思い出して悔しく思うしかない。

また、携帯を禁じられた高級品、書籍などは言われずとも既に手元になくなっている。あっても新京で占領していたソ連兵に時計もなにも皆略奪されている。問題は、引揚に当たって、地図、写真や報告書統計の類いまで持ち出し禁止となっていることだ。職員の中にはこれだけは持って帰りたい大事な写真があったはず。また、満洲で苦心して日本人が得た成果の報告も皆、大陸に留め置かれてしまった。それらの記録は今どこでどうなっているのであろうか。いずれかの研究者に探してもらいたいと思う時がある。

第二節　医者の留用―現地に伝えられた知見

１．医師の留用―誰が得た知見か

また所持金や携行品とは別に、加藤たちが満洲ペストの防疫の際に得た知見は、内地帰還の際、留用された医師や専門の技師らによって中国に伝えられたと思う。医師らが留用される場合、国府軍は一、二年で日本へ帰国させたが、中共軍の場合は七年から一〇年以上にわたって留用し続け、邦人医師らが得た知見はすでに洗いざらい中国に伝わって現代中国にて利用されているはずである。そのこと自体は仕方のないことであり、光栄とも言えるかもしれない。しかし日本人医師や専門家が苦心して得た知見である。現代中国にそれが伝わり、利用されるのはいいとしても、誰がその知見を獲得したかを特定することは大事である。

２．加藤正司の知見の特定化

その意味で、加藤がペスト防疫で得た知見はすでに加地信医師により、以下のように伝えられ

(330) 同上八一五―一七頁参照。前掲山本有造著一七頁以下参照。
(331) 前掲加地信『中国留用十年』岩波新書昭和三二年一一月一八日参照。

ていることは既に述べたが、以下にもう一度繰り返させていただく。

「私は昭和二十一年二月、満洲にとどまり、国民党政府の依頼により、ペストが多発していた白城子、桃南に入り、更に同年六月に中共軍とともに北上、チャムス（その後、長春）を本拠に、ペストワクチンの製造や防疫のため各地を走り回って昭和三十年に引揚げて参りました。その間の体験についてお話ししますと、一言にして言うならば、加藤所長や私共がかくあるべきと考えていたペスト防疫が、そして調査研究が着々と実行に移されているということであります[332]」

さらに続けて、"加藤所長の防疫理念が新しい中国の若い人に受け継がれ、成果をあげつつある"と締めくくって下さった。このこと自体は光栄でありがたいことと思う。ただ、その一方で、その防疫理念の下、加藤が日満双方のために生涯をかけて追い求めた研究テーマは、これまで述べて来たように、毎年のように繰り返されるペスト流行のサイクルの謎、これを突き止め、満洲からペスト流行をなくすことだった。そのメカニズムの肝が「冬、ペスト菌はどこに潜むか」を解明することにあり、加藤は広い満洲平原にペストの感染経路を辿り、有菌ネズミ説として解明しようと挑戦した。そこから得た知見が留用を通じて日本の医師から現代中国に伝えられ、役立っているとすればありがたいことだが、他方で、満洲で誰がいつどのように得た知見かを特定しておくことは、満洲に残したある意味レガシーとして大事と思い、遅まきながら本書でそれを加藤の事績として書かせていただいた次第である。

第三節　葫蘆島から祖国上陸を果たすまで

1．帰還船とミルトンの煉獄の苦しみ

こうして旧ペスト防疫所の職員達は昭和二一年七月三一日、米軍ＬＳＴ船（大型上陸用船艦landing ship tank）で葫蘆島を出港することとなった。しかし、喜びになるはずの帰還船の中は"ミルトンの煉獄の苦しみ"（満の手記）が待っていた。喜びとなるはずの帰還船は、真夏というのに空調どころかボイラーの近くの船底生活、加えて、不衛生で食料の乏しい帰還船の生活だった。

それでもどうにか耐えて、八月二六日、やっと祖国、佐世保湾に到着した。にもかかわらず、船中にいるかもしれないチフス患者の疑いを払拭するため、検査検査の毎日、さらに二週間以上もミルトンの煉獄の苦しみに喘いだことはいうまでもない。

前出マルヤマ著、高作自子訳『満洲奇跡の脱出』[333]二五三頁で、昭和二一（一九四六）年一〇月二六日、葫蘆島から、日本へ向かう最後の引揚船に乗り込んだ武蔵正道氏が佐世保に着いたのは

（332）前掲加地信「加藤所長の思い出―三十三回忌に寄せて」八―九頁参照。
（333）ポール・邦昭・マルヤマ、高作自子訳『満洲奇跡の脱出』（柏艪社、二〇一一年）二五三頁参照。

同年一一月一日とあるから、葫蘆島—佐世保間はせいぜい六日足らずだった。とすれば、母たちが、葫蘆島から佐世保港に上陸をするまで二六日もかかったということは、どれだけ引揚者が苦しみの中、佐世保港に滞留させられていたか。

しかし、時が経って当時を振り返ると、外国から船が到着した時、検疫の大前提は何と言っても、国内に疫病を持ち込ませないことである。本書の第一章で述べたように、現代では『検疫』の意味の世界共通語になっている"*Quarantine*"とは、"四〇日間"を意味する"*Quarantena*"に由来する。もともと中世のヴェネツィアの言葉で怪しげな病気の出た船は隔離島へ行かせられ、そうして"四〇日間"滞留させられる。引揚船も、船内でたとえ煉獄の苦しみに置かれたとしても疫病の疑いを何としても除去してからでないと上陸させないという検疫の鉄則があったと思われる。今思えば、四〇日間も佐世保湾に滞留しなかっただけでもよしとしなければならぬであろう。

しかし上陸を目前に、命尽きる者少なからず。幼かった私の記憶の中にも、滞留中、船の甲板の側面からスルスルとみかん箱のような木箱がロープで海面に釣り降ろされるのを見たことがある。水葬だった。急ごしらえの棺桶であって、亡くなる多くは恐らく幼子の遺体だったに違いない。それを誰も皆甲板からものうげに見るばかり、泣き声も上がらず、次は誰の番になるか、予想もできない、不安の中にいたのである。満の抱く幼子の娘も栄養失調で瀕死の状態。出港から二六日もの間、喘ぎ、苦しみながらの船中生活であった。

2．祖国上陸第一歩

だがその辛い船中生活も、時間が来れば過去の思い出にすぎない。難産の末の上陸の時が遂に訪れた。昭和二一（一九四六）年八月二五日、はしけに乗って順番に佐世保港（浦頭埠頭）に上陸。祖国への第一歩となったが、この「祖国」という言葉の実感はこの時初めて味わった。恐らく内地に暮らしている人のほとんどは自分が住んでいるこの国を祖国と実感する機会はないかもしれぬ。不思議なもので、満洲から内地への帰還者は葫蘆島を出航して帰還して帰る中、皆、日本は祖国なのだという実感を強く味わされたと思う。

引揚船からはしけに乗って浦頭埠頭に上陸するとき、岸壁に一枚の分厚い板が渡してあった。その渡り板を大人の後ろに従って幼い私も踏みしめて渡る。祖国への第一歩を果たす瞬間だった。その時、渡り板の下を見ると、静かに波打つ海の色は緑がかった鈍色に混濁し、私の目に強く刻み付けられた。だが、七〇年振りに来てみるとその色は全く変わっていない。意外に思ったが、七〇年振りと思った時の流れは、悠久の自然の時の一瞬でしかない。それとも悠久の自然はあの時代の引揚の苦難の痛みさえも、一瞬の過去として治癒してくれたとでもいうのであろうか。

七〇年前に下船した帰還者のほとんどの者は、上陸後、検疫を受ける。そこから七キロ、徒歩か馬車で宿舎となる引揚援護局の収容所に向かう。そこは今のハウステンボスのあるあたりである。[334] 帰還者は皆そこで休息し、内地への手続きを済ませると、切符や毛布を受け取って援護局のすぐそばにある南風崎（はえのさき）駅から故郷へと帰って行く。

間もなく、仙台から満の弟（俊次）と名古屋から甥（節三）が駆けつけてくれた。弟と甥に会えれば満はもう故郷に帰ったも同然、これまで味わった辛い苦しみは何もかも吹き飛んだ。(335)

第四節　満洲二世に残る軍国時代の後遺症

1．異邦人意識を味わう

当時、南風崎（はえのさき）駅構内は一四〇万人近くの内地帰還者が故郷に帰ろうと溢れる人でいっぱいであった。だが、今七〇年ぶりに行ってみると、もうこの小さな駅は無人駅となっていて、当時の面影はまるでなく、小さな駅舎だけが閑散と佇んでいた。構内には当時のことを表示する看板があるだけ。(336) あの時、栄養失調であえぐ娘のため、家族一同も大村病院にしばらく滞在してから、この駅から養父のいる東京そして満の故郷の仙台へと帰ったのである。

しかし、不思議なもので、故郷に帰ってみると、何とも異邦人意識にかられて仕方がない。とくに小中学校に行くようになると、町の子どもたちが大勢いる中に加わって話を聞いていると、周りの友達の多くは、内地がすべてであり、こちらは満洲がすべてだったので、どこか話が噛み合わない。それもそのはず、満洲の首都だった新京ではソ連の占領区、さんざんロシア兵に略奪の限りを尽くされ、命の危険にさらされ過ごしてきた。そのことを少しでも話そうとしても、きょとんとしている、まったく関心がないのである、正反対に戦前、あれだけ鬼畜米兵と言っていたはずだが、仙台の町には軍服を着たアメリカ兵で溢れている。慌てて、子ども心に、親はお国の為に命を張って立派に勤めたんだよ、というプライドがありながらも、早々に胸の中にしまい込んで、満洲とか、引揚げとかいう言葉は出来るだけ言わないように口にチャックをしてしまった。

2．満洲二世に残る後遺症―語る山田洋次監督となかにし礼

平成一八（二〇〇六）年一一月二七日、東京の九段会館で開かれた「引揚60周年記念の集い―いま後世に語り継ぐこと」に参加して驚いた。この集いには発起人が五人いて、いずれも満洲や

(334) 引揚援護局が昭和二五年（一九五〇年）五月一五日をもって閉鎖されたのち、跡地は陸上自衛隊針生駐屯地、長崎県造成による針尾工業団地を経て現在のハウステンボスになっている。

(335) 満の残したメモによれば九月七日、弟の俊次に長子だけ東京の養父母の許に連れて行ってもらう。一〇月二一日に退院。乳も出るようになり、三ヶ月の闘病の後、妹の状態もよくなる。一〇月二三日東京の養父母の下へ。だが、その後、加藤の長兄の葬儀で宮城県登米郡へ行くことになった。葬儀が済んで一一月二六日に東京の養父の家に帰還する段になって、過労が重なって娘の栄養失調が再発し、一二月一日、母である自分一人に看取られて娘はついに他界。昭和二二年一月末日　離京し、仙台の弟俊次の元に世話になる。二ヶ月余後、四月三日、仙台の郊外の宿舎へ落ち着く。敗戦後の内地での生活の第一歩が始まった。前郭旗からの避難の生活を思えば、これから始まる貧乏生活は苦にならない。明日に向かって進むのみである。

(336) 駅はもうこのように無人駅となり、閑散としているが、〝はえのさき〟という名前だけは意外に全国的に知られている。というのも、内地への帰還者が故郷に向かう駅というより、「南から吹く風の崎」と書いて〝はえのさき〟と読む地名として結構、小中学校の国語の試験に出る地名として有名だったからと記憶している。筆者とて小学校中学校の頃、この駅から故郷に帰った駅とは知らずに覚えていた。

大連に縁がある人たちばかり。戦後、内地に帰還された先輩たちで、当日のコーディネーターとして元日銀副頭取の藤原作弥氏、さらに、政治評論家の岩見隆夫氏、岩波ホール総支配人の高野悦子さん、作詞家のなかにし礼さん、それに寅さんの映画監督、山田洋次さんがパネリストになって、全部で五人がそれぞれ自己紹介し引揚の集いが始まった。

やがて山田洋次監督の番になってマイクを握ると「びっくりしています。こんなにたくさんの方が会場に来られると（始まる前はこんな大きなホールを借りて、ほんとに来てくれるか）大丈夫なのか心配していました。それが今日来てみたら廊下に人があふれていて、一体これはなんだろう、と言葉を失った状態で今でも何となくぼんやりしている状態です[337]」と口火を切られた。彼は帰国して地方に落ち着き、やがて東京大学法学部を卒業しているエリートである。だが、今では寅さん生みの親として内外で名を知られている映画監督であり、多くのファンに愛される山田さんである。

その彼が語る満洲から帰国して味わった身の上話が一転し、「田舎で過ごした何年かは本当に大変でした。皆さんもそうでしょうが、引揚者は田舎ではよそ者扱いです。学校に行ってもいじめられる。大体ことばが違いますから、何かいうと生意気だと。頑張っていい成績をとると、いい成績を取りやがってと嫌味を言われる。くやしくて早くこんな田舎からとびだしてやるんだ、と思い続けていたような時代でした[338]」と発言された。ほほう、そんな過去があったのかと驚いたのを覚えている。

もっとも後年、映画監督になってからは過去を振り返って「結局それは僕にとってとても貴重な時代だったなと思うのです」と人生をプラスに変えていく。「あの辛い時代が僕の映画人になってからの仕事に大きく影響しているはずで、それは決して悪い意味での影響ではないだろう」とフォローされた。「たとえば僕は『寅さん』という映画を沢山つくりましたけれども、寅さんという人間に対する見方が僕の中に育ったのは、きっと敗戦後の内地でつらい日々を過ごしたからではないかと思います(339)」とこれまでのことをある意味ポジティブに切り替え、穏やかないつもの山田監督に戻られた。

そのあと、もう一人のパネリスト、内地帰還者なかにし礼さんがマイクをにぎることとなった。氏はシャンソンの訳詞を一、〇〇〇曲以上、謡曲を三、〇〇〇曲も書いたという名高い作詞家である。その彼が、満洲から引き揚げ、母親の弟が東北の北で市会議員になっていたため、その叔父を頼ってそこへ行ったわけだが、その地で山田洋次さんよりもっとひどい体験をされていたのを知って更に驚いた。だが、それを会場の席に座って聞く人たちは皆、引揚者ばかりである。妙にわがことの様にしいんとして水を打ったように聞いて、みなそうだそうだと言わんばか

(337)『引揚60周年記念誌―いま後世に語り継ぐこと』(社団法人国際善隣協会引揚げ60周年記念事業委員会、平成一九年四月二九日)五六頁参照。
(338) 同上五七頁。
(339) 同上。

りに身を乗り出している。「山田監督がおっしゃったように、成績で一番をとったら大変。すぐなぐられる。また、成績が悪いとバカにされてまたなぐられる」[340]。「中学生のいじめはかなり暴力的になりまして、神社に連れ出されて丸太でぶんなぐられて失神する」「なぜこういうことをするのか。それはよそ者であり流れ者であり満洲である、ということが彼らにとってはどうしても憎んで余りある存在だったのかもしれません」[341]「僕の方は何一つ悪いことをしたおぼえはない。憎まれ口ひとつも聞いたことがないのにそういう思いをし、…東京の歌を歌いながら東京へ出て行くことを毎日夢のように…いじめに耐え、いつの日か東京に出て行ったらきっといいことがあるのではないかと、そう思いつつ過ごしていました」[342]という。それを聞いて会場にはハンケチで目を拭いている人も少なくない。

国策に従って海外に行き、これでもかというほど働いた親たち。もちろん内地の誰もがお国のために働き、犠牲になった人も多かったであろうが、それが食料も乏しい中、外地から民間人が三〇〇万人、軍人を入れれば六三〇万人以上の人が帰ってきたのだ[343]。敗戦により内地の人の食料も乏しい中、これだけ多くの人が帰還したのだ、そんな事情もあり、財産も身内も失って帰国した人を迎える内地も相当に困ったことであろう。そんな事情があって、引揚者に向ける目は厳しかったかもしれない。また、山田洋次監督や、なかにし礼さんの話を聞くと、内地では、厄介者、という印象の方が強く、とくに子どもは罪がないから、引揚者ということでいじめられたのかもしれない。

3．内地で味わう不条理と五木寛之が語る救済の道

研究者の一人、山田陽子はとくに満洲開拓からの引揚者を聞き取り調査したうえでこう書いている。

「引揚者は、日本人でありながら日本という国は『異郷』であり、日本の生活になじむには相当の時間と努力を必要とした。満洲から引き揚げて来た開拓民に対する日本国内の人たちが寄せる視線の厳しさを語る引揚げ者もいる(344)」

としたうえで、

「死の淵を乗り越えて帰国を果たした人に対して、その労を慰めるのでなく逆に、生きて帰ってきたことを蔑み疎んじた。満洲開拓民の中には、このような戦後は日本社会の不条理と向き合わざるを得なかった人もいる。満洲開拓民にとっての戦後日本社会は、戦前の自分とは異なる『新しい日本人』として再出発する場所となった(345)」

さらに、

(340)　同上六七頁。
(341)　同上六八頁。
(342)　同上。
(343)　加藤聖文氏は七〇〇万人と推定する。前掲加藤聖文「海外引揚70周年—体験の継承」六—七頁参照。
(344)　前掲山田陽子研究ノート、六七頁参照。
(345)　同上。

「引揚者が再び生活を始めた日本では、過去の忌まわしい出来事を忘却し、戦後民主主義、高度経済成長を謳歌する国民が大多数であった。戦後日本社会での再出発にあたり、満洲体験を語りたがらない引揚げ者も少なくなかった[346]」

という。引揚の辛さとともに、さらに帰国してからの日本社会に溶け込むうえでの苦労、こうして内地帰還者は二重の辛さを味わったが、その二つとも外に表すことなく、胸の内に閉じ込めてしまった。開拓団だけでない。他の多くの帰還民もそうであったと思う。二重の辛さの内、本当は前者の引揚時に味わった悲惨さ、辛さを語りたかったのだが、それも許されない思いとなり、忘れようと戦後の日本での再出発を図ったのだ。

だが、語りたがらない内地へ帰還した者の中、ずっと今日まで己の体験をポジティブに語り続けた作家がいる。五木寛之その人である。彼は満洲からでなく北朝鮮からの帰還者であるが、北は満洲と同じ様に敗戦後から引揚迄の間にソ連兵からの非道な要求に何も自ら選ぶこともできず極限の体験をされた。それを二〇〇九年に出版された『弱き者の生き方』で語り、さらに二〇二一年一〇月に出版された『私の親鸞』で語られ、同年一一月二一日には毎日新聞で、池上彰の「これを聞いていいですか」で、池上が、「わたしの親鸞」には、あのように引揚の途中でお母さまが亡くなられたことや、元囚人たちで組織された野蛮なソ連軍による乱暴が書かれています。これまでの著作でも少し触れられていましたが、改めて書こうと思ったのはなぜでしょうか、との問いに答えて、五木が極限状態で起きたことを明確に語っている。あの当時の五木は、或る意味、緊急避難みたいな状態に置かれていたのだから、そろそろ彼もその呪縛から解放されてもよさそうに思うが、五木氏、そこは何と言っても偉大な作家のひとり、胸にしまって黙るのではなく、きちんと体験を語られた上で、哲学的、あるいは宗教的見地から救われる道をずっと探し求めてこられたように思われる。人は彼が作家だからというかもしれない。しかし、そういう五木氏の真摯な姿勢により、同じ様に体験した引揚者は、往々にして、これまで「色々ありまして」と言葉を濁し、多くを語らない人も多かった中、五木氏はそうではなく、自らの体験をきちんと語った上で救われる道をずっと継続して探られてこられた。この姿勢により、極限の体験と苛酷な引揚げ体験をされても、沈黙して物言わなかった人たちは五木氏が自分たちに代わって代弁してくれていることで、どれだけ救われる思いをされたか分からない。かくいう筆者も口にチャックをしてしまった点である意味、その一人だったのかもしれない。

五木氏が朝鮮から引揚げる時はミドルティーンになっておられたから、敗戦後の現地での体験は私らが受けた体験の比でないかもしれないが、『弱き者の生き方』のなかで、氏はこう語っておられる、

「引揚者たちは、自分が好んでそうなったわけでもないし、そういう悲惨な体験をいくぶんかしたことで、韓国や他の国に対する植民地支配の責任感というものを少しは償ってきたん

(346) 同上。

だよ、他の日本人たちに代わって少しは償ってきたよ、母を置いてきたよ、弟を捨ててきたよ、という気持が心の底にちょっとあるように思います。それが救いといえば救いなんですけどね(347)」

と語られている。長く育ててくれた母と、共にいつくしんだ無辜の弟さんは敗戦後の極限状態の中で、父も自分もいかなる抵抗もできず亡くされたのだったかもしれない。その悲しみは計り知れないが、帰国後にその極限の悲しみと引き換えに、植民地支配の責任感というものを少しは償ってきたんだよ、作家らしく穏やかに語られる。そうなんです、そこなんです、と心の中で思わず叫んでしまいたくなる。筆者にはそんな作家のような生きるか死ぬかという極限の体験まではなかったかもしれないが、加藤正司が、日本から妻、満を満洲に迎えて最初に満洲で生まれた長男を、炊事場も衛生設備もないハラハイペスト調査所に赴任してなすすべもなく失くしてしまい、また満はさらに敗戦後、内地帰還直前に夫を亡くし、内地への帰還してからはさらには末の娘を栄養失調で亡くしたから、程度は別にしても、母、満のため、五木の言葉にはどこか心に響くものがある。さらに筆者もこれだけ高齢になったというのに、満洲の事をめぐって未だ割り切れないものが胸中に残っているからであろう。今頃と思われるが、この歳になってようやく重いペンを取り、本書を書く動機が沸いてきたのもいつまでたっても救われない気持ちがあってのことかもしれない。

何もかも、それら悲惨な体験を軍国主義で片付ける気はないが、軍国主義のつけはこのように満洲一世の人だけでなく満洲二世へも心に大きな傷として残された。さらに、満洲生まれの者が中国人はじめ近隣諸国の人と触れ合う時、常にデリケートな壁となる。筆者はイギリス留学時代、アジアの近隣諸国からの留学生に出会い、国籍を離れて友好関係を築いても、ふと自分が満洲生まれだと言うと、会話が一瞬途切れて、親はどうして中国東北に行くことになったか、親はどのような仕事に就かれていたか、と探索が始まるのを幾度か経験したものである。

4. 中国東北部での『寅さん』放映と責任二分論

ところで山田洋次監督は大阪生まれだが、少年期をハルピン、新京、長春、奉天、瀋陽、大連と過したので、ソ連が満洲へ侵攻した時、満鉄家族はいち早く新京や各地から脱出したと皮肉めいて書いたが、親が軍人であろうが、そのことで子どもには何の責任もないはずと思っている。では中国ではどう思うであろうか。寅さんは日本だけでなく、世界でも有名になっているのはご承知の通りであろう。山田監督が、一九七二年か七三年の頃、映画の使節団として中国を訪れたという。とくに東北に行くのだけは憚れ、行けば石をぶつけられるのではないかと気が重かったらしい。それでも東北の地に招かれ、大きなホールで寅さんを放映した。その時、司会者から

---

(347) 五木寛之・大塚初重『弱き者の生き方』(徳間文庫、二〇〇九年七月一五日) 一〇一頁参照。五木寛之・大塚初重『弱き者の生き方—日本人再生の希望を掘る』(毎日新聞社、二〇〇七年六月一〇日) 九四頁参照。

「山田先生はこの瀋陽で小学校に行っていました」[348]と紹介すると、大歓迎で拍手される。彼は困ってしまって、「司会者にそんなことをどうして言うのだ」と文句を言ったらしい。なぜなら「もし観客の中にあの時代を僕と同時に過ごした大人たちがいたら、どういう思いで僕を見るのか、どうかお願いだから僕が満洲に居たと紹介するのだけはやめてくれ」と言ったそうだ。すると司会者は笑いながら「それは帝国主義の罪であって、あなたの罪ではありません」と言われたという。

「そういう教育が東北の都市では徹底して行われていたのだろうと思います」と彼は結んだ。

満洲生まれ、あるいは満洲育ちとしては気になる話であるが、戦後の中国がこのように教育してくれているとすれば、我々も少しく救われた感じがする。しかし、これは相手側が我々に対して考える二分論で、こちら側でこれですべてよしとするわけにもいかないであろう。日本は戦後、軍国時代をどのように整理したのかもよく見えてこない。一般に言われる内地への引揚げという点で考えると、戦後、北朝鮮から帰ってこられた五木寛之は、上述した『わたしの親鸞―孤独に寄りそう人』（新潮社）のなかで、「引き揚げと一口に言いますが、その内実はほんとうに千差万別です」という。「ごくスムーズに内地、日本列島に戻って来られた方もいれば、まさに地獄のような極限状態を体験された方たちもいる」からである。ペスト防疫所の旧職員と家族の場合、もちろんさんざん苦労して帰ったとしても、五木氏のような極限状態を体験された人に比べれば、まだ二分論で片付けることは可能かもしれない。しかし、後者のように生きるか死ぬかの選択を迫られるような極限状態で引き揚げた場合、五木寛之の言うように、単純な二分論では割り切れないかもしれない[349]。

5．帝国主義の罪

ところで山田洋次監督が戦後中国を訪れたとき司会者から「それは帝国主義の罪であって、あなたの罪ではありません」と言われたことを少し取り上げてみる。そういわれて山田洋次監督は「そういう教育が東北の都市では徹底して行われていたのだろうと思います」と上の項で述べた。果たして日本では戦前の満洲進出をめぐってどのような議論がかわされているであろうか。満洲史をめぐって、一九六六年六月九日に満洲国史編纂計画が立てられたが、加藤聖文は「歴史としての満洲体験記憶から―記録へ」の中で「その時の編纂刊行会の『満洲国史』編集の基本姿勢はここで明らかになっている。すなわち、満洲建国理念の崇高性を前面に出して世界史的意義を強調することで、当時の歴史学界を中心として根強かった支配・侵略中心の歴史観を克服しようとしていたのである」という。日本による満洲建国は決して帝国主義ではないと思う人、他方

(348) 同引揚60周年記念誌六六頁参照。
(349) 五木寛之はどうも後者の体験者の一人かも知れない。『わたしの親鸞―孤独に寄りそう人』（新潮社、令和三年一〇月二七日）一九頁参照。また、当該新刊に触れて、池上彰が毎日新聞でインタビュー記事を載せている。令和三年一一月二一日付 毎日新聞参照。

ではいやそうであると考える人、即ち、侵略だった、いや必ずしもそうとも言えないという日本国内における二項対立の議論があることは多くが知っている。では、それを世界はどうみているであろうか。（ここでは前者と後者が逆になっているが）先の加藤聖文らは「両者のうち国際的に受け入れられるのは（侵略と見る）後者（歴史学界の考え）であることは言を待たない[350]」とも言う。彼らはそれがインターナショナルの世界では当たり前になっていると言う。中見立夫はその著『「満蒙問題」の歴史的構図』のなか、一九七〇年代に、オーストラリアの歴史学者、G．マコーマックの弁をこう指摘している。

「欧米人や日本人の使う『満洲』ということばには、『帝国主義的含意』がみられる[351]」と。加藤聖文らによれば、それでも、「前者に立つ人（満洲国史編集に立つ人）が考えを変えるとは思えないが」と彼ら編集者の立場の根強さも付け加えている。そのうえで「問題を新しい次元に高めるには、むしろ実体験のない世代の手で、より客観的に歴史の事実を発掘し、積み重ねることに挑んでもらうしかない」と結ぶ。未来に議論が発展することに期待する見方である。確かにそうすることで国内の議論が国際的に受け入れられる方向に収斂していくしかないかもしれない。

他方で、この議論には相手があることである。満洲だった今に生きる中国東北部の中国人、あるいは中国人の多くがどう考えるかも議論に乗せて考えることが大事ではなかろうか。彼ら中国の人達がかつて日本人が満洲に進出したことを帝国主義でも侵略でもないと言うのであれば別、そうでない以上、こちらが日本の満洲への進出を帝国主義でもなく崇高な世界史的意義ありと強調しても始まらない。とくに満洲進出の政策を担当したような方たちは、帝国主義あるいは侵略と思っている中国人の気持ちにもっと寄り添うことが先決であるように思われる。

そういう意味で、日本が進出した近隣の国の人達の声を聴いてみることが必要だと思うが、日本にはそういう現地の人を取材したうえでの研究書は少ないように思われる。筆者はたまたまネットで「人民中国」二〇〇五年八月号に「憎しみを乗り越え、友好を培う」と題する記事を見つけて読んでみた。これは研究者の声というより、葫蘆島界隈の地方の世論の一つに見える。今や葫蘆島から日本に帰還した生き残りは少ないであろうが、これまで葫蘆島をよく訪問した引揚げ者がいて、そのことで葫蘆島市の人達も日本人の送遣について取り上げるようになったようだ。「人民中国」の記事は、そこから日本人の悲惨な引き揚げの姿を知って、次第にそこに互いの苦しみを知って（葫蘆島近辺に棲む中国人はかなり）日本に同情的になっている世論の一つに聞こえるはずである。それでも読んでみると、冒頭はこうだ。「一九三〇年代から四五年で、日本は中国を侵略し続け、中日関係は最悪の時代だった。肉親を殺され、家を焼かれた人も多く、戦争の傷跡は深い。中国は国を挙げて抗日戦争を展開した」という文言から始まっている。これ

(350) 前掲『挑戦する満洲研究』（まえがき）iii頁参照。
(351) 前掲中見著一一二―一一三頁参照。

は多くの中国人の偽らざる気持ちであろう。しかし、と記事は続けてこうも伝えている。「しかし、日本人もまた、中国・東北に一〇〇万人以上、取り残された。戦後の混乱の中で、多くの人は飢えと寒さにさいなまれ、恐怖におびえ、難民となって流浪した」という。「それから六〇年、中国人も日本人も必死に生き、平和な社会をつくった」と論を転じている。その中から葫蘆島からの引揚げ者の歴史の事実や証言を知って「中国の人々は憎しみを克服し、日本の人々は過去の反省の上に、新たな友好関係を築こうと努力してきた証でもある」ともいう。

このようなある意味での両者が和解の道を築くことができれば、もしかして日本が旧満洲に残した歴史的事実を彼らが真正面に振り返ってみてくれ、あるいはそこに何らかのレガシーがあり得ると評価してくれる日が訪れるかもしれない。加藤正司の事績もそのように満洲に残した一条の光として、(中国の人から)評価される日が訪れること筆者は望んでいる。

6. 軍国主義の息苦しさ

ところで改めて、満洲を建国しながら、いともたやすく満洲を手放し、残留した日本人居留民に塗炭の苦しみを与え、今も内地帰還者に心の傷を残している源は、やはりあの時代の軍国主義であろう。この時代の軍国主義の息苦しさを、ある時ふと筆者の元同僚で一橋大出身の大先輩の教授が語る話の中に見出して驚いた。老教授は戦前に小学校を過ごした方である。少年の頃より秀才だったらしい。その少年が戦前、学校で盛んに君が代を聞かされ、自らも斉唱に加わっていた時代、ある時、普段の疑問をふと先生にぶつけたらしい。「先生、さざれ石ってどういう意味ですか」[352]と質問したらしい。それを聞いた先生、どこか慌てた様子。何も答えず、放課後親の元に飛んできたそうだ。「貴方の家はどういう教育をされていますか、貴方のお子さんは危険なことを言うお子さんです」と注意されたそうである。あの時代はそんな時代だった。それ以来、老教授、教師たる者への信頼はすっかり消えてしまったという。もちろんそんな先生ばかりではなかったであろう。立派な先生は一杯おられたはずであるから、これはほんの一例に過ぎないかもしれないが、あの軍国時代に生きた人は子供でさえ、どれだけ息苦しい思いをしたであろうか。軍国主義とは社会に著しく息苦しさを強い、そして無責任であるということである。

加藤が今の長春で邦人避難者の間に蔓延した発疹チフスの撲滅に奔走中、自らも罹患して倒れたことは前述したが、倒れる寸前、せき込みながら防疫班の事務所に立ち寄ったとき、そこに残っていた事務職員の永沢進氏に今後の仕事の指示を与える一方で、加藤が次のように言葉を残したことを記録していてくれた。引用することをお許しいただくが、「（加藤）先生は班事務所

(352)　小学生の時、先生から注意された教授は学生になった時、自分で日本各地にあるさざれ石なるものを訪ね歩いたという。幼児期に味わった心の傷を治癒する旅だったのかもしれない。国歌君が代に「さざれ石の巌となりて」と詠まれている「さざれ石」とは細かい石あるいは小石のことだが、それが長い年月をかけて巌になった状態のものをいう。さざれ石とは通称であって、学術的には「石灰質角礫岩」というらしい。石灰岩のあるところに出来る。石灰石が雨水で溶解して生じる乳状液が少しずつ小石を凝結していき、しまいには石灰質の働きによってコンクリート状に固まって岩となる。このように年月をかけて小石が岩となり苔がむすまで健やかにと祝う意の歌の文句なのであろう。

で、戦前の日本人は誤った考えで自分たちは東洋の指導者であると他国の者を見下した」[353]と言い残したらしい。今こそ、対等な立場で手を結ぶべきであると述べようとしたという。加藤がふと述べたその言葉を思いだす。加藤達、軍国時代に生きた者は真に気の毒だったと思う。あの時代、本意でなくともお国の為に尽くさねばならない。それはおかしい、間違っていると言って逆らっては生きていけない。あの時代に生きた若者は心の中では皆、被抑圧者だったと言っていいかもしれぬ。限られた中でせめてその範囲でしか自らの誠実な生き方をするしかなかった息苦しい軍国時代を決して忘れてはなるまいし、繰り返してはなるまい。

（353）永沢進「慣れの恐ろしさ」『ペスト防疫を担当して』（下）二〇二頁以下所収。

最終章　（結びに代えて）

本書は、主として残された論考・証言を通して、不屈、かつ、犠牲的精神で満洲ペストの防疫に身を投じた一人の医師、加藤正司の足跡と事績を描き、近現代の動乱期におけるペスト防疫医の一側面を歴史に残そうとペンを執った。

要点は次の三つであった。その第一は、旧満洲国をめぐる近現代の動乱期に人に知られず医学史に着実な一ページを刻んだ人間がいたことを明らかにすること。第二に、それが民族協和の美名の下、覇権主義的植民地統治が行われていた当地において、国家や民族を超えた仁術（それはいわば国境なき医師団のように）の限りを尽くそうとしていたこと。第三に、戦乱期が始まる国家間の大きな動きと時代のうねりの中において、近代史の一コマを（著者にとっての）父加藤正司という一個人を通して捉え直すことが出来ないか、として本書の第一章、第二章にて書いた次第である。

すなわち、第一章で明らかにした加藤正司の事績、それは長澤武医師の書いた「吉林省ペスト防疫所は何をしていたか」によれば、加藤正司が〝冬、ペストは何処に潜むのか〟の謎を究明しようと、主としてペストの感染経路の調査を敢行することにより、畑リスでなく、半家住性ネズミであると確信し有菌ネズミ説を唱え、さらにそれを実証するために夏に流行した村落を冬に凍土と化す前に所員一丸となって掘り起こし、遂に生きた有菌ネズミを捕獲。体内にペスト菌が潜むことを発見した。これにより、例年ペスト流行を繰り返すサイクルの輪を断ち切り、満洲平原からペスト流行を根絶しようとする基盤を築いたことを明らかにした。

第二章においては何より加地信が「加藤所長の思い出、三十三年忌に寄せて」のなかで、正司とともにペスト防疫所の防疫医らのめざしたペスト患者に対する彼らの姿勢、それは国家予算が途絶えても給料の中から自費をも惜しまず薬剤を求めて最善を尽くしたという事実、それらを本書において指摘させていただいた。それは彼らの犠牲的精神のほんのひとかけらの事実に過ぎないかもしれないが、読者には、ある意味、曇りなく、国家や民族を超えて医の仁術を尽くした日本人医師達がいたと理解して下さったとすれば幸いである。

第三章においてはペスト防疫に果敢に挑んだ加藤の不屈の精神、それは、どこで生まれ、どこで学び、どのような経緯で満洲へ渡ってペスト防疫にたずさわるようになったかを明らかにした。筆者はこれまで加藤は一般に言われるように当時五族協和の精神に惹かれて建国された満洲に、若き医師としてただ意気揚々と雄飛したと思っていたが、必ずしもそうではなく、満洲国民生部においては内地の大学医学部生を何としてでも大同学院を通じて満洲に引き抜こうと誘引した事実を掴み、医学生が心の中では卒業後、内地に留まって医師の道を歩もうとしても国家優先の時代、自分の思いが叶う時代ではとてもなかったと考えるようになったことを述べたし、またそう考える方が正しいと本章の中で述べた。

さらに第四章では、敗戦直前となるや、軍部は満洲の三分の二を無防備にして南満洲の通化に退去した。主だった公立病院も退去して無く、難民となって押し寄せる同胞難民の中に蔓延する発疹チフス。その救済に迫られることになった日本人民会は、その中に民生部の元上司たちにより衛生部門が組織され、加藤正司もそこに駆り出された。しかし、奮闘むなしく命を落としたことは真に残念というほかない。加藤の死は多くの関係者により惜しまれ、追悼文が残された。

第五章では、大日本帝国の敗戦、そして満洲崩壊の中で、ペスト防疫所を閉鎖するを余儀なくされ、新京に避難した加藤ら満洲一世の並々ならぬ苦難の日々が偲ばれ、内地への帰還を前に命を落とす者が少なからず、それを思うと、筆者は何時の日か旧満州へ慰霊の旅を敢行しなければ、満洲ペスト防疫に携わった加藤らへの慰労は終わらないと思っていたが、図らずも老齢となられた満洲一世の長澤医師と共に、内地帰還五三年目の二〇〇〇（平成一二）年、旧ペスト防疫所ゆかりの者一三名により慰霊の旅が成就出来た。

だが、慰労の旅の目的はそれだけでなく、もう一つ、より大きな目的として旧ペスト防疫所が存在した吉林省、前郭旗の人民政府の要人と何としても面会し、戦前、満洲ペスト防疫で果たした加藤らの事績を伝えたいという隠された最大の目的があり、そのことも五章の中で綴らせていただいた。

第六章は、筆者自身、戦後七〇年も経てようやく引揚港、佐世保を初めて訪れた時の所感を述べたが、そこでは、加藤らの事績の尊さ及び引揚に至る満洲一世らの過酷な体験に改めて気づかされるとともに、加藤らは医師ゆえに発疹チフスに苦しむ難民救済に駆り出されたり、旧ペスト防疫所の医師を含む、多くの医師が、葫蘆島をはじめ、帰国直前、中国に留め置かれ、半年、一年後にようやく解放されたこと、また、加藤の同僚だった加地信医師らは、自らも中共政府に留用されるをよしとしてペスト防疫所あるいは衛生技術廠で得た知見を、一〇年に渡って中国に伝えられたことを該章で述べた。

あれだけ毎年繰り返し起きた満洲ペストは、戦後ニュースで耳にしないのは加藤らが残した知見が中国民衆に受け入れられたのではないかと喜ばしく思う反面、その一方で、そこでの知見は一体誰の知見なのか、それは加藤正司の知見も含めて、改めて何れの日か特定すべきではないかとの存念を該章で併せて述べさせてもらった。

（参考文献）

藤野恒三郎『藤野・日本細菌学史』近代出版、一九八四年

酒井シヅ『病が語る日本史』講談社、二〇〇一年

加藤茂孝「『ペスト』―中世ヨーロッパを揺るがせた大災禍」モダンメディア五六巻二号（「人類と感染症との闘い」所収）、二〇一〇年

中瀬安清論文「北里柴三郎によるペスト菌発見とその周辺―ペスト菌発見百年に因んで―」日本細菌学会雑誌、一九九五年

ケリー・マクナマラ「伝染病とマスクの歴史―二十世紀満州でのペスト流行で注目」AFP通信、二〇二〇年

塩野七生「コロナヴィールスで考えたこと」文芸春秋、二〇二〇年四月号

ウイリアム・H・マクニール『疫病と世界史（上・下）』中央公論社、二〇〇七年

ポール・ド・クライフ、秋元寿恵夫訳『微生物の狩人（上）（下）』岩波文庫、一九八〇年

山崎光夫『北里柴三郎―雷（ドンネル）と呼ばれた男（上）（下）』中公文庫、二〇〇七年

福田眞人『北里柴三郎―熱と誠があれば』ミネルヴァ書房、二〇一八年

上山光夫『北里柴三郎―感染症と闘いつづけた男』青土社、二〇二一年

竹田美文「北里柴三郎―その二」（「明治・大正・昭和の細菌学者達」所収）モダンメディア、二〇一四年

トーマス・D・ブロック著、長木大三郎＝添川正夫訳『ローベルト・コッホ―医学の原野を切り拓いた忍耐と信念の人』シュプリンガー・フェアラーク東京、一九九一年

村上陽一郎『ペスト大流行』岩波新書、一九八三年

石弘之『感染症の世界史』角川文庫、二〇一八年

宮崎揚弘『ペストの歴史』山川出版社、二〇一五年
飯島渉「ペストと近代中国―衛生の「制度化」と社会変容―」研文、二〇〇〇年
呉昌禮醫師手記「在滿洲的生活經驗」（口述歴史専刊八所収）（中央研究所刊）、二〇一四年
藤沼清「乾いた大地」（大同学院同窓会特集号『東天紅を告ぐ』所収）、一九七三年
速水融『日本を襲ったスペイン・インフルエンザ―人類とウイルスの第一次世界戦争』藤原書店、二〇〇六年
中見立夫『「満蒙問題」の歴史的構図』東京大学出版会、二〇一三年
加藤聖文他『挑戦する満洲研究』東方書店、二〇一五年
満洲国史編纂刊行会『満洲国史』総論・各論、国際善隣協会、一九七三年九月
山本有造編著『「満洲―記憶と歴史」京都大学学術出版会、二〇〇七年
増田弘『大日本帝国の崩壊と引揚・復員』慶應義塾大学出版会、二〇一二年
若槻泰雄『戦後引揚げの記録』時事通信社、一九九一年
加藤陽子『戦争まで―歴史を決めた交渉と日本の失敗―』朝日出版社、二〇一六年
梶居佳広『「植民地」支配の史的研究―戦間期日本に関する英国外交報告からの検証』法律文化社、二〇〇六年
梶居佳広「イギリスからみた日本の満洲支配（一）―戦間期外交報告を中心に」立命館法学、二〇〇三年（四）（二九〇）
半藤一利『ソ連が満洲に侵攻した夏』文芸春秋、一九九九年
董彦平・加藤豊隆『ソ連軍の満洲進駐』原書房、一九八二年七月
加藤聖文『「大日本帝国」崩壊―東アジアの一九四五年』中公新書、二〇〇九年
加藤聖文『海外引揚の研究―忘却された「大日本帝国」―』岩波書店、二〇〇二年

五木寛之・大塚初重『弱き者の生き方―日本人再生の希望を掘る』毎日新聞社、二〇〇七年
同右著『弱き者の生き方』徳間書房、二〇〇九年
ポール・邦昭・マルヤマ、高作自子訳『満洲奇跡の脱出』柏艪舎、二〇一一年
富永孝子『大連・空白の六百日』新評論、一九八六年
『引揚60周年記念誌』国際善隣協会、二〇〇七年
『記録・引揚70周年記念の集い―満洲、樺太、朝鮮、台湾から』国際善隣協会、二〇一七年

あとがき

以上の通り、世界中、新型ウイルスによるコロナ禍の消えない今、満洲（現、中国東北部）におけるペストの撲滅に奮闘した加藤正司という一人の日本人医師を思い起こし、その事蹟と人物像を書かせていただいた。しかし、頼るべき文献に手記や証言が多く、それらは読めば医学的な資料を含む貴重な資料と思うものの、長澤医師はじめ多くの証言を基に加藤の事績と人物像を書く価値がどれだけあるか気がかりでいた。だが、山本有造の『満洲―記憶と歴史』（京都大学学術出版会二〇〇七年）を読んで何某か執筆する力を得た。「記憶が歴史記述の基底にあること、あるいは歴史記述が記憶のある表現であることについては今さら、多言を要しない」と氏は冒頭で口火を切り、「近年改めて『記憶の歴史化』の意味、それの在り方が問われているのはなぜか」と問い、「その根底にある考え方を一言でいえば、これまでの歴史記述では見えなかった、あるいは見ようとしなかった側面に光を当て、新しい眼で歴史を見直そうとすることである」との言葉を目にした。

氏は続けて「したがって、そのために利用される資料の範囲はとくに限定されないが、過去の公式文書主義歴史学に対する批判と反省という観点からすれば、言語の広い意味における『抑圧された側』の人々からの発言、彼らの話し言葉で叙述された資料に重点が置かれることになる」と問題提起された。

ここでいう「抑圧された側」は恐らく主として旧満洲への開拓農民移住者を言っているはずで、医師である加藤を語る場合、必ずしも適切な言葉とは言えないかもしれないが、彼も敗戦後の新京で北満から南下する開拓団難民の救済に駆り出され殉職したので、ある意味「国策の犠牲になった側」という枠に入ると考えれば、抑圧された側同様、書き残す意味があるかもしれないと思い、書くことを決意した。

さて、今の日本の若い人たちに満洲はどのように映るであろうか。中国では満洲を単に中国東北部と称するに過ぎない。その東北部にかつて存在した「満洲国」（内蒙古東部も含む）を中国では〝偽満洲〟と呼んでいる。日本では〝傀儡国家〟と見る人が多いであろう。「満洲」なる国は、消え失せた「砂上の国家」に終わってしまったのである。

国家百年の計という言葉があるが、僅か一三年、こんなに短くして終わった満洲を国際法に照らして国家とはとても呼べないであろう。事実、世界から満洲国は国家承認を受けずに日本の一人相撲に終わった。いや、育てる知恵もなく、無責任であったと言ってもいい。そのなかで、覇権主義的植民地統治が行われていた中国東北部、旧満洲において、国家や民族を超えた仁術（それはいわば国境なき医師団のように）の限りを尽くして奮闘した加藤正司らの足跡と事績は敗戦の混乱の中で埋没するかに思われた。だが、本書においてその全貌がこれだけ明らかにできたのは奇跡というほかない。改めて加藤の妻満の執念に敬服し、長澤医師ほか多くの方々が残してくれた手記のお陰と感謝するのみである。

それ以前の明治時代を思うと、司馬遼太郎ではないが、明治の政治家や軍人の多くは国際法をよく勉強したし、献身的だった。それに比べて、昭和の軍国時代の政治家や軍人は皆とは言えぬかもしれないが、ずっと不勉強で、犠牲的精神が足らず、先人の蓄えをすべて食いつぶしてしまった感をぬぐえないと思うのは筆者だけであろうか。また、満洲という虚像と運命づけられた巨艦が海に沈みこもうとする時、救命ボートで民衆を避難させるどころか、守るべき為政者、とくに上層部の多くは真っ先に下船してしまって民を塗炭の苦しみの中に置き去りにしたと思えてならない(354)。それがゆえに、旧ソ連が満洲に侵攻した時、同胞難民は無防備の中、悲劇をもたらす結果を導いたことは否めない。半藤一利の『ソ連が満洲に侵攻してきた夏』(文芸春秋、一九九九年七月三〇日刊)を読めばそのことがよく分かる。

もし、ソ連が満洲へ侵攻してわずか二日後に満洲軍司令部が首都新京から早々に通化に退却する決断をするのであれば、加藤陽子教授のいうように、リットンが日本の利益を考慮しつつ世界の道へ戻るよう日本に提示した条件を考慮する道もあったはず。そこで提示された条件は〝名を棄てて実を取る〟、という好条件も含まれていたと教授は指摘された。それを日本は〝実を棄て

(354) ソ連が昭和二〇年八月九日未明に対日参戦、満州に侵攻してきたとき、関東軍主力部隊は既に後退していたが、さらに驚くのは、関東軍総司令部はソ連侵攻から二日後の八月一一日に首都新京を置き去りにして満洲の三分の二を放棄し、満洲南部の朝鮮にある国境の通化に移っていたのである(前掲半藤一利著二〇四頁参照)。第一陸軍病院もまた然りである。したがって残された無防備の開拓団の方々、そして都市その他の居留民たちは誠に悲惨であった。この結果、「無人の野を行くソ連の侵攻に抗し得なかった」となって行く(前掲『碧空緑野三千里』四八九頁参照)。このような軍隊を後世に伝え続けねばなるまい。

名をとった"。その上、国際連盟まで脱退してしまったのだから、ある意味、日本の為政者は井の中の蛙にすぎなかったと思うほかない。

これにより満洲一世とその家族が被った苦難と悔しさは計り知れない。だが、それは満洲一世のみにとどまらなかった。満洲一世とともに、二世の人達が避難のさなかに味わった悲惨さ。とくに避難民の五歳以下の子供の半分以上は、故国に帰国できず露と消えたか残留孤児になったのではないかと思う。そのことは本書の中で指摘したが、加えて山田洋次やなかにし礼らのように、内地に戻ってさらに内地に溶け込む際に味わった二重の労苦は大きな心の傷となって長く尾を引いたのである。

浦頭引揚げ平和資料館での学生との出会い

そんな内地への帰還から七〇年経って、筆者と筆者の妻が佐世保の浦頭引揚げ平和記念資料館を訪れたときのこと。館内には引揚げのドキュメントが一〇分ほどの映画となって放映できるようになっている。誰もいない中、スイッチを入れて、夫婦二人座席に座って引揚げ時のストーリーを見ることにした。見終わって席を立って、退出しようと後ろを振り向くと、我々以外に誰もいないと思っていた館内に、いつの間にか若い女性が一人、同じ映画を見終わって座っている。見ると、その女性、こんな寂しい資料館にぱっと灯がともるように明るく、いかにも品のよさそうな表情で我々をみて微笑んでいる、こんな山あいの人もまばらな資料館に若い女性が一人で来るなんて、どんな人だろうと興味を引いた。多分、遺族の子孫の一人ではなかろうかと思い尋ねてみた。すると、意外にもそうではなく、原爆資料館や引揚げ資料館を実地に見学して、戦中戦後のことを大学のゼミで調べることになっているという、ＫＫ大学のＵさんという女子学生だと知って驚いた。資料館には我々以外誰もいなかったせいか、すぐに打ち解け、一緒に資料館を出て、すでに妻と我が家の内地帰還に至る経緯を巡って会話を交わし始めている。卒業したら、テレビ局のようなところに就職して、記者になってこのような問題を広く伝える仕事に就きたいですという。

それから四年経った令和三年二月、彼女から妻にメールが来た。それによれば卒業して念願の記者になったという。まだ駆け出しですが、加藤さんからお話をお聞きしてから、戦争のこと、平和の尊さ、そして引揚のことを伝えていきたいという思いがずっとありました、大阪の放送局に三年前に入社してから報道局で記者をしております、今年から京都担当になり、この夏で戦後七五年となる節目に、満洲やシベリア抑留者が引き揚げた舞鶴について番組で取り上げました、とのこと。何と嬉しい連絡をもらったではないかと妻と喜んだ次第である。

満洲はあまりにあっけなく消えたので、若い人に満洲のことを話すにしても何をどこから話すきっかけが難しい。だからと言って、あの時代の事は何もかも植民地ゆえの事と無関心でいたり、ネガティブに目をつぶるのでなく、息苦しい軍国時代にも必死に自らの人生を意義づけせんと葛藤していた多くの同胞がいたかもしれぬ、屈原風に言えば(355)、この道は果てしなく辛く長いが、一生懸命頑張って真理や目標を追求すれば、砂漠の砂の中に輝く宝石が見つかり、その宝石は一条の光となって世に輝くかもしれぬ、と思って青春をかけていた人の生きざまに耳を傾けてくれればありがたい。その点で、Uさんのように大学のゼミのなかで戦中戦後のことを学び、問題意識を持って、卒業後、社会に出てあるいは若い記者となって、戦時中のこと、旧満洲のこと、引揚げのこと、TVや新聞で取り上げてくれれば、池に投じた石の波の輪のように多くの若い人そして社会に広がっていくのではあるまいか、その思いで本書を書くことを心掛けた。

加藤の妻、満について一言

ここで一言、加藤の妻加藤満に触れさせていただきたい。というのも本書の中で、随所に満の名を加藤の妻として言及させていただいたからである。彼女の満という名は紛れもなく満洲の満であり、加藤が東北帝大医学部を卒業した後、満洲の洲を国とすれば、満洲は加藤にとり、まるで自分の愛する満の国のように感じて、その因縁に引きずられて満洲に渡ったかのように思われるかもしれない。

しかし、満にこの名を付けたのは父西堀喜三郎である。彼はたまたま妻のタヨが妊娠した頃、故郷の滋賀県から仙台に帰る途次、京都に立ち寄った。立ち寄って念願の北野天満宮を訪れた。これから生まれ来る子供の安産を願ってのことである。そうして生まれた子供ゆえ、喜三郎は生まれた子供に、迷わず、北野天満宮の満をとって満と名付けたのである。その意味で満洲とは無関係に付けたのである。

　北野天満宮は菅原道真公を祭っている神社である。満の生まれた日が八月四日であり、それは毎年行われる神社の例祭の日と一致する。それもあり、父親の喜三郎は、満の行く末に道真公にあやかって少しでも彼女が学問好きの子どもに育って欲しいと願ったのかもしれない。それとも知らず筆者は、幼少の頃から、母満がよく「東風吹かば匂ひ起こせよ梅の花あるじなしとて春を忘るな」と口ずさむのを耳にしたものである。知らずにいたが、果たして、満と名つけられて彼女はどんな風に育ったのであろうか。

　満は、明治四〇年八月四日、西堀本家六代目の次男、父西堀喜三郎と母タヨの三女として仙台市肴町に生を受けた。彼女が誕生する頃、父の喜三郎は滋賀県の日野商人、小谷商店の仙台店の店長の座に就いていたから、実家は比較的裕福だったようで、子供らは望めば楽器でも当時としてはぜいたくな自転車でも容易に手に入ったらしい。兄弟のうちとくに兄東吾の本好きは半端でなく、家の中はいつしか小さな図書館のように書籍だらけになっていたという。その影響を受けて満も読書好きの性格に育ったようだ。

　記憶力が半端でなく、一〇一歳まで寿命を延ばしたが、最後までぼけるという事はかった。父の喜三郎は生前、見るもの、聞くものをよくメモにし、書き物を残したが、満はそんな父の性格

(355) 出典：屈原（楚の詩人、政治家、紀元前三四〇―二七八年）の「離騒」より以下の句を引用：道は漫々とそれ修遠なり　われまさに　上下して求索す」

を受継いだのかよく手記を残してくれた。

兄の東吾は、多くの詩を書いたが、大学を卒業する前に結核で早世した。死後、詩人仲間が集まって『ヤコブの泉―西堀東吾遺稿集』(西堀東吾遺稿集刊行会、昭和二年一二月三日刊)が刊行された。満はその中に遺族の代表として「思い出すことごと」と題して追悼文を書き添えた。それを読むと、兄は少年の頃から人と出会い、話し出すとつい話の奥に入り込んで、根掘り葉掘り問いただすものだから、いつしか「ごんぼ掘り」と綽名され、また、詩や音楽や料理にかけてもどこで学んだのか他を寄せ付けないほど造詣の深かった兄東吾の性格に目を輝かせ、話を聞きながら共に過ごした兄妹の喜びの日々を切なく描写している。加藤は後にそれを読んで満の感性に大いに惹かれたと聞く。

満はまた兄東吾がミッションスクールに通っていたので、自分もまた仙台市のミッションスクール尚絅女学校(現、尚絅学院大学、名取市)高等科英文科に進学した。卒業後は宣教師館に雇われ、前述したように二代目校長だったメリー・ジェッシー(*Mary D. Jesse*)の助手となり、昭和六年に一時アメリカに帰国するまでお世話をした。その時、尚絅女学校同窓会報「むつみのくさり」に「ジェッシー先生を神戸港に見送るの記」(同窓会報第二二号、昭和六年八月刊、七三頁以降参照)を書いている。ジェッシー先生がアメリカに一時帰国するのを神戸港で見送るため、満は仙台から汽車で同道した。「見送るの記」は、各地の教会で宿泊しながら、観光を兼ねてゆっくり神戸に着くまで旅する紀行文である。行間にヨコ文字を散りばめながら、あの時代に書いたとは思えぬカタカナ交じりの軽妙なタッチで旅日記を書いている。満が九九歳を迎えたとき、白寿の祝いとして、彼女のために「南天の実」なる文集が作られた。その中に、「母（たよ）のこと」、本書の中でも引用した「防疫の鑑」、満洲から帰還して後に書いた「悦子（娘）と引揚げの記」「悦子のこと」「引揚げ二年後の近況報告」「ブラジルの皆様へ」「加藤正司の死亡に至る経緯」「私の満洲の母―田毎の小母さん小伝―」、また尚絅の恩師、佐藤みさを（追悼）作品集の中に、「幽明境を異にして」など多くの手記を残している。

一三回忌に寄せて満に捧げる詩

夫との満洲での生活はわずか一〇年、その夫を失くして女手一つで内地に帰還し、戦後の貧乏時代、こども三人を育てるだけで筆舌に尽くしがたい苦労があったと思うが、こんな満を思い起こして彼女の一三回忌の時、筆者は彼女のために、インドの近代詩人タゴールの詩にあやかって長文の「恋慕の海のバラッド」を書いた。拙いオマージュに過ぎないが、少しでも供養になればと思って書いた。本詩は平成二九年五月二〇日公刊の『記録・引揚70周年記念の集い』（国際善隣協会）に寄稿したものの転載である。

恋慕の海のバラッド

ざわざわと波がざわつく日本海
かもめがぴぃーよぴぃーよと鳴いている

その声はどこか春めいていて
波の音にもかもめの鳴く声にも
歓びの予兆が充ち溢れている

波のしぶきは白く咲く花びらのようであり
ぴぃーよぴぃーよと鳴くかもめの声は
あたかも谷間に響くフリュートのよう

そう、あの日、乙女はただ一人
大陸へと旅立った
あなたの使命感に添い遂げようと
濃紺の海を一人旅立った

甲板に立ち、黒髪を風になびかせ
海を見つめるその目に迷いはない

＊＊＊

舳先に立ち、目を閉じると
あなたとの出会い
あなたと過ごした日々
あなたの優しい笑顔が瞼に蘇る

いばらの道だった
けれども桂川のほとり
修善寺で交わした愛の誓いを
昨日のように思い出す

あれから千日もの別れ
あなたは遠い異郷の地で
乙女の訪れを待っている

ぴぃーよぴぃーよ
かもめが鳴いている

＊＊＊

想像が広がる、だが夢ではない
うねる波頭がしぶきをあげて
広い海原に聖なるバージンロードを作る

その両側には真紅のバラが咲き並び
まるで丘の上のチャペルに続く聖なる道
うねりにうねってできる海原の奇跡の小道だ

夜ともなればきらめく星が
恋慕の海を金色に照らし
まるで愛の成就を求める二人を祝福するかのよう

対岸の港に着いても

旅は終わらない
港町の桟橋駅から汽車に乗り
インチュンファが咲き
果てしなく広がる平原を
列車はひた走る
赤茶けたレンガの駅舎に待つ
あなたのもとへ

＊＊＊

列車の噴き上げる蒸気が
ホームの人ごみを霧のように包む
その白い煙の途切れる向こうに
あなたは待っていた
優しく微笑み待っていた

あなたとの再会
引き裂かれていた時を

埋めるかのように
握りしめ合う二人
熱い血潮が
互いの両手から
ほとばしり出て命の奔流となる

二人の日常の始まり
やがて子らに恵まれ
気遣いと愛に満ち溢れる日々が始まる

夏祭りともなれば浴衣に身を包み
屋台めぐりと線香花火に笑い興じる
短い夏のはじける喜び

＊＊＊

それから十年
秋、冬そしてまためぐり来る春

どの季節にも
高邁なる仕事があり
疲れを癒す一家団らんがあった

たとえ小さな悲しみが訪れても
それは大きな幸せにつながる
プレリュードに過ぎない

ああ　しかし悲しいかな
それは長い暗闇の中から
乙女がつかんだ、ほんの束の間の
純粋で輝きに充ちた玲瓏たる瞬間に過ぎなかった

＊＊＊

ある日突然　砲火の音
やがて軍靴の響きがすべてを変えた

同胞は戦火の中で逃げ惑い
飢えと寒さのなかでうち倒れていく
病魔が追い打ちをかけるように
四方の街を呑み尽くしていく

しかし戦火と逆境の極みにあっても
勇者となってあなたは立ち向かう
持てる力と技量を駆使して
一歩も引かない
夜となく昼となく

だが生身の肉体には限りがある
やがて勇者にもその時は来た
樹々が凍てつく真冬のただなか
勇者は力尽きどうと倒れた

風がひゅうひゅう泣く

ひゅうひゅう泣いて
灰色の街を駆け巡る

＊＊＊

母となりし乙女は泣いた
泣きに泣いて泣き崩れた

遠くで教会の鐘が鳴る
カーンカーンと

ささやく声が聞こえてくる
立ち上がれとささやいている
立ち上がって使命を果たせと
ささやいている

母となりし乙女は
よろよろと立ち上がる

よろよろと立ち上がって
天に昇りし勇者に誓う
恋慕の海を引き返すと
子らの手を引き赤子を背負って
恋慕の海を引き返すと

＊＊＊

列をなす同胞の群れ
遅れをとらぬよう追いかける
千里の道を追いかける

喉の乾く向こうに
故国につながる港が見える
恋慕の海が見える

ぴぃーよぴぃーよかもめが呼ぶ
ぴぃーよぴぃーよ

汽笛が鳴る
万歳の声が上る
出エジプト記のように
苦難の底からのエクソダス
歓喜と希望を乗せて船はゆく

誰もが甲板から手を振る
頬を濡らし別れの手を振る

＊＊＊

望郷の夢
眼前に祖国の影が映る
雄々しく両腕を広げる港の
熱い抱擁
昼下がりの青い空

母となりし乙女の胸に

新たな命の旅の焔が燃え立つ
母は働きに働き
般若となって働いた

おお、やがて最愛の子らは育ち
昭和は嵐を乗り越え
平和と安穏を取り戻した

過ぎ行く歳月
しかしその日は訪れた
老いを感じるその時が訪れた
初めて後ろを振り向く母
振り向くむこうに
輝く懐かしい風景

あの日を忘れない
恋慕の海を渡ったあの日を忘れない

＊＊＊

ぴぃーよぴぃーよ
かもめが鳴く

薄れゆく意識の中で
枕辺に虹がさす
後光のように

ぴぃーよぴぃーよ

勇者の面影が瞼によぎる
誓いし約束は果たされただろうか
勇者に問う

刹那！　駆けてゆく
魂が天高く駆けてゆく

恋慕の海を渡るがごとく
天駆けてゆく
あなたの元へ

（完）

本書の英文アブストラクト

Hirokatsu Kato, Japanese Dr. and an emeritus professor, wrote this book entitled "Where does the plague lurk in winter? A doctor who ventured into the Manchurian Plains to find out." The content of this book is to write about what Dr. Masashi KATO (3 February 1905-3 January 1946) epidemilogically achieved while he was appointed as the director of the Plague Quarantine Station in Jilin Province (Qianguoqi), the front of the plague outbreak in former Manchuria, present-day northeastern China. In order to stop the plague epidemics that frequently occur in villages, he was involved in the treatment and prevention of patients, and also involved in clarifying what small animals carry the plague bacteria, during winter, which is epidemic every summer and ends in late autumn. Traditionally, field squirrels were considered to be carriers of the plague bacillus in winter, but Masashi Kato found out that it was not field squirrels but semi-dwelling rats through a detailed investigation of the route of infection. As a result of capturing and dissecting a carrier mouse, it was discovered that Yersinia pestis hibernates in the gallbladder of the mouse during winter. In spring, the plague bacillus becomes active inside the body of the carrier mouse, and the fleas clinging to the plague-infected mouse jump and spread to humans. And it becomes popular again in the summer. This book is to clarify the results obtained in Dr. M. Kato's plague research.

付録

加藤正司の業績一覧表(356)

一　単著

以下、単著の論文三篇をそれぞれ加藤正司の第一論文、第二論文そして第三論文、と称する。

㈠　加藤正司第一論文「ペスト菌の越年及び感染經路に關する考察」(満洲衛生事情通報第六巻第一二号)康徳八(一九四一、昭和一六年一二月二〇発行)に掲載。東京医科歯科大学図書館ほか所蔵。

㈡　加藤正司第二論文「感染經路より観たる満洲に於ける「ペスト」の種繼越年に關する考察」『満洲公衆保健協会誌』第七巻第五号康徳九(一九四二、昭和一七)年五月二〇日発行「百斯篤(ペスト)特輯号」に掲載。東京医科歯科大学図書館ほか所蔵。

㈢　加藤正司第三論文「乾安縣玉字井ペスト感染經路に就て」『日本伝染病学会雑誌』第二〇巻第四・五・六合併号(昭和一八―二二年)(昭和二二年、一九四七年、三月二〇日発行)に掲載。国立国会図書館ほか所蔵。

二　共著

一、大野善右衛門・加藤正司「前郭旗におけるげっ歯類とその寄生蚤との關係に就て」(大陸科学院彙報第六

---

(356) これら一覧表は、加藤阿幸が集めてくれた業績をベースに、一九九九年四月二八日付で若干加筆し、日本医学史学会の会長酒井シヅ教授に手渡そうとしたものである。

巻第三号、康徳九年、満洲帝国国務院大陸科学院発行）
二、加地信・加藤正司・木寺春海「凍結越冬せる土葬死体のペスト菌検出成績に就て」（大陸科学院彙報第六巻第三号、康徳九年、満洲帝国国務院大陸科学院発行）
三、大野善右衛門・加藤正司「前郭旗地方の蚤類に就いて（康徳七年調査成績）」（大陸科学院彙報第七巻第一号、康徳一〇年二月）
四、大野善右衛門（衛生技術廠副研究官）・加藤正司（吉林省百斯篤防疫所長）「前郭旗地方の蚤類に就て（康徳七年度調査成績）」（康徳九年一一月三〇日受理）（大陸科学彙報第七巻三号、六三―六七頁、康徳一〇年二月）
五、大野善右衛門・加藤正司「吉林省前郭旗街に於けるドブネズミ蚤の季節的消長」（大陸科学彙報第七巻第四号、一六五頁、康徳一〇年八月）
七、大野善右衛門・加藤正司「吉林省前郭旗街に於けるドブネズミに寄生する蚤種類並びに其の季節的消長に就いて（その二）」（大陸科学彙報第七巻第五号、五九一―五九六頁、康徳一〇年一〇月）
六、加藤正司・長澤武・古谷淳「糞便よりペスト菌を證明し得たる一例に就いて」（大陸科学彙報第七巻第四号、一七四―一八〇頁、康徳一〇年八月）
八、加藤正司・長澤武・古谷淳「ペスト患者に對するズルファピリジン劑の治療的効果に就いて」（大陸科学彙報第七巻第四号、一八〇―一八八頁、康徳一〇年八月）
九、加藤正司・長澤武・古谷淳「ペスト患者の尿中の菌検索並びに死後膀胱内及び胆嚢―内の菌検索成績」（『日本伝染病学会雑誌』第一八巻第三号、昭和一八年一二月二〇日）（注：この号には論文はなく、「付録」として、「第一八回日本伝染病学会講演会次第」に「三月三十日水曜日、午前八時、演説第四二番」

として上記タイトルの記録あるのみ）

十、加藤正司・長澤武・古谷淳「ペスト患者の尿中の菌検索並びに死後膀胱内及び胆嚢内の菌検索成績」（『日本伝染病学会雑誌』二八―三〇頁、第二一巻第一―三号、昭和二二年一二月二〇日）

十一、加藤正司・長澤武・古谷淳・大塚威「昭和一五年、一六年度満洲國農安及び乾安に於けるペスト患者の臨床統計報告」（『日本伝染病学会雑誌』第一六巻第八号、昭和一七年五月二〇日）（国立公衆衛生院付属図書館よりコピー）（本論文は「第16回日本伝染病学会演説会」の演説要旨である。なお、「第16回日本伝染病学会」は、第11回日本医学会第19分科会として開催。昭和一七年三月二七日、二八日二日間東京帝国大学法文経二二番教室にて。

十二、加藤正司・長澤武・古谷淳「ズルファピリジン剤のペスト菌感染に対する効果」（『日本伝染病学会雑誌』第一七、六〇七―六一〇頁、昭和一七年一〇月―昭和一八年九月）

三　口頭発表

一、単独発表。タイトルは「感染經路より観たる満洲に於ける〝ペスト〟の種繼越年に關する考察」一九四二年一月一五日一〇：〇〇～一七：〇〇新京特別市市公館の「民生部主催ペスト防疫研究會」にて講演。

二、康徳九年、昭和一七年、三・二二（土）新京記念公会堂第二会場九：〇〇よりの第一一番の講演（一五分）として発表。発表者：加地信・加藤正司・木寺春海。タイトルは「凍結越冬せる土葬屍體のペスト菌検出成績に就て」（本発表は、『大陸科学院彙報』第六巻第三号、康徳九年にて掲載）

三、康徳九年、昭和一七年、三・二一（土）新京記念公会堂第二会場一四：〇〇よりの第一五番の講演（一〇分）として発表。発表者：大野善右衛門・加藤正司。タイトル：「前郭旗におけるげっ歯類とその寄生蚤

との關係に就て」。（本発表は、『大陸科学彙報』第六巻第三号、一五五―一五六頁、康徳九年六月にて掲載）

四、昭和一七年三月二七日、二八日二日間東京帝国大学法文経二三番教室にて、第一一回「日本医学会」第一九分科会として開催の「第16回日本伝染病学会」演説会で発表。発表者：加藤正司・長澤武・古谷淳・大塚威。タイトル：「昭和一五年、一六年度滿洲國農安及び乾安に於けるペスト患者の臨床統計報告」（本発表は『日本伝染病学会雑誌』第一六巻第八号、昭和一七年五月二〇日にて掲載）

昭和一八年三月三〇日水曜日、八時、「第18回日本伝染病学会講演会」に「演説第四二番」として発表。発表者：加藤正司・長澤武・古谷淳。タイトル：「ペスト患者の尿中の菌検索並びに死後膀胱内及び胆嚢―内の菌検索成績」（本発表は『日本伝染病学会雑誌』第一八巻第三号、昭和一八年一二月二〇日にて掲載）

加藤正司の以下三点の業績の全文と中国語翻訳

第一論文 「ペスト菌の越年及び感染經路に關する考察」：『滿洲衛生事情通報第六巻第十二号』康徳八（一九四一）年一二月二〇発行、の全文。

第二論文 「感染經路より觀たる滿洲に於ける「ペスト」の種繼越年に關する考察」：『滿洲公衆保健協会誌第七巻第五号』康徳九（一九四二）年五月二〇日発行「百斯篤（ペスト）特輯号」の全文

第三論文 「乾安縣玉字井ペスト感染經路に就きて」：『日本伝染病学会雑誌』第二〇巻第四・五・六合併号（昭和一八―二二年）（一九四七年、三月二〇日発行）の全文

巻末資料

巻末資料一

加藤正司第一論文「ペスト菌の越年及感染經路に關する考察」[1]

吉林省立百斯篤防疫所長　加藤正司

滿洲に於けるペストの越年に關する見解は未だ究明の域に達せず主としてハタリスに之を求めたる論多し。

されど之をハタリスに求めんとせば種々の觀點より必ずしも妥當ならざる點あり、余等も亦初に於てこれを盲信せるところなりしも年々の流行を具に檢討するとき幾多不審の點あり爾來感染源の究明に意を用ひたる結果略左の如き結論に到達するを得たり。

卽ち滿洲に於けるペストの種繼越年は家住性鼠（*R. norvegicus u. Mus molossinus*）に求むるを至當なりと認む。

康德三年迄は流行前期に於て或いはペスト發生時部落に於て斃鼠又は保菌鼠の發見せられたることなかりしも康德四年大賚縣寶來泡子屯ペスト發生に際し偶然發生家屋の一部倒潰し其の際家屋壁內に穿孔せる鼠穴內に始めて斃鼠を發見（*R. norvegicus*）[2]せり、依て斃鼠の爾來發見し得ざりし理由の存するところを究め翌康德五年郭爾羅斯前旗劉家園子屯ペスト發生に際し壁內鼠穴を捜查し明に斃鼠並に保菌鼠捕獲に成功したり、同年鄭家屯調查所にても雙山縣內ペスト發生に際して保菌鼠の捕獲に成功を見、明に滿洲に於ける原發性人ペスト流行前には必ず部落内鼠ペストの存在することを確認せり。

更に郭爾羅斯前旗劉家圍子屯ペスト發生に際し發見せられたる屍鼠中に腹部時に頭部の共食せられたるもの相當見られたり、弱肉強食の本能により罹患鼠の元氣なきものは殆ど健康鼠の餌食となり共食せられ居る事實を認めたり。故に鼠族間に於ける相互感染は一は保菌蚤の媒介に因るべく他は共食による相互感染の存在を窺知するを得べし。**此の共食感染**は極寒時蚤の激減時に於ける鼠族間の病毒傳播に見逃すべからざる重要事項にして冬期間の鼠族ペストの種繼に不可欠の要素たらざるべからず。

爾來人ペスト發生に際し部落民を究明し或は自ら鼗鼠の捜査を實施し略**人ペスト發生前に鼠ペストの必在するを認めたり。**

逃亡汚染に因る病毒の傳播

ペスト常在地居住民は長年繰返しペストに見舞はれ極めて該病に敏感にして素人判斷よくペストを認定し該部落にペスト發生せば恐怖の餘り直ちに逃亡を行ふもの多し、彼等は正に疫鬼の思想を

（1）満洲衛生事情通報第六巻第十二号（新京・民生部保健司内満洲衛生事情通報会、康徳八年十二月二十日発行）六頁以下参照。因みに康徳八年は昭和一六年（一九四一年）に当たる。
（2）郭爾羅斯前旗とはコロラス前旗。旗は行政区。コロラス前旗とコロラス後旗がある。

有し逃亡は唯一無二の避難措置と盲信するが故にして其の逃亡先は主として實家、親戚、知人を求めて行はるゝを常とす。爾來部落内ペスト發生に際し自ら届出を行ひ防疫を請ひたる者殆ど皆無の狀態にして發見の動機は悉く噂によるを普通とす。然も噂を聞知し調査するも尚頑迷にして虛構を弄し飽く迄隱蔽を事とし眞相を吐露せしむることは眞に困難とするところなり。之が爲防疫も亦早期に施すを得ず民衆の迷盲とは云へ眞に遺憾とするところにして更に發見の遲延は逃亡の好機となり、逃亡を試みる者は悉く逃亡を行ひ、更に現下戶口簿の不備不完は逃亡究明に最大の支障となり全逃亡者を摘發することは凡そ不可能なる現情なり。

而して逃亡者の多くは土地に固着性なき出稼勞働階級にして土地に愛着なく危險を知ることにより直ちに逃亡を企て他の安全地帶に新なる雇傭主を求めて流浪するあり、或は知人を求めて據らんとするあり、或は實家親戚を求め難を避けんとする者あり更に之等逃亡者にして逃亡の目的地に到達する以前既に發病せる者は病苦に堪へず、逃亡過程に於て屢々所々に宿泊休養を請ふも部落はペストを疑ひ宿泊を許さず爲に病者は路傍に倒れ或は野宿の止むなきに至り遂に目的地に達し得ずして死亡するものあり、或は辛うじて親戚、知人に到達するも親戚知人亦部落の迷惑を顧慮し正々堂々と自宅に迎ふるを許さず止むなく夜陰に乘じ病者を招じ入れ空屋、空室、倉庫、納屋、物置等凡そ人目を避け適宜なる隔離を行ふ、家族と雖も極端に恐怖し僅に飲食物を提供し近づけざるを普通とす。

軈て病者死亡せば夜陰を利して部落外に搬出し目立たぬ如く埋葬を行ひ飽く迄隱蔽を行ふ。部落人之を知るも敢て届出を行はず全く障らぬ神に祟なしとの観念の然らしむるところならんか、今日迄野外行路ペスト死者にして嚙齒動物に食荒らされたる例なく往々にして野犬の餌食となることあり。

更に逃亡中發病なく逃亡先にて始めて發病せる場合も前者同様の待遇を受け隠密なる處置を講じ隠蔽せらるゝを普通とす。

他方農村部落内蚤の繁殖は鼠の生活と不分離に行はれ住宅、納屋、倉庫、物置等凡そ鼠の生活し鼠穴の存在する處には蚤（鼠蚤）生存多數に認めらるゝところなり。斯くの如く鼠蚤多數存在する納屋倉庫其の他に患者を隠匿隔離する結果は鼠蚤の咬刺吸血容易となり病者死亡後は多數の保菌蚤を殘置する結果となり之が爲保菌蚤を介して部落内人ペストを誘發せんため或は夜陰に乗じ好餌を求めて集ひ寄る鼠に寄生し鼠ペスト流行の端緒となるべきは容易に想像せらるゝところなり。

勿論保菌逃亡者により或は患者の逃亡により之等逃亡地に必ずしも悉く病毒植を逃付くべきや否やは速斷を許さざるも少くとも一流行地を中心とし之等亡者により可成汚染部落を形成するは疑ふ餘地なきところなり。斯くして汚染を見たる諸部落は同年に於て既に大流行を現出することあり或は小流行に止り暗々の中に隠蔽せられ次年度の流行因を作ることあるべきも之等流行は悪疫發生の諸條件に因り決定せらるべく少くも部落内鼠蚤增減の時季的關係或は鼠個體より離散する蚤數の度合に相當左右せらるゝものなるべし。卽鼠蚤の多き時期は鼠ペスト流行は活潑となり更に夏季は冬季に比し鼠個體より蚤の離散することは容易にして人ペスト誘發に將又鼠ペスト流行に大なる影響を與ふるところなり。寒暖に依る蚤の離散度或は蚤の季節的消長はペスト流行の觀察上極めて重要なる二點なり。

今茲に滿洲の流行を三期に分割し考ふる時第一期流行に見る發生は前年度該た部落に播かれたる病毒が越年し誘發せる如く見られ、第二期發生は前年度播れたる病毒の遲延或は發見の遲延に依るものの外第一期流行地よりの逃亡に依りて汚染せられ發生を見るもの多きが如く、第三期發生は第一期第二期に發生しる部落よりの汚染に依るものの如し。

勿論滿洲に於ける發生は悉く右の分割に律せらるべきものに非らざるべきも部落個々の發生情況より推するに右の分割に依るを便利とする場合多きが如し

然らば第一期流行の源をなす前年度病毒の侵入經緯を考察するに前年度流行特に第三期流行が自然的條件により（主として寒氣到れば蚤の關係にて流行は極めて不活潑となる）猖獗を極め得ず最少に人ペスト流行が行はれ民衆又常套的隱蔽を巧に行ひ該部落發生が有耶無耶に葬り去られたる場合（一般に數名の發生は巧に隱蔽せらるゝを普通とす）或は可成の流行を見たるも部落擧て隱蔽を行ひ自然的條件は人ペストの終熄を來たし結局防疫機關の防疫措置を請はずに隱蔽自然消滅を來たしめる場合等は多く、鼠族內に病毒を殘置せる儘葬り去られたるものなり。恐らく今日の如き防疫陣容の不備に加ふるに部民又執拗る隱蔽習癖を固執する現情に於ては完全に發生部落を洗ひ出し防疫を施行することは極めて困難なる點にして現報告發生個所數は發生個所實數約二分の一と見るべきものならん。斯くして病毒は人ペスト終熄後と雖も鼠族間に取り殘され鼠族間の流行を續行するところなるも、部落は寒氣と共に蚤の減少を來たし更に蚤自體の動作も亦不活潑となり更に鼠個體より遊離する蚤の離散度も低下し少くも蚤による鼠間の相互感染は漸次低減の一途を辿り軈ては全然關與せざるところとなるべきも共食感染の經路は更に取殘され冬期と雖も緩慢なる相互感染が繼續せられ、ペスト菌の越年は明に家住性鼠によつて踏襲せらる丶ところなるべし、軈て春に至れば交尾期を迎へ鼠族間の交流は頻繁となり更に漸次增殖する蚤と合せ考へ鼠族間の流行も亦漸次高めらる丶ものなるべし。冬期間の鼠族ペストは極めて緩慢に行はれ、然も鼠ペストより人ペスト誘發の媒介者たる蚤の喪失することにより部落は明に汚染せられおるに拘らず人ペスト流行を見ざるは最大幸福なり、只々冬期に於けるペスト常在地の死亡者を悉く檢索するを得ば或はペスト死を發見することも卽ち絶無とは斷じ難きところなり。

何れにしても冬期を迎へ肺ペスト流行に至らずして終熄の情況にあるは蓋し鼠ペスト存在するに拘らず、人ペスト流行は極めて少きか或は絶無と云はざるを得ず。

今日の如き衛生思想の低位と誤れる自治の觀念に禍され更に防疫陣容の不備は早期發見網の貧困性を來たし早期に悉く發生個所を發見すること極めて困難にしてペスト撲滅上極めて遺憾とするところなり。

逃亡の著例は人口四百五十名中僅に居殘りたる者六名にして他は悉く逃亡を企て苦笑せるところなりき。當時逃亡探究に懸命の努力を拂ひたるも僅に半數を發見するに過ぎざりき。斯くの如き場合に於ては少くも發生地を中心に多數の續發部落の予想せらる丶ところにして事實檢病の結果は同年に於て將又次年度に於て必ず續發部落の生ずべきや論を俟たざるところなり。

康德七年農安縣城に發生せるペストは前年度九月に於て前郭旗内農安縣境呉家窰屯（ペスト發生地）より逃亡せる一婦人により汚染せられたるに因るべく更に農安縣城のペストは商人を通じ新京に傳播し康德七年度國都の流行を現出せしめ更に鼠族に取殘されたるペストは越年し康德八年の再流行を招來したるものなるべし。

斯くの如き重要なる感染路の追究に當りては仲々容易に眞實を吐露せざる民衆にして殊に前年度の汚染情況など究明するは極めて容易ならざる點なるも康德八年度に於ても二部落に於て確め得たり。此の事實より推するも恐らく當地帶に於ける感染の經緯は從前重視せられたるハタリス、家住性鼠、人間の經路を重要視する要なかるべく、人間、鼠の關係に於て解決せらる丶べきものと考ふ。

今後の防疫指針

一、衛生思想の普及徹底（啓蒙運動）
二、清潔法の徹底（鼠、蚤の驅除）
三、豫防接種の普及
四、戸口簿の完成　今日逃亡究明に最大の支障となるは戸口簿の不備なる點にして特に出稼勞働者を明確に登録し置くことを可とす。

五、早期發見の完成　民衆の啓蒙工作により届出の重要性を認識せしめ早期届け出を奬勵すると共に早期發見網の確立を圖り或は多額の發見賞金を與へ早期發見を奬勵し悉く汚染部落を洗ひ出し徹底せる防疫を實施し次年度流行の感染源を封ずるを要す。

以上の中早期發見はペスト撲滅上最重要事項にして既に感染經路に於て述べしが如く一發生地を中心とし逃亡其の他に依り病毒が傳播染せられ民衆の隠蔽傾向により病毒の存在が未知なる地點に越年せられ年々の流行の源泉となるもの多き現況より悉く之等を洗ひ出し徹底せる防疫を敢行し病毒の越年を防止するを得ば清浄地帯の建設は着々として行はれ比較的短き年月にしてペスト撲滅の理想が實現せらるゝものと確信す。（康德八年十一月四日）

巻末資料二

加藤正司第二論文「感染經路より觀たる滿洲に於ける『ペスト』の種繼越年に關する考察」：民生部主催「ペスト防疫研究會」において發表、『滿洲公衆保健協會誌』第七巻第五號康德九年（昭和一七年、西暦一九四二年）五月二十日發行「百斯篤（ペスト）特輯號」の全文：

「康德八年十二月既に滿洲衛生事情通報第六巻第十二號に於て「ペスト菌の越年及感染經路に關する考察」（加藤正司第一論文）なる小論を試め、越えて康德九年一月民生部主催「ペスト」研究會に於て、稍々詳細に之を發表せしところなり。

勿論此の調査成績は舊前郭旗「ペスト」調査所受持區域に於て取纏めたるものなり。以下順を追ひ詳述せんとす。

一　調査の困難性

本論に入る前、一言滿洲の特殊事情による調査の困難性を指摘し參考に資せんとす。

原住民は多年に亘る覇道政治の壓政下に常に搾取の對象となり、苛酷なる義務を強要せられたるも、他面國民の保護に任ずべき時の政權は徒に私利私慾の獲得に齷齪とし民を省みず、爲に民衆は自己の生命財産を護るべく政府と全く相離れ、滿洲農村自治の發達を餘儀なくせられたり。

斯くして民衆は政府を信頼せず、政府を期待せず、誤れる自治の社會を育くまれ、官治政治を厭ひ、極端なる個人主義、唯物主義となり、自治の擁護にも人の擁護に政府を欺き、意識なく政府に對抗し、搾取の輕減に自己を守らざるを得ざりき。斯くして原住農民にとり虚偽と欺瞞は處世上重要なる要素となり、遂には彼等の民族性に喰ひ入りたる觀あり。

滿洲建國、王道の治世に於ても尚舊體制より蟬脱し得ず。政府機關への隱蔽を事とし、虚偽虚構甚しく諸調査に最も困難を伴ふところなり。加之、戸口簿（戸籍簿）の不完備は更に調査を困難ならしめ、出生死亡の諸届は愚か移住、轉居等の記載もなく、數年前其の儘の戸口簿にして全く信頼し得ざるものなり。更に民度の低調、衛生思想の皆無、或は農村下部組織の不完備、之に伴ふ行政力滲透の劣弱性、數へ擧ぐれば悉く諸調査の障碍たらざるはなく、眞に遺憾に堪ざるところなり。

二　種繼越年に關する調査方法

(イ)「ペスト」動物に對する菌檢索

鼠族「ペスト」より人間「ペスト」を誘發するは、康德五年以來既に確認せられたる點なるも、冬季間卽ち「ペスト」終熄期間に於ける「ペスト」菌の所在は現今尚想像の域を脱せず、甚だ遺憾に堪へざる點なり。當所に於ても例年之が究明を企圖し、野外「ペスト」動物並に半家住性鼠族に對し鋭意檢索に從事せるも、不幸未だ菌保有動物を捕獲し得ず。康德八年（昭和十六年）多年の最濃厚汚染地吉林省郭前旗兩家子管内特に前密屯附近を發生豫想地に指定し「ペスト」動物の蒐集並に檢索に從事し、六月迄の成績は陰性に終りたり。

同年七月防疫機構の改變並に所管替に依り職員の身分に移動を生じたれば一應現地より調査班の引揚げを餘儀なくせらる。然るに人事の發令が日一日と遲延し荏苒時を經過する中、遂に各所に「ペスト」の流行を見、該調査は一應中絶の止むなきに至る。然るに同年九月前密屯「ペスト」發生の報に接し調査せるに既に患者は七月に發生し、更に同屯に於ける斃鼠の發見は既に五月なりしと云ふ。卽ち防疫班調査當時既に鼠族「ペスト」の流行を提出せるも、部落民は鼠と「ペスト」の關係を承知し、之を届くるに於ては、當然隔離を餘儀なくせらるゝことを恐れ、斃鼠は悉く燒却埋葬し隠蔽を企圖せしこと判明せり。

次は農安縣城附近の有菌鼠檢索なり。康德七年農安縣城に發生せる「ペスト」は、半歳の猖獗を極め發生患者數三五四を報告せるところなるも、實際の發生數は遙かに此の數字を越ゆるべく、康德八年四月解氷を期とし、縣公署と緊密なる連繫のもとに民衆の宣撫を巧に行ひ、密埋葬屍體の届出に成功し、其の數一一五體に及びたり。然も之等密埋葬屍體は縣城内居住者に止らず、附近一帶に亘る大小農村に及ぶものにして、其の感染の經路たるや悉く直接的に、或は間接的に、何れも縣城より人的に波及せられたること判明せり。此の外密埋葬の届出なき部落も尚多數存するものと推察せらるゝところなり。

因って康德八年密埋葬調査に引續き、附近一帶の清掃を兼ね有菌鼠檢索を實施したり。不幸六月末日迄の成績は悉く陰性に終りたり。七月に至り、防疫機構の改變に遭遇し前述せる如く一同待機中、七月十九日農安縣城に近接せる西五里界屯に「ペスト」の發生を見たり。該屯は有菌鼠檢索計畫日程に從へば、七月一日より實施せらるべき部落なりしに、不幸六月三十日檢索を一應打切りたるため、遂に檢索より漏れたるものなり。卽ち該發生部落に隣接せる他部落は、清掃並に檢索が旣に終了し、七月を期し實施せんと企圖せられたる西五里界屯は遂に其の機を逸し、有菌鼠捕獲は不成功に終りたり。而して西五里界屯人「ペスト」發生に先行し、鼠「ペスト」の必在せることは發生時調査に於て究明せるところなり。

以上の如く每年「ペスト」終熄期を狙ひ集鼠檢菌を實施し、有菌鼠捕獲に努力中なるも、不幸今日迄成功に至らざりき。然れども康德八年度前密屯並に農安縣城附近調査に見る如く、今後の努力によりては必ずしも悲觀すべきものにあらず。當所に於ても今後共一層の努力を傾注し續行の豫定なり。

(ロ) 感染經路より觀たる病毒の越年

「ペスト」の種繼越年の究明に當りて宏く嚙齒動物を蒐集し菌の所在を探究し以て菌保有動物を決定するは仲々容易なる業にあらず。故に之と併行して發生部落の感染經路を究明し、(病毒の部落侵入の經緯を探知し) 此の方面より病毒越年を窺知せんと試みたり。

而して斯くの如き試みを企圖せし所以は少なくとも次の諸點に因る。

(1) 從來、畑「リス」或は野住性鼠を主要なる病毒越年の對象と考へ春暖期に於て之等の活動と共に半家住性鼠に病毒が傳播せらるとされたり。康德五年（昭和十三年）有菌鼠が始めて確認せられ、爾來原發性人「ペスト」發生に先行し半家住性鼠「ペスト」の必在が確認せられたり。然るに人間生活に最も密接なる關係を有する半家住性鼠の病毒越年の能否に關しては、未だ研究せられたる處にあらず。此の點に於ける流行病學的意義の檢討こそ最も重要なることとなりと思考す。

(2)「ペスト」終熄期は畑「リス」冬眠期に略一致せるため、畑「リス」說に有力ある說明を與へつつありしも、此の點特に再檢討を要すべし。今日原發性人「ペスト」は半家住性鼠「ペスト」より蚤を介して惹起せらる々こと明なり。故に人「ペスト」流行の時期或いは終熄の時期は常に半家住性鼠「ペスト」の流行或は終熄或は蚤の活動狀態等により論ぜられるべきものにして、畑「リス」の冬眠乃至活動期と直接的關聯のもとに論ずべきものにあらず。

勿論畑「リス」を以て滿洲に於ける種繼越年動物と假定する場合に於ては、一應半家住性鼠「ペスト」の原因を畑「リス」に求めざるを得ず。然れども斯くの如き場合一度病毒が畑「リス」より半家住性鼠に傳播せられたる後は、最早半家住性鼠「ペスト」の流行乃至終熄は畑「リス」の冬眠期或は活動期に支配せらるべきに非ずして全然個の要因により左右せらるべきなり。何れにしても人間「ペスト」に直接關係を有するは半家住性鼠「ペスト」にして、此の鼠「ペスト」が時期的要因により終熄するものなりや、或は或條件のもとに存續するものなりやは極めて興味ある問題なり。余の推論する範囲に於ては、人間に於ける腺「ペスト」流行は鼠の季節的消長の線に添ひ相關聯し決定せらるべきも、鼠「ペスト」流行は鼠族の習性其の他に依り存續するものならむ。

(3) 康德五年(昭和十三年)十一月、郭前旗劉家圍子屯「ペスト」發生に際し鼠穴坑道を發掘し蒐集せられたる鼷鼠(*R. Norvegicus*)は明に有菌鼠にして、而も其の多くは共喰せられゐたり。卽ち自然の狀態に於て共喰の事實を確認せり。然るに夏季に於ては自然の狀態に於て溝鼠の共喰を未だ經驗せず。動行の自由と食物の撰擇に惠まれたる夏季に於ては或は共喰の必要なき爲ならんか。此の點、今後の調査に俟つべきものならん。

此の共喰の事實は、蚤の激減せる冬季間に於て鼠より鼠への直接的感染路として重要なる意義を有するものならん。其の他鼠巣內に生存可能と想像せらるゝ有菌蚤の意義、或は慢性に經過しうる罹患鼠の越年等は冬季間に於ける種繼對象として一應考へらるゝところなり。

(4) 流行期に際し、發生部落周圍の畑「リス」に未だ有菌個體を認めたることなし。「ペスト」發生時に於ては畑「リス」は多く部落周邊を離れ棲息安全なる奥地に移動する傾向あり。發生部落周邊に於ける、畑リス調査に於て個體は勿論、「リス」穴等も僅少なること多し。

(5) 吉林省「ペスト」縣旗に於て多年の發生情況より考察し最大の汚染地と見做すべきは郭前旗なり。而して郭前旗に於ける康德四年以降、の年に至る發生部落總數は、四九部落なり。

卽ち年、平均發生部落數は。十未滿なり。然も比の中、原發と見做すべき部落を指摘せば僅かに二〇部落に過ぎず。年、平均四部落に當たる。而して郭前旗は旗內全域に亘り宏く汚染の情況にあり。

而も旗內に包含せらるゝ部落數は五〇〇なり。此の全部落數より發生部落數を考ふる時は、極めて僅少なる數字なり。

今畑「リス」說に從ひ、郭前旗內の發生情況を考察するに、畑「リス」身體の活動期は大體四月より九月一杯にして、其の間六ケ月なり、此の期間に於ける畑「リス」間の流行は相當廣範圍に亘るものと考へざるを得ず。從つて畑「リス」間の流行より直接に、或いは間接的に半家住性鼠を通じ人間への病毒侵入の機會が多々存すると見做すべきなり、然るに當所の經驗によれば、直接的に野外より病毒を受けたる發生例を見ず、他方、五ケ年に亘る發生の實績に徵するも、極めて僅少なる數字を示したるに過ぎず。

又多年の最汚染地と見做さるる地帶に於て、同一條件に置かれ、相近接する數多の部落にして、畑「リス」說に從へば、同時に汚染せられて然るべきに、撰擇的に或部落のみ流行を見ること多きは、單に畑「リス」說のみにては說明し難き點なり。

(6) 康德七年六月龍江省大賚縣十八家堡屯に「ペスト」發生す。同部落は宏範なる濕地帶の中央に位し、周圍は殆ど嚙齒動物の棲息に適せず。當所の調査に於ても、野鼠或は畑「リス」の穴を殆んど發見し得ず。

而も該屯「ペスト」發生は六月中旬にして、京白線地帯に於ける同年次最初の流行にして、半家住性鼠（*R. Norvegicus*）より多數の保菌鼠が確認せられ、原發性と認めたり。畑「リス」說に最大の疑問を生じたる流行なり。

(7) 康德七年農安縣城を襲ひたる「ペスト」の感染源については當時種々調査せられたるも結局感染源と目さるゝは康德六年九月郭前旗呉家窑屯「ペスト」發生の折逃亡者の續出を見之等逃亡者の中趙氏、女、三十六才が農安縣農安塔付附近の厩宿に逃避し來り死の直前まで三日二夜を過ごしたり。

越へて康德七年農安縣城の大流行を見たり。而も其の發生情況たるや前年度汚染せられたる農安塔を中心として流行せるものなり。更に街民の斃鼠目撃談並に防疫班の實地調査を綜合するに鼠「ペスト」は五月下旬より六月上旬に亘り大流行を來し而も農安塔を中心として下水道に沿ひ四散せるものゝ如し。此の點人「ペスト」流行の情況と一致せる點なり。

然らば此の鼠「ペスト」はいずれより侵入せるものなりやは遽に断定し得ざる點なるも既に五月下旬より大流行を現出せる事實より推察するに少くともそれ以前に病毒が城内鼠族に侵入せるものと判斷せられ而も其の中心地が農安縣城の稍々中心部に位するに於ては容易に畑「リス」說を以て說明し得ざる點なり。

更に同年農安縣城流行に遲れ記錄的に未だ汚染を見ざる縣城附近に幾多の流行を見たり。之等流行は悉く農安縣城と人的、物的、關係あり。

更に同年十月國都新京に「ペスト」の流行を見たり。當時の感染源調査は遂に迷宮に入り究明し得ざるところなるも之を察するに新京の「ペスト」は農安の「ペスト」と關聯なく獨自に論ぜらるべきものに非ず。地域的に農安は國都の最短汚染地なる點、更に農安縣城の極度の猖獗は新京の發生に先立つこと約三ケ月なる事實、及び後日判明せるところに依れば七月十二日防疫開始當時所用の爲縣城に来泊せる者數百名を數へたるに忽ちにして悉く逃亡せる事實、更に農安縣城の「ペスト」は當初巧に隱匿られ初發後約二週間にして發見せられたり從つて此の間多數の避難逃亡を企てし者あるは敢て疑う餘地なきところなるべし。防疫開始後と雖も監視の隙を覗ひ多數の逃亡者を出したり。戸口簿の不備不完は之等逃亡者の取締に最大の支障となり困惑せしところなり、他方農安街は商的に新京の郊外たるに等しく親店を新京に有し子店を農安に置くが如し。而も農安縣城の流行は商店街を風靡し商人層に考へたる恐怖は蓋し深刻なるものあるべく之が爲新京への避難逃亡又容易に想像せらるゝところなり。更に甚しきは縣城隔離網を巧みに逸脱し新京に於て物資を仕入れ高利を貪ぶる悪徳漢多數出たり斯くして病毒傳播の機會は凡ゆる方法に於て惠まれたる次第なり。以上の事實より推論するに農安に於ける病毒は人的或は物的に國都城内（滿人街）に搬入せられ一部の散發を見たるも巧みに隱蔽せられ時を經過する中不幸病毒が鼠族に侵入し鼠「ペスト」を誘發し國都の地下に潛行四散し遂に人「ペスト」を誘發せしものならんか。更に此の國都鼠族に蒔かれたる病毒は容易に抜き得ざるべく康德八年度再發生は略豫想せられたることなるべし。

若し斯る推論並に豫想が一應妥當なりとせば「ペスト」の種越繼年の對象として半家住性鼠の意義たるや甚だ大なりと云はざるを得ず。

(8) 農民は防疫時の隔離を忌避し届出を喜ばず常に隠蔽隠慝を事とす。爲に今日尚未發見發生個所の存在は否定し得ざるところなり。斯の如く防疫を受けざる發生部落に於ては一應人間「ペスト」の終熄は考へられるゝも果して鼠「ペスト」は終熄し得たものなりや或は翌年度迄存續しうるものなりや其の點の吟味こそ重要課題なるべし。

三　康徳八年度感染經路調査成績

調査の主眼は少くとも原發と目さるゝ部落に對しては前年度に於ける該部落の汚染情況の精査に努め、二次的感染と目さるゝ部落に關しては何れの部落と交流ありしやを徹底的に究明する事に努めたり。調査範圍は吉林省「ペスト」縣旗なり。

斯る調査は常に非常なる困難を伴ふことを覺悟し調査員の撰擇に或は部落民の宣撫に或は調査理由の諒解に萬全の着意を怠らず他方調査成績は飽く迄主観を離れ些細の事柄も一々刻明に吟味し曖昧を極力避け正確を期したり。斯して第一表を得たり。尚調査未了の部落は今後の調査成績により記入する事とせり。第一表に於て特に注目すべき點は康徳八年七月以前（七月を含む）に發生を見たる部落は八部落（八岔溝子、東白銀花、前窰、干溝子、西五里界、大靑山、男字井、奈字井）にして其の内六部落（八岔溝子、東白銀花、前窰、干溝子、西五里界、奈字井）は前年度に於て既に病毒の侵入を見たるも小流行に止まりたるを以て隠匿せられし部落なりき。更に之等六部落の内四部落（干溝子、西五里界、奈字井、東白銀花）については前年度（康徳七年）發生部落（新立屯、農安縣城、東玉字井、西白銀花）より夫々病毒を貰ひ受けし事柄をも判明するに至る（第一表康徳七年度發生部落名の欄に於て括弧内に記載せり）更に八部落の内二部落大青山、男字井に關しては前年度の關係に於て未だ確證擧げ得ざるも大青山は康徳七年度發生部落恒坨子を隔てること僅か三滿里（一八町）の地點にあり。恒坨子（九月に發生す）發生の折多數の逃亡者が來屯せる事實は部落民の等しく承認せる所なるも死亡者はなかりしと言ふ。男字井は乾安縣内初發部にして六月三十日の發生なり。部落民の斃鼠を目撃せるは六月二十日前後と云ひ恐らく鼠への病毒侵入は更に早期に行はれしものならん。男字井流行は極めて熾烈にして死亡累計五十七名を算したり、殊に初發家屋附近は全滅の憂目を喫し死人に口なして調査は不得要領に終りたり。只前年度發生地周字井其の他より逃亡者來屯せるも悉く拒絶し部落内には入屯せしめざりしと云ふのみ。或は一脈の關聯あるやに想像せらる。以上の二部落については更に機を見て再調査を行ふ豫定なり。斯の如く前年度に於て既に汚染せられ而も隠匿せられたる部落は概ね「ペスト」病毒越年の個所となり次年度に於ける早期發生を起こすものと考へられる。

更に前年度に於ける汚染の判明せられる六部落（八岔溝子、前窰、干溝子、西五里界、奈字井）の内五部落（西五里界を除く）は前年度九月以降に汚染せられたるものなり。卽ち九月以降の發生は多く自然的條件のもとに小流行に止ること多し、從って隠慝も容易に行はるゝ點にして次年度流行の源泉となり易きを想像す。西五里界屯の調査は其の點未調査なり。次に八月以降(八月を含む)の發生地調査成績に關し述ぶれば八月以降に於ける發生部落數は十四部落なり。以上の内四部落(韓家堡子、鐘紡、金香萬堡、東率字井)は未だ調査未了なるを以て後日の報告に譲ることゝせり。殘餘の十部落中(第一表參照)明らかに病毒を他より搬入せるため流行を現出せし確證を擧げ得たるもの六部落(扶餘街、行字井、翔字井、嚴字井、小力戸、西陶字井)にして(第一表にて實線にて矢印を示せり)他の四部落(聖字井、陽字井　景字井、當字井)は悉く既發生地(男字井、奈字井、行字井)と往來頻繁なりし事實を證し得たるも的確に之が感染源なりと斷定すべき證左なきを以て直ちに否定すべきものに非ず。

農民の程度は極めて低調にして疫學的感染の理を知らず、人間が發生部落に關係し其の人間が發病する場合、或は發生地よりの逃亡者が逃亡先にて發病する場合等明に眼で判斷し得る範圍に於て病毒の傳播を認むる程度なり。「ペスト」死亡者の衣類を盗むが如きは普通に見らるゝ處なり。況や汚染物件による病毒搬入の理など知る由もなく彼等の知識で判斷し得ざる悪疫の侵入は總て病鬼の思想で解決するを常とす。

再び本論に返り四部落(聖字井、陽字井、景字井、當字井)を吟味するに何れも既發生地(男字井、奈字井、行字井)に近接し人的、物的交流の事實が確認せられ而も發生期日が既發生地に遅れ其の流行情況も比較的緩慢なる點より推論し、之等既發生地に關係し、二次的に感染せるも

のと思惟せらる、も尚再調査を實施する豫定なり。(第一表…點線矢印を以て示す)同第一表調査に於て興味ある點は、逆に第二次發生より第一次發生個所が判明し、第一次發生(同年次原發)より更に前年度發生地が判明し、更に前年度に於ける感染情況が判明せるところなり。斯くして調査を愈々過去に遡ることにより芋蔓式に過去が判明し、流行小吏を見しうるものならんか。

第一表　康徳八年度感染經路調査表(吉林省)

七年慶發生部落名	扶餘八岔溝子、(西白銀花)東白銀花、前窰、(薪立屯)干溝子
冬期	
康徳八年度發生部落名　第一期　六月	前窰 二七日 一五名、干溝子 二七日 二名
七月	八岔溝子 三日 七名、東白銀花 上旬 六名
第二期　八月	韓家堡子 三日 三名、金香窩堡 三日 五名、小力戸 三日 一名、王府牧場 五日 一名
九月	扶餘街 三日 六名
第三期　十月	
十一月	

(呉家)農安街 / (東玉字井)奈字井	月別發見個所數	期別發見個所數	期別未發見個所數	期別發生實數
男字井 三〇日五七名	三	八	X	八+X
西五里界 一九日二名 大青山 一四日六名 奈字井 一九日五四名	五			
行字井 一五日八三名 陽字井 三〇日一四名	六	一三	Y	一三+Y
景字井 一六日四名 翔字井 一三日三名 當字井 三日二名 嚴字井 一五日四名 東率字井 三日三名 西陶字井 二五日一名	七			
聖字井 四日二六名	一	一	Z	一+Z

四　病毒傳播に於ける原住民の意義

既に康徳八年度感染經路調査成績に於て示したる如く、原發地より人間其の他により他部落の汚染を見たる例六を數へたり。更に不確實なるも他より傳播せられたりと目さるべき部落四を記載せり。康徳八年度發生部落數（吉林管下）二二の内、原發或は原發と目さるゝ部落（八例）或は調査未了なる四部落を除けば殆ど殘る數字は人間或は其の他による二次的發生地なり。此の事實は全く滿洲の特殊性に基因する點にして、戸口簿の不完備、官治政治への民衆の不信頼、民度の低調或は隱蔽固癖等幾多の特殊事由が考へ得らるゝところなり。斯る特殊事由は早急に矯正し得ざる點なるも、先つ民衆の啓蒙に重點を指向し、更に戸口簿の整備を圖り取締りを嚴にし逃亡防止、早期届出を強制し、遂次善導する以外に方法なかるべし。

以下第二表、第三表、第四表を示し過去五年間に於ける滿洲の特殊性に基く第二次發生地を三つの角度より觀察し、其の數字の比較的大なる點を指摘せんとす。卽ち康徳四年以降八年に亘る五ケ年間の總發生部落を感染經路別（第二表）、一部落患者發生數別、（第三表）、月別（第四表）に夫々部落單位に分類せり。以下表を追ひ説明せんとす。

第二表は康徳四年以降の感染經路別部落數を年次的に示したるものなり。此の感染源追求が不能に陷りたる部落も相當ありし爲（B）（D）なる欄を設けて可及的に主觀に陷らざる樣に努めたり。（B）（D）に收めたる數字も愼重に吟味して決定せるものなり。勿論全般を通じて多少の過誤なきを保し難きもまづ格段の相違なきものと諒承せられたし。愼重を期する爲小範圍乍らも分類終了後に於て發生現地を調査し分類の適否を試みたるに眞に近きことを確めたり。第二表に於て注意すべきは（C）（D）の大なる點なり。全發生部落數の約六〇%を占む。此の事柄は行政的措置により人爲的に容易に防止しうる點なるべし。

第二表　經路より観たる發生部分類表

年度別 ＼ 感染經路別	A、確實に原發と目さるる發生部落數	B、原發と目さるるも確證を擧げざりし發生部落數	C、確實に他より傳播せられたる發生部落數	D、他より傳播せられたりと目さるるも確證を擧げ得ざりし發生部落數
康徳四年	一	三	○	三
五〃	六	三	一○	一○
六〃	八	四	七	四
七〃	八	一一	一九	一八
八〃	七	四	七	五
計 ／ %	30 ／ 21.8%	25 ／ 18.2%	43 ／ 31.1%	40 ／ 28.9%
／ %	A + B 55 ／ 40.1%		C + D 83 ／ 59.9%	

第三表は一部落患者發生數より、康德四年以降の全發生部落數を年次的に分類せるものなり。

第三表に於ては、五名以下の患者數を有する發生部落は五年間に亘り四三部落なり。一〇名以下六名以上の患者數を有する部落數は、三七部落なり。卽ち一〇名以下の患者數を有する發生部落は、八〇部落なり。(43+37=80)

更に第二表の分類に從ひA+B=原、C+D=他とし一〇名以下の流行に終りたる八〇部落の内譯を示せば原=二〇、他六〇なり。卽ち今日までの成績によれば第二次感染と推測さるる部落の流行は比較的小流行に止まるもの多きを示せり。勿論將來防疫陣容の整備强化により或は民衆自體の自覺により、早期發見、防疫の迅速徹底等により、原發生流行と雖も小流行に止めうるは當然期待しうる點なり。

第三表　患者(發生)數より見たる發生部落數

發生數＼年度	康德四	五	六	七	八	計	原／地
一―五		○○○○○○○×	○○○○○○○×	○○○○○○○○○○○○○○○○	○○○○○○○○×××	四三	5／38
六―一〇	○○○	○○○○○○×	○○○○××××	○○○○○○○○×××××××	○×××	三七	15／22
一一―一五	×	○○○××	×××	○○○○×××	○××	一九	11／8

一六—二〇		○○○××	×	○○○×××		三	6／6
二一—二六	×		××	○○××××	×	一〇	8／2
二六—三〇	××	○			○	四	2／2
三一—三五			×			一	1／0
三六—四〇		×		○		二	1／1
四一—		××		○○○××	○××	一〇	6／4

第四表は康徳四年以降五年間に亘る全發生部數を月別に分類せるものなり。尚下欄は月別に見たる一部落患者平均數を示せり。月別分類に當りては初發月日を以てせり。第四表下欄に示したる一部落患者平均數の月別分類に於て、九月に於ては平均數九名、十月に於ては七名なり。卽ち一部落患者數十名以下に終りたる發生部落は主として九月以降の發生に見るところなり。而して九月に於て發生を見たる部落は累計四二部落にして十月に於ては十二部落なり。卽ち九月以降に現れたる發生部落總數は、五年間に亘り、五四部落となる。此の數字は第三表に示したる十名以

下の流行を見たる發生部落數八〇部落の中、C＋D＝他＝六〇部落に極めて近似的なる數字なり。

即ち九月以降に發生を見たる部落は、逆に第二次感染と見做すべき數字を示したり。思ふに氣候其の他の自然の要因に依り滿洲の「ペスト」流行期は季節的前進或は後退乃至は期間の伸縮等あるべきも其の流行の後半に於ける發生は現在民度或は奥地の情況を考察し、第二次感染に因ること多きを思はしむる。

五　結論

一、感染經路より滿洲に於ける「ペスト」の種繼越年を考査するに、「ペスト」の病毒は部落に固定し越年するもの多きが如し。而して之等病毒の保持者は半家住性鼠（R. Norvegicus. u.Mus. Molossius）或は生存有菌蚤等考へらるゝも、前者に重きを置くべきものならん。

二、疫學的方面

（イ）感染經路調査成績によれば康德八年度吉林管内「ペスト」縣旗に於ては發生部落數二三個所の内、他より第二次的に傳播せられたる部落は、一二個所（五二％）に達したり。更に康德四年以降五ケ年に亘る發生部落總數一三八の内第二次感染と目さるゝ部落數は、八二を示し、全發生總數の約六〇％を占む。即ち滿洲に於ては人的交流に因り、或は汚染物件の搬出搬入により病毒の傳播せらるゝは疫學的に重要なる問題にして、對「ペスト」動物對策同様、對人對策の重要性を認む。
啓蒙工作
早期届出の嚴守並遲怠に對する嚴罰
隔離、交流遮斷の嚴守
戸口簿の完全整備
（ロ）感染經路調査に於て判明せる如く、隠蔽せられ未發見に終りたる發生部落は多く翌年度流行の因をなす。而も之等隠蔽部落は前年度九月以降の流行に屬せり。更に流行後期に屬する發生は主として第二次感染に屬し小流行に止る傾向强し。依つて隠匿され易し。現在民度並に奥地の情況を考察し、未發見發生個所の存在は否定し得ず。依つて翌年度感染源の完封を期し發見網の整備强化を企圖するは防疫對策の重要事項なり。

康徳八年度
吉林省内ペスト發生図示

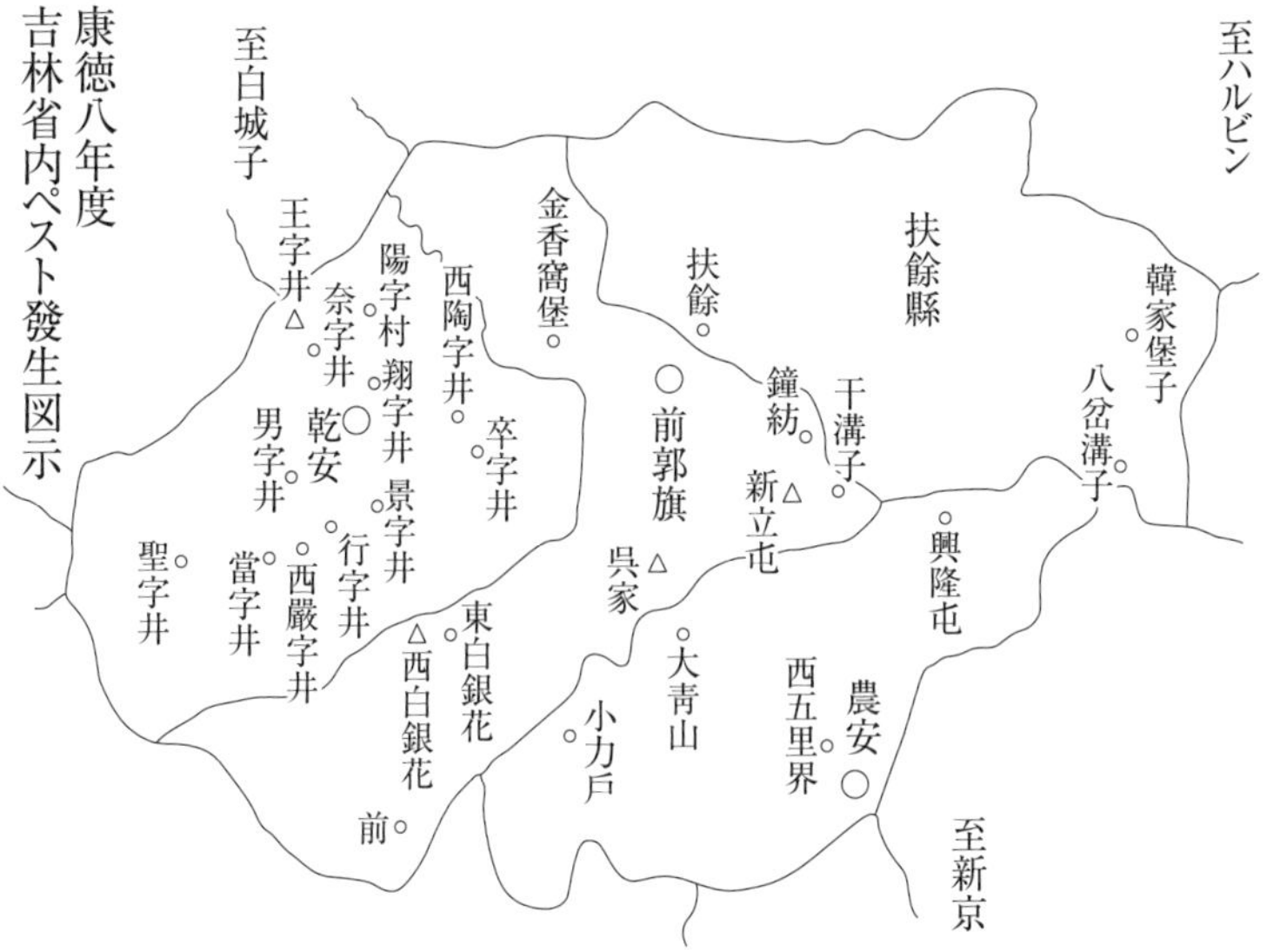
至白城子
至ハルビン
至新京
扶餘縣
扶餘
金香窩堡
王字井
陽字村
西陶字井
奈字井
翔字井
乾安
男字井
卒字井
景字井
行字井
聖字井
當字井
西嚴字井
東白銀花
西白銀花
前
前郭旗
鐘紡
干溝子
新立屯
呉家
大青山
小力戸
西五里界
農安
興隆屯
韓家堡子
八岔溝子

（八）「ペスト」種繼越年の對象として半家住性鼠の重要性愈々大なるものあり。半家住性鼠の根絶は「ペスト」撲滅の根本策なり。

第四表　年度別月別發生部落數

月	旬	康徳四年	五〃	六〃	七〃	八〃	計	計（月）	一部落ノ平均患者數	一部落ノ平均患者數（月）
六月	上	〇	〇	〇	〇	〇	〇	三	〇	二七
	中	〇	〇	〇	〇	一	一		二	
	下	〇	〇	〇	一	一	二		三一	
七月	上	〇	三	〇	一	〇	四	二五	二五	一四
	中	〇	〇	二	五	二	九		九	
	下	〇	〇	三	五	二	一〇		一五	
八月	上	一	四	一	四	一	一一	五七	一七	一六
	中	二	四	三	五	二	一六		一五	
	下	二	九	三	一一	五	三〇		一六	
九月	上	二	三	三	八	〇	一六	四二	一一	九
	中	〇	二	四	六	四	一六		九	
	下	〇	一	四	二	三	一〇		五	
十月	上	〇	三	〇	三	一	七	一二	七	七
	中	〇	〇	一	二	〇	三		八	
	下	〇	〇	〇	二	〇	二		三	

巻末資料三

中国側に手交した加藤正司第二論文の中国語訳「感染經路より觀たる滿洲に於ける『ペスト』の種繼越年に關する考察」（中国語訳加藤阿幸）（尚、使用する漢字は現在中国での通用漢字、「簡体字」である。）

「从感染途径看满洲鼠疫的病菌潜留越冬之考察

吉林省龙江省鼠疫防疫所所長　加藤正司

康徳八年（一九四一年）十二月《滿洲卫生事情通报》第六卷第一二号已刊出拙著《关於鼠疫病菌的越冬及其感染途径之考察》。翌年康徳九年（一九四二年）一月笔者又于民生部主办之鼠疫研究会上对此再稍加详细论说。

当然此次调查结果乃是基于”旧前郭旗“鼠疫调查所管辖地区里的实际情况整理所得。依序说明如下。

一　调查之困难性

在进入主题之前，想要指出一下因满洲的特殊情况所引起的调查之困难。

该地原居民长期处于"霸道政治"压制之下，是被榨取的对象，被强加许多苛酷的义务。但是本来应该是保护国民的当时的政府，却只为自己的利益而不顾人民死活，因此民众为了保护自己的生命财产，不得不自己发展满洲农村自治，促成满洲民众的自力更生。如此地，民众不信赖政府，不期待政府，独自发展出一种错误的自治社会观，厌恶"官治政府"，走向个人主义、唯物主义。在下意识里和政府相对抗，卑以减轻被榨取的苦况，保护自己。因此对于原住农民来讲，虚伪和欺瞒是一种处世的重要手段。

基于以上种种原因，居民不愿对县政府凡事依实报告，而这点正是造成防疫调查困难之最大原因。此外，户口簿不完备，不只出生死亡不报，迁移、转居等事项也不记载。现阶段的户口簿和数年前的完全一样，诚不可信也。又，原居民向无符合所谓西洋卫生观念之存在，农村下部组织亦不完备，行政渗透力微弱等等，不胜枚举，也都造成调查时的障碍，实在非常遗憾。

二　有关病菌潜留越冬之调查方法

（甲）　鼠疫动物的病菌检索

康德五年以来已经明确地认定人的鼠疫是由鼠类的鼠疫诱发出来的。而至于鼠疫在冬季之间到底潜伏在哪里，至今仍不出想象之域，无法明确证实。本所（吉林省龙江省鼠疫防疫所）亦年年企图寻找病菌所在，努力从事原野鼠疫动物及"半家住性"鼠疫动物的病菌之检索，但不幸至今尚无能寻获保菌动物。康德八年曾指定多年以来的鼠疫最浓厚污染地区—吉林省郭前旗两家子管内，尤其是”前窑屯“附近为该年度的鼠疫发生预想地区，下令进行鼠疫动物收集及检查，但到该年六月为止，所捕获动物都为阴性。

同年七月由于防疫机构的变更及管辖地区更改之故，职员身份变更，调查小组不得不全部离开工作现场，调回原处。而新的工作人员之任命迟迟未颁布，在这之间，各个地区鼠疫开始发生，该调查遂不得不停止下来。因此当同年九月接到前窑屯地区鼠疫发生之通报时，得知病患早在七月就已经出现，而为鼠疫而死亡的老鼠也早在同年五月就被发现。换言之，亦即当防疫调查小组正在进行调查时，该地便已发生鼠族的鼠疫，而当地居民虽然知道老鼠与鼠疫的关系，却并不向小组报告，因为他们害怕一旦报告，居民便会被强迫隔离，离开居住地区。因此他们把鼠疫病亡的老鼠暗地里埋葬了事，一意隐瞒。

其次报告有关农安县城附近的有菌鼠之检查情况。康德七年农安县发生鼠疫，猖獗一时，时间达半年之久，病患报告为三五四名。但主管单位认为实际的数字不止于此，因此等到翌年康德八年四月冰融时期，”县公署“和”协和会“紧密联系，极力宣抚民心。终于令居民自动报告有无私下埋葬鼠疫病患等情事，得知曾私下埋葬尸体数目达一一五体，且这些死亡病患并不限于县城之内，也有来自附近大小农村的。并得知这些农村死亡病患的感染途径全部都是直接或间接受到由县城来的鼠疫病患之感染。除此之外，主管单位又认为病患数目当不仅止于此，可能尚有没向政府据实报告的村落。

因此我们继续康德八年的私下埋葬调查，顺便清扫附近一带并实施有菌老鼠之检索。但到同年六月为止所得皆为阴性。到七月如前所述，不幸遇到防疫机构内部重组，只好中断调查。而就在此时，七月一九日农安县附近的"西五里界屯"发现鼠疫之发生。若按照原计划进行，调查小组将在七月一日进行该村落之调查，而不幸就在六月三十日中断调查，故而该村落没能接受检查。换言之，该村落的邻接部落已经清扫并检查完毕，而想要在七月开始调查的"西五里界屯"却又如此地失去调查的机会，终于也失去捕获有菌老鼠的大好机会。否则我们将能在"西五里界屯"居民受到鼠疫祸害之前，先行调查，查出鼠疫动物之所在，防止居民鼠疫病患之发生。

如上所述，我们都在每年鼠疫终熄时，努力收集老鼠检查病菌，但迄今尚没能捕获有菌老鼠。若按康德八年的"前窑屯"及农安县城附近的调查情况来看，相信今后只要我们加紧努力，定能扑灭鼠疫，无需悲观。

(乙) 由感染途径看鼠疫病菌之潜留越冬情况

要查出鼠疫的病毒潜留越冬情况，是非常困难的。必须先广搜啮齿类动物，找出病菌之所在，断定该动物为"有菌动物"。所以我们一方面寻找有菌鼠族，一方面进行鼠疫发生村落的感染途径之调查（亦即调查病毒如何入侵村落），卑以从中查明病菌的冬季潜留情况。

我们之所以要做如此调查之原因如下：

(一) 直到目前为止，一般专家都认为"田野松鼠"（ハタリス）或"野住性鼠"是主要病菌潜留越冬的对象，当春天到来天气暖和时，这些动物开始活动并把病毒传染给"半家住性鼠"。康德五年（一九三八年）第一次发现有菌鼠，而来人们便断定在人的"原发性鼠疫"发生以前，必然先有"半家住性鼠"的鼠疫之发生。但是却从来没有人进行鼠疫病毒是否能潜留于与人有密切关系的"半家住性鼠"体内之研究。笔者认为从流行病学的观点看来，对这点的检讨可说是"当务之急"。

（二）因为鼠疫终熄期间大概都是"田野松鼠"的冬眠时期，所以这点就成为「"田野松鼠"乃为病毒潜留对象」学说的最有力的证据。但笔者认为对于这点必须特别谨慎检讨。目前我们已经知道人的"原发性鼠疫"是以"半家住性鼠"的跳蚤为媒介而传染得来的。故而笔者认为我们必须从人的鼠疫流行时期，或终熄时期与"半家住性鼠"的鼠疫之流行或终熄或其跳蚤的活动情况的关系着手研究才对，而不该从"田野松鼠"的冬眠乃至活动时期的直接关联上去研究。

当然，若我们假定"田野松鼠"乃为满洲的鼠疫病毒潜留对象时，那么"半家住性鼠"的鼠疫便是由"田野松鼠"传染得来的。但是我们必须知道，一旦鼠疫的病毒从"田野松鼠"进入"半家住性鼠"之后，最早的"半家住性鼠"之鼠疫流行乃至终熄时期并不受"田野松鼠"的冬眠时期或活动时期的支配，而全看各个"半家住性鼠"的活动情况而异。总而言之，与人的鼠疫最有密切关系的是"半家住性鼠"的鼠疫，因而此"半家住性鼠"的鼠疫之终熄是否与"时期"有关呢？该病毒之存续是否有"一定条件"的呢，诸如此种疑问都有待研究调查。笔者推测，人的"腺鼠疫"之流行与跳蚤的季节之消长极有关系，但是啮齿类的鼠疫之流行则同鼠族的习性及其他有关联。

(三) 康德五年（一九三八年）十一月，"郭前旗刘家围子屯鼠疫"发生时，我们发掘鼠穴坑道收集㹢鼠（R. Noruegicus）发现所有收集的老鼠死尸乃为有菌鼠，而其大多数实被"同类相残"而死亡的。亦即在自然状态之中我们不期然的发现鼠类的"同类相残"之事实。但是在夏季的自然状态之中，我们则未发现"沟鼠类"有"同类相残"的情况。也许在行动自由，食物丰富的夏季便没有必要"同类相残"。这一点有待将来更进一步的调查。此"同类相残"的事实具有极大意义，亦即此事实告诉我们在跳蚤锐减的冬季里，病毒是从鼠类直接感染到鼠类的。此外，此事实又能令我们想象，或许有菌跳蚤实乃生存于鼠巢之内，因此慢性发病毒鼠的体内便成为病菌潜留越冬的对象。

(四) 鼠疫流行期间从未接到有人在鼠疫发生部落周围找到有菌的"田野松鼠"之报告。鼠疫发生时，"田野松鼠"大都离开村落周围而转移到栖息安全的偏僻地区。根据鼠疫发生部落周边之调查，得知不只是寻找不到松鼠本身，连鼠穴也很少发现。

(五) 考察多年以来的吉林省"县旗"之鼠疫发生情况，得出结果认定"郭前旗"为最大污染地区。郭前旗自康德四年至今共有四十九村落发生鼠疫。亦即每年大约有十个村落发生鼠疫。而其中，属于"原发性鼠疫"的村落多达二十村，亦即每年大约有四个村落是原发性的鼠疫发生地区。从此数字，我们得以知道郭前旗地区的污染情况多么广阔和严重。只是全郭前旗共有五百个村落，因此若论及比率，发生鼠疫的村落算是极少的。

若我们按照"田野松鼠"病菌说来考察前郭旗的发生情况，则"田野松鼠"的活动时期大约为四月至九月底，其间约有六个月，“田野松鼠”自己的种族之间的鼠疫之流行，该是范围极其广泛的。显而易见，“田野松鼠”的鼠疫将传染“半家住性鼠”，而人也会直接受到松鼠的感染，或经由“半家住性鼠”间接受到感染罹病。但是据我防疫所之调查，却从未得到直接受到野外鼠族病菌感染的例子，即使纵观此五年之间的调查，也只有仅少的例子。

再则，观察多年以来被认为最大污染地区的同一条件之下的邻近诸多部落，若依据“田野松鼠”说，这些部落都应该同时受到鼠疫祸害才对。但实际上却是只有几个“被选上”的部落发生鼠疫，因此若就这一点来讲，“田野松鼠”病菌说实在难以令人信服。

（六）康德七年六月龙江省大赉县十八家堡屯发生鼠疫。同部落位于广大的低潮地带之中央，周围不适合啮齿动物的栖息。依据我防疫所的调查，几乎都没有找到半个野鼠或“田野松鼠”的洞穴。

而且该十八家堡屯的鼠疫是发生在六月中旬，是“京白线”铁道地带的同年之最大鼠疫，曾找到许多有菌的“半家住性鼠（R. Noruegicus）”，被断定为“原发性”鼠疫。该鼠疫可说让“田野松鼠”鼠疫说的真实性呈露出极大的疑问。

（七）康德七年（昭和十五年）农安县城发生鼠疫时，其感染途径，据多方调查所得，认定乃受康德六年九月郭前旗“吴家窑屯鼠疫”之继发感染。当时许多病患逃往他处，其中赵氏，女，三十六岁逃亡至农安县农安塔附近的马厩住宿了三天两晚，而后死亡。

该女死亡之后的康德七年农安县鼠疫猖獗，凶极一时。据悉，鼠疫祸害之处，都以农安塔为中心的地区。再根据居民目睹鼠尸的报告以及综合防疫班的实地调查结果，得知鼠族的鼠疫是在五月下旬至六月上旬之间盛行的，且都以农安县为中心，鼠尸散见于水沟沿路。这一点和人的鼠疫发生情况相似。

虽然不能骤然断定此鼠疫暴毙的老鼠从何而来，但从五月下旬鼠族的鼠疫已经盛极一时看来，却可以断定在这之前，鼠疫病毒便已经入侵城内鼠族。而这个事实—即，鼠族鼠疫的中心地区为农安县的中央地带之事实，便更让人难以相信鼠疫病毒是潜留于"田野松鼠"之说法了。

此外，继农安县鼠疫之后，一些在记录上从来没见过发生鼠疫的县城附近地区也都陆续发生鼠疫。这些鼠疫之发生，一定和农安县城的人和物之交往有关系。

再则，同年十月，新京地区也发生鼠疫。当时对于感染来源的调查不了了之，没能获得凿确的证据。但笔者推测新京的鼠疫也和农安鼠疫有关联。因为，第一，农安是距离新京最近的鼠疫污染地区；第二，农安鼠疫的极度猖獗时期正好是新京鼠疫发生之三个月前；第三，后来更得知，七月十二日防疫开始当时，有数百名为办事从外地来农安县城住宿的人，突然都逃亡他处；第四，农安鼠疫刚刚发生的时候，居民都极力隐瞒，直到发生的二个星期以后才被政府人员发现，我们不难想见在这两个星期之间，有多少罹病患者逃亡。即使在开始防疫以后，仍然有许多病患乘监视之际逃亡的。户口簿不完备是造成取缔困难的最大原因；第五，农安街在商业上来讲，几乎可看作是新京的郊外。许多商店的总行设在新京，而分行则都设在农安县。就常理来看，我们不难想见，一旦农安县商店市面流行鼠疫，商人心存恐惧，便都逃亡至新京；第六，更甚者，有非法者巧妙逃离县城所设置“隔离网”潜入新京，购买物品运到农安以企图谋求暴利。以上种种情况都令鼠疫病毒有机会传染到新京。根据笔者以上推测，农安县的鼠疫病毒经由人体或物质的媒介，被搬运到新京城内（满洲族居住区），其中有人受到鼠疫感染而病发，但都被巧妙的隐瞒不被政府人员探悉，而时间一久，病毒不幸入侵鼠族，诱发出鼠族之鼠疫，罹患鼠疫之鼠族潜行地下水沟等处，四处传播病毒，终至诱发出人的鼠疫之大流行。新京一旦被鼠族播散鼠疫病毒，便很难驱逐，因此造成康德八年的再度鼠疫之流行。

以上推论若属正确，鼠疫的病毒潜留对象为“半家住性鼠”之可能性便极大了。

（八）农民对于防疫时的隔离政策极端忌讳，不愿向政府报告，都极力隐藏罹患鼠疫之事实。故而我们不敢相信一些记录上没发生鼠疫的地区是否真的没有发生过。因此没受到防疫的村落只可看作人的鼠疫已经终熄，但却不可断定鼠族的鼠疫也都根绝了，也许病毒仍会潜留到翌年，这点对于我们从事鼠疫防疫的人员来讲，可说仍是最重要课题。

三　康德八年感染途径调查结果

我们的调查，主要着重于被认为是原发性村落的前年之该村落的污染情况，而至于继发污染地区则彻底调查该村落与哪些村落有交往。调查范围为吉林省的鼠疫发生“县城”。

进行调查时，由于工作性质的困难度极大，所以不论对于调查人员的选择或村落居民的宣抚，或向居民取得调查理由的谅解等，在在都极端谨慎，且调查结论极力避免主观成见，任何细小的事端也都仔细思考，避免有暧昧之处。站在此观点之上，我们制作出”图表一“。尚未调查完毕的村落此后将继续调查而后再行记录。图表一里须特别加以说明的是，康德八年七月以前（包含七月在内）发生鼠疫的地区有八村落（八岔沟子、东白银花、前窑、干沟子、西五里界、大青山、男子井、奈字井），其中六村落（八岔沟子、东白银花、前窑、干沟子、西五里界、奈字井）前年就已经发生鼠疫，但因只止于小流行，居民隐蔽其事，没被发觉。这六个村落里，有四村落（东白银花、干沟子、西五里界、奈字井）是受到前年康德7年的鼠疫发生村落（新力屯、农安县、东玉字井、西白银花）的传染而发病的。（记载于图表一康德七年鼠疫发生村落名之栏的括号里）再则，八村落里面的两个村落（大青山、男字井），其前年的关系未详，但大青山距离康德七年的鼠疫发生村落恒垞子仅三”满里“（约一八〇〇米）。恒垞子于九月发生鼠疫时，村民承认确实有许多病患逃亡到大青山，令大青山许多村民受到感染，死亡多数。男字井位于乾安县内，于六月三十日初次发生鼠疫。村民目击因鼠疫而亡的鼠尸是在六月二十日左右，可见病毒将于更早时期入侵鼠族。男字井鼠疫极其猖獗，共有五十七名村民罹病至死。特别是最首先罹病的一家全家人都死亡，罹病原因无从查起。据村民报告，其前年周字井及其他鼠疫发生地区的罹患病人逃亡来到男字井时，都被拒绝入村。只是不知此次鼠疫是否与之有任何关联。上述两个村落，他日若有机会，当再详细调查。

如上所述，若我们仔细考察便得以知道，前年若已发生过鼠疫，但隐匿之没留存于记录上的村落，都保有病菌，第二年便都早早就发生鼠疫。

此外，我们调查结果，得知前年就已经受污染的六个村落（八岔沟子、东白银花、前窑、干沟子、西五里界、奈字井）里的五个村落（即除了西五里界之外的村落），是在前年的九月受到感染的。九月以后的鼠疫大都在自然条件下发生的，仅为小流行而已。故而笔者认为因其病患人数少，容易隐匿，便造成下一年的鼠疫流行之原因了。只是关于这一点，西五里界屯尚未调查。

下一个是关于八月以后（包括八月在内）的发生地之调查。八月以后的鼠疫发生地区为十四个村落。其中有四个村落（韩家堡子、钟纺、金香窩堡、东率字井）尚未调查，待调查以后再行报告。加以调查的十个村落（参照图表一）里有六个村落（参照图表一）（扶余街、行字井、翔字井、严字井、小力户、西陶字井）（即图表一里有下面画底线并加实线箭头指出者）获得凿确证据，证实乃是受到其他地区的病菌感染所得。剩下的四个村落（圣字井、阳字井、景字井、当字井）则只知道确实与发生地区（男字井、奈字井、行字井）有频繁的来往，所以我们也不可以因为没有确实的证据（亦即无法认定某某人为感染来源），便否定此四个村落不是受到该地区之感染的。

农民对于鼠疫及感染的知识水平非常之低，只知道若某人和某村落有关系，而该人罹患了鼠疫了，或从某发生地区逃跑出来的人来到某村落之后，该逃亡者罹患鼠疫而亡，等等用眼睛观察得到的事实，才相信病毒确实会传染的。鼠疫病人死亡以后，所穿衣服常被偷盗。这些人无法明白病毒是经由物质感染得来的，只认为病毒入侵是凶恶鬼魂的作祟。

话归正传，当我们仔细调查该四个村落（圣字井、阳字井、景字井、当字井）时，发现该地区全都和鼠疫既发地区（男字井、奈字井、行字井）极其接近，而且人和物都有频繁的来往，其发生日期又都后于既发地区，其流行情况也都较前者规模小，故笔者认为此四个村落和既发村落有关联，属于继发感染地区（图表一以点线箭头指出者）。进行图表一的调查时，有一点极引人发生兴趣，即，鼠疫之原发性地区是在调查继发地区时查出的，而调查原发性地区（即该年度的"次"原发性地区）时，又查出更前年的发生地区，接着更查出再更前年的鼠疫发生情况。如此的，愈调查愈能追溯到更早时期的发生年代和情况，诚然可以编纂一个鼠疫小史。

图表一　康德八年感染途径调查表（吉林省）

（参见附录图表）

四　关于病毒传播时的原地居民

如上图表所示，得知从康德八年的鼠疫感染途径调查结果，发现有六个村落是受到原发性地区的人及其他因素的感染而造成鼠疫祸害的。而有四个村落虽然没有凿确的证据，但可看作是受到其他村落的传染的。康德八年的鼠疫发生村落数为二十二村（吉林省），除了原发性或有可能是原发性的村落（八村落）以及调查未完的未确认的四村落以外，其余都是由于人或其他因素造成的继发感染地区。这是由满洲地区的特殊性所造成的现象，亦即户口簿的不完备、民众对于"官治"政府的不信赖、居民的卫生知识水平之低、罹患病人的隐蔽等等满洲地区的特殊理由所造成。这些特殊现象应该及早纠正。但更重要的是，对民众的卫生知识之启蒙，然后是户口簿的整备、加紧罹患病人的逃亡监视、强求居民对病患的早期报告等等，我们除了对民众循循善诱之外，别无他法。

以下图表二、三、四皆为基于满洲的特殊情况，对过去五年的鼠疫发生地区，从三个角度加以调查所得结果。下面仅就其数字较大者稍加说明。笔者把康德四年到康德八年的五年之间的所有鼠疫发生村落，依照各个村落的感染途径（图表二），一个村落里的病患发生数目（图表三），各个村落的一个月的发生数目（图表四）加以分类制表。以下想就各个图表加以说明。

第二个图表是按照康德四年以后的各个年代的各个感染途径的村落数目制作的。有许多鼠疫发生村落的感染源头都已经无法查寻，故为了不令自己陷入主观成见，特设（B）（D）栏。（B）（D）栏里面的数字都是经过慎重思考而后统计出来的。当然整个统计过程不无差误，但相信不会有太大的误差。为了慎重起见，在统计分类完毕以后，防疫所工作人员又重到鼠疫发生现场（虽然仅限于小范围）再次调查，确认分类是否适当，统计是否真实。图表二里值得注意的是（C）（D）的数值比其他地区大。约占所有鼠疫发生村落的六十%。从这点我们知道鼠疫是可由行政方面，以人的力量加以防御的。

图表二　由感染途径观察鼠疫发生村落一览表

（参见附录图表）

图表三是自康德四年以来，按年次统计的，所有鼠疫发生村落的各个村落之病患数字一览表。在图表三里，五年之间，一村落病患数为5名以下的有四十三村。十名以下六名以上的有三十七村。亦即十名以下的村落总共有八十（四三＋三七＝八十）。

若以图表的二分类方法—A＋B＝原发性村落，C＋D＝其他村落，来计算的话，则为十以下的病患之八十村落里，原发性村落为二十，受其他地区传染之村落为六十。这个统计显示出，流行规模较小的继发传染（推测）地区数目多。将来若能强化防疫阵容，提高民众自觉，则能早期发现鼠疫之流行，并迅速且彻底进行防疫工作，缩小原发性地区之流行。

图表三　由病患数字看鼠疫发生村落数目

（参见附录图表）

0……受其他地区传染之村落

X……已断定为原发性之村落

图表四为自康德四年以后五年之间，按月份统计的全鼠疫发生村落之图表。下栏是按月份统计的一个村落之平均病患发生数字。进行月份分类时，都以上旬、中旬、下旬标明发生日期。图表四下栏所显示的一个村落病患的平均数目里，九月份平均有九名，十月份平均有七名。这个事实显示一

个村落病患为十名以下的鼠疫发生村落，主要都是在九月份以后发生的。而九月的发生村落之累计为四十二村，十月为十二村。这表示九月以后发生的所有村落总数，五年之间同图表三所显示的，病患为十名以下的八十村落里的C＋D＝受其他地区传染者＝六十村落之情况极其相似。

换而言之，亦即，九月以后发生村落，可看作是继发感染的数字。因为虽然满洲鼠疫的流行时期，受气候等其他自然因素之影响，有前进、后退乃至期间的长短等现象，但是上述九月以后的五十四个村落大致上都是在流行期间的后半发生的，故综合现在的民众之卫生知识及其地处偏僻等因素，笔者认为这五十四个村落的鼠疫是继发传染所引起的。

五　结论

一　从感染途径考察满洲鼠疫的潜留越冬问题

鼠疫病毒可认为是固定于村落，在村落越冬的。而若论及这些病毒是潜留于“半家住性鼠“（R. Noruegicus. U. Mus. molossinus）或潜留于生存着的有菌跳蚤身上时，前者比重应该大于后者。

二　从防疫学方面考察

（甲）从感染途径调查结果得知康德八年吉林省管辖内的鼠疫发生县城，有二十三村，其中被其他村落传染的有十二村（五十二％）。又，康德4年以后的5年之间，鼠疫发生村落为一八三村，其中八十二村可看作是属于继发感染地区，约占总发生数量的六十％。亦即对满洲鼠疫来讲，病毒的传播是由于人的交流或污染物质的搬出搬入所造成，因此在防疫学上，除了鼠疫动物的扑灭以外，更需要进行人的教育和管理。

启蒙工作

要求民众尽早向政府提出报告，并对延迟报告者严加处罚。

要求民众严守隔离、交流断绝之策施。

尽早制定完整的户口簿。

（乙）从感染途径之调查里得知，凡有鼠疫发生而被隐蔽的村落，该村落翌年大都再度流行。且这些隐蔽村落都属于前年九月以后的流行地区。又，于流行后期发生的鼠疫大都属于继发性感染，流行不大。因此容易隐蔽。鉴于现在居民卫生知识之贫乏以及地处偏僻之故，无可否定应该尚有未发现的鼠疫发生地区之存在。故要完全扑灭翌年之鼠疫感染，必须加紧整备防疫之网罗。

（丙）笔者确信鼠疫病毒潜留越冬的对象必为"半家住性鼠"。因此"半家住性鼠"的根绝才是鼠疫扑灭的最根本政策。

加藤阿幸译自昭和十七年（一九四二年）《满洲保健协会杂志》第七卷第五号所刊载之上文题目论文（一五一一二八頁）。本中文翻译论文于一九九九年八月二十三日，访问前郭旗所在地的人民政府时，全文交给该县政府县长主管。」

筆者注――加藤正司第一から三までの論文を印字するにあたり、基本的に原文のママ転載することを心掛けたが、明らかに分かる誤字脱字については、筆者の判断で是正させていただいたことをお断りします。

加藤正司（かとう　まさし）

略歴

1905（明治38）年、宮城県現登米市生まれ。旧制静岡高等学校、東北帝国大学医学部卒。

卒後、旧満洲民生部保健司衛生技術廠へ入廠、哈拉海（ハラハイ）及び吉林省ペスト防疫所長に任じられる。感染経路の調査の末、冬、ネズミの胆嚢にペスト菌が潜むのを発見。敗戦後、旧都新京にて難民救済により殉職。1946（昭和21）年、40歳没。

加藤正司医師がわれわれに残したもの

どの年代の人でもそれなりの印象深い人生航路があり、筆者の年代は終戦前後に生まれ、今や老境に入ったこともあって、同世代の方たちがそれぞれの過去を振り返り、波乱に満ちた幼児体験がその後の人生観に反映され、根を下ろしていることに気付かされます。しかしそうした体験がその後の人生に陰を落とすことなく、かえってバネとしてポジティブに昇華させた人たちは少なからずおります。著者の加藤紘捷（ひろかつ）氏は紛れもなくその代表格の一人です。私より二つうえで中国の東北地方（以下当時の呼称満州として記します）に生まれ、引き揚げの際わずか三歳の時に父親の加藤正司氏は当地で発疹チフスに倒れ帰らぬ人となった。母親は幼い子どもたちを引き連れ苦心の末なんとか日本の土を踏んだ。

正司氏は東北帝大医学部出身の医師であり、時代の流れで縁があって若くして満州に赴任し、当時ペストの猖獗する当地にて撲滅に献身的な防疫活動されたようすが本書にいきいきと描写されております。戦後満州での感染症の活動と言えば、戦争の陰の部分としてとかく医師集団の犯罪行為として取り上げられがちであるが、正司医師の活動履歴を詳細にたどると多くの仲間とともに真剣に地域の人々の生命を守るべく奮闘したようすがうかがわれます。医師は医学教育のなかで人命を救うことが天命であることを昔も今も叩きこまれます。日本の非軍事的技術者は植民地においても当地の安全・発展を願って自らの技術を惜しみなく提供するのは、同じく植民地の台湾においても同様で民生部の後藤新平医師（のちに初代満鉄総裁）や土木の八田与一技師など枚挙にいとまがなく、現地においては今でも深く尊敬されている方が多い。本書を読むにつけ正司医師も後藤や八田と同様に然るべき位置づけがあっても良いと思われるが、日中の不幸な関係から歴史の中に埋没してしまったことはかえすがえす残念です。

新型コロナウィルス感染の対応からもわかるように大流行する感染症には病原体の同定、感染ルートの解明、患者の早期発見など収集された科学的情報をベースに対策が建てられ、それと同時に有効な治療法の確立、そして予防としてのワクチンの開発という保健医療技術面の努力とともに、これら一連のプロセスが効率的に実行できるマネージメント体制整備が必要になります。しかるにペストの場合聖書にもあるようにネズミとの関係が古くから認識されていたが、具体的な感染プロセスをはじめ一九世紀後半にいたるまで菌の存在すら知られておらず、一八九四年に北里柴三郎がはじめて香港でペスト菌を発見しています。ほとんど同時期にやはり香港に滞在していたフランスのイエルサンも菌を発見しています。北里はただちに菌の発見をイギリスの有名な医学誌ランセットに二編投稿しており、恩師コッホは北里から送られてきた菌を培養同定し、イエルサンの発見した菌と同じであることを確認しております。ところが北里はグラム陽性球菌であるとしており、他方イエルサンはグラム陰性桿菌としている。北里はペスト菌を含む同時に増殖した他の菌の染色性と形態を見まちがえたことが判明し、結局ペスト菌はイェルシーナ　ペスティスと命名されイエルサンの功績が優先されました。

しかしながら、北里はヒトのペスト菌をネズミに接種し、ネズミにペストを発病させた最初の記載者であり、人のペスト菌とネズミのペスト菌が同一であることを証明するコッホの原則をすべて満たした功績は大きい。ちなみにコッホの原則は（1）ある一定の病気には一定の微生物が見出されること（2）その微生物を分離できること（3）分離した微生物を感受性のある動物に感染させて同じ病気を起こせること（4）そしてその病巣部から同じ微生物が分離されること、の四つの原則です。もう一つ日本人の重要な業績は一八九七年に東京帝大細菌学教授の緒方正規が台湾で採取したネズミから取ったノミをすりつぶして、やはりネズミに接種して発病に成功しています。ここでペストはノミがネズミと人の感染を媒介している感染ルートが明らかにされたのです。興味深いことに北里と緒方は東京帝大に入る前にともに古城医学校（現在の熊本大学医学部）で勉強した同期生です。

本書の主人公加藤正司氏は一九三五年医学部を卒業しており、一九三七年にすでに当時ペストの流行地である新京（長春）近くの防疫所所長に就任しています。ご子息の紘捷氏によれば満州への渡航を要請したのは満州国民生部医療課長の川上六馬医師であるという。筆者が調べたところ川上六馬氏は慶応大学医学部出身であり在学中の頃、病理・細菌学教室の草間良男医師がすでに衛生学の講義を担当しており、これが原型となって後に同大学に予防医学教室が設立されました。慶応大学の予防医学校舎は一九二九年ロックフェラー財団チャイナメディカルボードからの寄附で建設されております。草間はアメリカ最古の公衆衛生大学院であるJohns Hopkins School of Hygiene and Public Healthに留学しており、イギリスの流れを汲んだアメリカの公衆衛生学を学んでいます。筆者が院長を務めた国立保健医療科学院の旧称国立公衆衛生院は、日中戦争のさなかであったにもかかわらず一九三七年にやはりロックフェラー財団の寄付によって設立されており、その二年後に慶応大学予防医学教室が設立されたことになります。川上氏は一九三九年に初代予防医学教室の教授となられた草間医師の一六歳年下であり弟子筋に当たります。初期の国立公衆衛生院の衛生統計の部長は三代続いて慶応大学の出身です。筆者自身が六代目の部長として人口統計と衛生統計を継承し、保健所職員の教育にあたっておりました。一九三〇年代はまさにドイツ流の衛生学に加えてイギリス流の公衆衛生学が日本に成立した時期であり、日本政府の感染症対策の転換点であり、厚生省も一九三七年に内務省から独立して設立されたのも然るべき時代背景があったのです。慶応大学の予防医学教室は、ペスト菌を発見した初代医学部長北里柴三郎の細菌学の本流を継承しつつイギリス流公衆衛生学を融合させた当時としては日本の感染症学研究の最先端教室です。当然川上医師はこの過渡期に細菌学と予防医学双方のエッセンスを吸収したはずです。ロックフェラー財団チャイナメディカルボードからの寄附で成立した予防医学教室に在籍したことと合わせて、川上氏は二重の意味でペストが猖獗する満州国医療担当の行政官としてまことに適任者であり、情熱を燃やして赴任したであろうことは想像に難くない。ペスト撲滅を目指す川上氏にとって目的を達するには困難の事業だけに優秀な人材を求めていたに違いない。こうした状況のなかで加藤正司医師をはじめ何人もの俊秀に白羽の矢をたてたのであろう。終戦直後引き揚げ途中で正司医師は、いわば留用の形で邦人の発疹チフスの集団発生の救命に奔走するなか自ら発疹チフスで落命しました。家族は艱難辛苦の末日本に引き揚げ、戦後の貧困の苦しみ喘いだ時期に、戦後厚生官僚として活躍した川上氏は自分の手足となって命懸けで働いてくれた正司医師の遺族の苦境を知り、遺族年金のことで奔走したとのことであり、正司医師への思いもひとしおではなかったであろう。川上は後に慶応大学出身の初めての医務局長を務め、現役時代には国立がんセンターの創設に尽力したのです。

ペスト菌は現在日本の感染症法でウィルス感染のエボラ出血熱と同様第一類に分類される唯一の細菌です。一九二七年以降国内では発生例はなく、世界では今も毎年二千例程度発生しております。未治療例の致死率は六〇―九〇%ときわめて高く、中世は言うに及ばず抗生物質が開発されていない第二次世界大戦前までは戦慄すべき疾患です。発生例が少ない現在であっても生物兵器として使用することが警戒されております。本稿を書くにあたって筆者はペストはすでに過去の病気と認識していたので、本疾患に対する知識が乏しいうえ、満州時代の政治・自然環境についても若干の知識しか持ち合わせていないため稿を上げるのにいささか僭越ではないかとためらいました。

日本の満州政策は戦後厳しく断罪され、言論の世界ではもっぱら負の側面が強調されてきた印象があります。とくに感染症領域では七三一部隊の活動でペストが生物兵器として散布されたとの証言もありました。七三一部隊は関東軍の所属であり、川上氏や加藤正司医師は満州国民生部医療課の所属である点に留意すべきです。民生部医療課の防疫活動は邦人を含む満州国住民を疫病から守るのが職務であり、七三一部隊は関東軍防疫水道部の所属でその職責は兵士の安全給水が本務で、一部生物兵器の研究開発にも携わっていたことは確かのようです。戦後その構成職員の名簿も公表されていたことからさまざまな証言がなされていますが、証拠書類はほとんど廃棄されていたためにその信憑度は必ずしも保証されていない。川上・加藤医師の活動を評価するに当たって客観的資料のほか本職につく動機、当時の職責、家庭環境、本人の性格など総合しながらもっとも常識的な思考で判断することが必要だと思われました。

ペストは高い致死率をもたらすことは歴史的にすでに知られていた事実であり、関東軍は毒性の確認のためそれを再現する必要もなく、可能性があるとすれば生物兵器としての有効性の規模実験です。しかし、この場合二百万もの邦人が居住する地で多数の邦人犠牲者を出すことを前提とする散布実験が許可されることはまず考えにくい。邦人が少ない他の地域での散布はありうるだろうが、また、ノモハンの作戦で散布した証言もあり、こちらの方は敵地であるのでもしかすればあった可能性は否定できない。

満州での防疫活動はなんと言っても二大都市である新京（長春）と奉天（瀋陽）の対応がキーとなります。本書に記載されている新京への伝播経路は内モンゴルから白城子、前郭旗、農安を経るルートであり、奉天へはチチハルからやはり白城子を経るルートがあります。七三一部隊の研究で著名な常石敬一氏は一九四〇年での新京や農安でのペスト流行は日本軍の細菌攻撃説には確かな証拠がなく、疫学調査のデータは自然流行のパタンと一致していることから、自然に発生した疫病だったのだろうと述べています。正司医師の活動はまさに農安をもカバーする前郭旗の防疫所長としての職責で行われたのであり、新京防衛の最前線にあったのですが残念ながら突破されてしまいました。

著者が述べているように正司医師のもっとも重要な業績はペストの流行は春季から秋季まであり、冬季になると流行が止み、翌年春になるとまた流行が始まることから冬季にペスト菌はどこに潜んでいるかを解明した点にあります。現にわれわれは毎年冬のインフルエンザ流行に悩まされ、春以降ウィルスがどこにどうやって潜んでいるかについて十分な知識を必ずしも持ち合わせていない。正司医師はこの難題にあえて挑んでいたのです。当時流布していた俗説では畑リスがペストをもって越冬したと言われていた。しかし畑リスは湿地帯の農地に穴を掘って居住しており、しかも人家から離れている等の生態から考えて正司医師は畑リスが主役である可能性は薄いと推測し、多大な時間と労力を費やして最終的にペスト菌は家ネズミに寄生して越冬していたことを見出したのです。しかしながらこの業績は当時の混乱の中で論文、記録が紛失し忘れられていたところ、著者がのちに父正司医師の当時の同僚等の助けを借りて、また阿幸夫人が文献資料収集に奔走し、それによって本書に描かれているようにほぼ全容が明らかになったのであります。著者が医療関係者ではなく、英米法を専門とする法学者でありながら文献資料をよく読み解きここまでまとめあげた努力と才能に惜しみない賛辞を贈りたい。筆者は公衆衛生を専門とする研究者であるので本書の推薦文を依頼されたわけであるが、自分の立場なりに本書の考察に若干の意見を加えたい。

俗説は一旦流布してしまうとなかなか覆しがたいのが世の常です。冬季にペストが畑リスに寄生すると信じた理由はおそらく畑リスは冬眠をし、家ネズミは活動が鈍くなるものの冬眠しないからではないかと思われます。畑リスは齧歯（げっし）類ジリスの一種でシベリアからモンゴル平原に生息している種類をこの名で呼んでおり、ペスト菌をやはり媒介するのです。一般に齧歯類はペスト菌を媒介し、体型こそ違うがかつてアメリカでもプレリードッグが感染して日本での輸入が禁止されたことがあるほどです。正司医師の慧眼は実験室でネズミと畑リスにペスト菌を植え付けたところ、畑リスは感受性が強くネズミに比べ致死率がはるかに高かったことを確認したことです。つまり畑リスは人家から離れた湿地帯に居住し、ペストに感染した場合ほとんど死亡するという2つの理由から人への媒介動物としての可能性が低い事実を見出したのです。一方、ペストに感染したネズミはある程度の耐性があり、生き残る確率は畑リスより高く、活動は鈍くなるが冬眠せずに越冬できます。その理由はペスト菌が血液でなく環境の異なる胆のうに寄生することを正司医師は発見しています。この点は大変重要です。というのはペストに感染して生き残った人のうち一定期間ののち再発するケースがあります。その場合ペスト菌はやはり胆のうに寄生していたことが知られています。また、死亡したネズミの死体や感染ネズミの糞にも菌があり、そのまま翌春まで持ち越すこともあるようです。正司医師が壁の中に穴を掘って生息するネズミをターゲットとしたことも生態学的に正しいアプローチです。一口に家ネズミと言ってもドブネズミ、ハツカネズミ、クマネズミの3種類あります。ドブネズミは寒さに強く、泳ぎが得意なので下水道、水場、床下でよく活動し、巣は土手や植え込みの中に作ります。ハツカネズミは寒さに弱く、泳ぎが苦手であるが、サイズが小さく、身軽なので狭い隙間でも通り抜けることが可能で、物置や倉庫を主な活動場所としており、巣は隙間に作ります。クマネズミは寒さに弱く、泳ぎが苦手ですが登攀力があり、天井裏、屋根裏が活動場所で巣は天井裏や壁の中に作ります。このような習性からクマネズミはもっとも家屋内に生息することを好み、したがって人間との接触する機会が多いのです。正司医師が壁の中のネズミを対象としたのであればまずクマネズミであっただろうと推定するのが合理的であろう。現在日本においてもネズミ駆除の専門会社の記載をみても家ネズミの三種類がなお発見されるので、どちらかが存在すれば他の種類が生息していないというわけではない。本書にはネズミの種類について記載されていないが、クマネズミは臆病で警戒心が強いため捕獲は容易でないので、もし対象がクマネズミであればその努力は相当なものであったに違いない。そのうえ、クマネズミは殺鼠剤が効かず撲滅も困難な種類です。

ところでドブネズミは一八世紀前半にボルガ川を東に渡り、その後ヨーロッパに広がった結果二〇世紀前半までに先住のクマネズミが追い出され、取って代わったことが記録されております。先に述べたようにドブネズミは屋外や下水に住むため人との接触が少なく、以降ヨーロッパではペストの大流行がみられなくなったという。ロンドンは一六六六年にペストの大流行があり、その後発生が見られなくなったのは同年大火が発生したため、以後の木造土壁建築は禁止されネズミの生息環境が変わってしまったことが影響していると言われています。ロンドンの大火はもしかすれば一般の火災ではなく、ペストの終息を目的として起こした人為的な火災であったかも知れない。正司医師が壁に巣を作る感染源のネズミを見出したことはドブネズミの優勢が満州ではまだ起きていないことを意味しているかもしれない。また、家屋の建築も旧態依然でクマネズミが壁に穴を作ることを許していたという状況があったと思われます。もっとも広い満州では新京、長春などの都市部とそれ以外の農村部では建築様式がまったく違うであろうし、そのことが居住ネズミの種類の分布に影響しているかもしれない。

本書ではペストを媒介するノミについてあまり触れていないが、最近の研究ではネズミ伝播説よりもノミ伝播説に注意すべきだと言う説があります。ケオピスという種類がもっとも感染力が強く、必ずしも動物についていると限らず、通常ふとんや衣服、部屋の隅など湿ったところでも単独に生きていることができます。ノミの駆除は家屋の掃除などの衛生環境に留意することや衣服の洗濯、布団干し、および入浴などの個人衛生が基本となります。ジャンプ力に優れ、空腹になるとネズミなど動物に飛びつき血液を吸い、室温二〇度台の家屋内は繁殖にとって最適の環境です。空腹に耐えるに強く、吸血しなくとも四―五ヶ月生存できます。ペストに感染したネズミを吸血した場合、菌は血液凝固因子を含むのでノミの前胃が菌とともに凝固血液でふさがれ、空腹を満たすことができない。そのため空腹はますます助長され、必死に人に飛びつき血を吸うのであるが、この時にノミの吐物がかじった人体に注入され感染を伝播するのです。こうしたメカニズムまで当時では解明されていないと思われるが、東大の緒方正規教授が証明したようにノミの関与は明らかであり、正司医師の仲間である防疫関係者にこれを担当した人物がいたではないかと思われます。最近ノルウェーの感染症数量モデルの専門家であるディーンとシュミッドが過去のペスト流行データを用いて分析したところ、感染の拡散や規模の大きさは人間とネズミの関係ではなく、むしろ人間とノミの関係のほうが強く影響していると述べています。中世の流行中に欧州で発生した九回のアウトブレイクによる死亡パタンに一致するのはどのモデルであるかを、統計的に評価したのです。すると意外なことに、調査対象になった九ヶ所の都市のうち七ヶ所で、ネズミ＝ノミよりもヒト＝ノミ・シラミの方が死亡の記録と一致したのです。感染ノミは長期間空腹に耐えられ、人に付着しあるいは貨物とともに長距離移動することが可能であるからだとしております。このことが正しければ予防医学の観点からすると、ネズミ退治よりはノミ退治を優先すべきという結論になります。

本書を読了して加藤正司医師の残した業績を反芻すると、医学的な側面を認めることにはやぶさかではないが、筆者はむしろ彼の公衆衛生的業績としてほめたたえたい。後藤新平が台湾民生部で活躍したときに述べたように「調査なくして医療なし」の言葉通り正司医師は実行したのです。それも単独の行動でなしにチームをつくり、そのリーダとして地域全体の対応に努力したのです。こうしたアプローチはおそらく医療課長であった川上医師の薫陶を受けたとの印象を持つが、なぜならば川上は慶応の予防医学教室の出身であり、アングロサクソン流の感染対策を身につけており、当時日本では珍しい組織化されたフィールド活動の形を踏まえているからです。北里は細菌学者でありながらすぐれたフィールド調査を行ったが、一般にドイツ流の細菌学者はむしろ実験室内の研究により感染症を学問として成立させた大きなインパクトを与えました。ひるがえってイギリス流の疫学的アプローチは、一八世紀以来ジョン・スノーのロンドンのコレラ流行に終止符を打ったように次元の違う感染学の発展形の一方としての大きな価値があります。加藤医師の母校である東北大は現在でも感染症学においては日本の雄の一角を占めているが、戦前においてはやはり当時のメジャーであるドイツ流の感染症学が中心であり、公衆衛生教室が設立されたのは戦後母子衛生課長を担当し、ＧＨＱとの意見の相違により転職された瀬木三雄先生が初代教授を務めています。

正司医師はもし発疹チフスにて落命しなければ、おそらく戦後日本の衛生行政を担当する行政官にもっともふさわしい人物であり、あるいは保健所医師の教育訓練を担当する筆者が在籍した国立公衆衛生院の大先輩となったかもしれない。本書での正司医師の活躍を知るにつけ、公衆衛生を専門とする筆者にとってご子息の紘捷氏及び幼稚園、小学校でずっと同級生である阿幸夫人が本稿を書く機会を与えて頂いたことに深甚なる謝意を表したい。

二〇二二年一一月二〇日記

国立保健医療科学院名誉院長　林　謙治

【ま行】

【や行】

【ら行】

【た行】

【な行】

【は行】

索　引

【あ行】

【か行】

【さ行】

加藤 紘捷（かとうひろかつ）
1943年長春生まれ。早稲田大学法学部及び同大学院修士課程修了。英国 Exeter 大学大学院博士課程修了、法学博士（PhD. in Law），ロンドン大学高等法律研究所客員研究員。駿河台大学法学部教授を経て 日本大学法学部教授、比較法学会理事会監事を歴任。駿河台大名誉教授。『概説イギリス憲法―由来・展開・そしてEU 法との相克』（第２版、勁草書房）ほか多数。

ペストは冬、どこに潜むのか
―満洲で身を挺して解明に挑んだ医師

発　行　2023年４月30日
著　者　加藤紘捷
発行者　橋詰 守
発行所　株式会社 ロギカ書房
〒101-0052
東京都千代田区神田小川町２丁目８番地
進盛ビル303号
Tel 03（5244）5143
Fax 03（5244）5144
http://logicashobo.co.jp/
印刷・製本　亜細亜印刷株式会社
カバー・表紙デザイン　加藤弥生

978-4-909090-95-9　C0021